大字版3D圖解

八道淋巴按摩按對最有效

三悅文化

前言

現代人往往過著不規律的生活，進而導致肩膀痠痛、頭痛、眼睛疲勞酸澀、手腳疲憊不堪等身體不適。除此之外，隨著年齡漸長，體型走樣、膚質變差等問題也逐漸增加。而本書所介紹的「淋巴按摩」與「穴道按摩」能夠幫助各位消除上述煩惱。

雖說人們近年來逐漸產生「淋巴負責排出體內老廢物質」的認知，但是仍鮮少有人充分了解其構造。而淋巴遍布體內各處，可說是與我們的健康密切相關，產生了極大的作用。我希望以自身所具備的醫學知識為基礎，將獨家的淋巴按摩技巧傳授給各位，以期各位能夠發現淋巴是多麼了不起的器官，於是便撰寫了本書。

本書在確實介紹「為何淋巴有助於提高免疫功能？」、「為何淋巴具有排出老廢物質，進而消除水腫與鬆弛等問題的效果？」等淋巴的構造之餘，也會

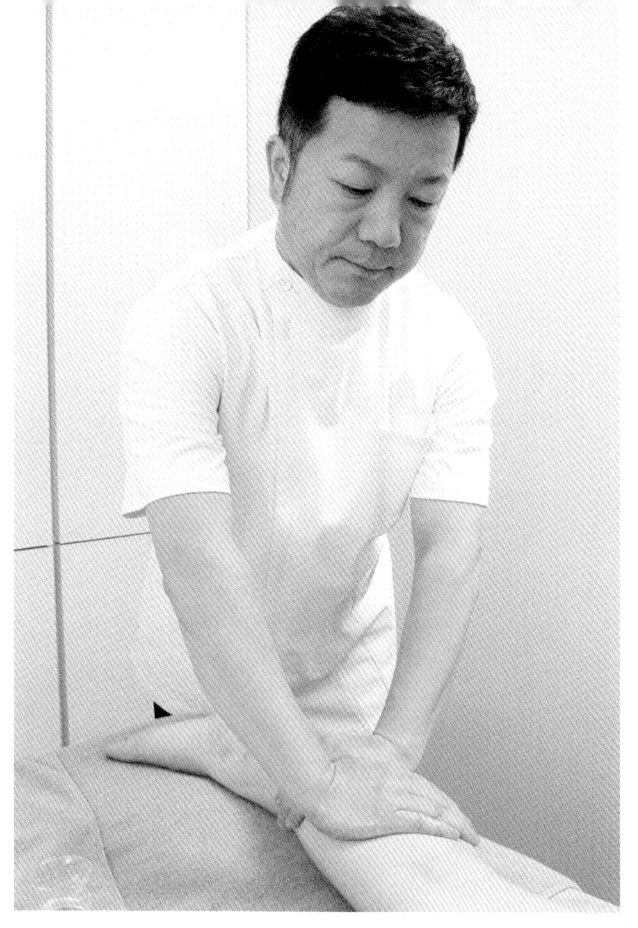

一併介紹各種能夠活用於維持健康與美貌的按摩與伸展技巧。

作用於淋巴的「淋巴按摩」以及「穴道按摩」屬於截然不同的兩種技巧，但若是能搭配使用這兩種技巧，就可以獲得更為龐大的加乘效果。由於這兩種技巧皆屬於能夠「徒手」進行的簡易保養，因此即便手邊缺乏售價昂貴的美容儀器與按摩儀器，也可以獲得最為優異的自我保養效果。

本書所介紹的都是我個人在實際為客戶進行按摩時，對方感到最有效果的項目，希望各位務必要活用它們來幫助維持身心靈的健康與美麗。

加藤 雅俊

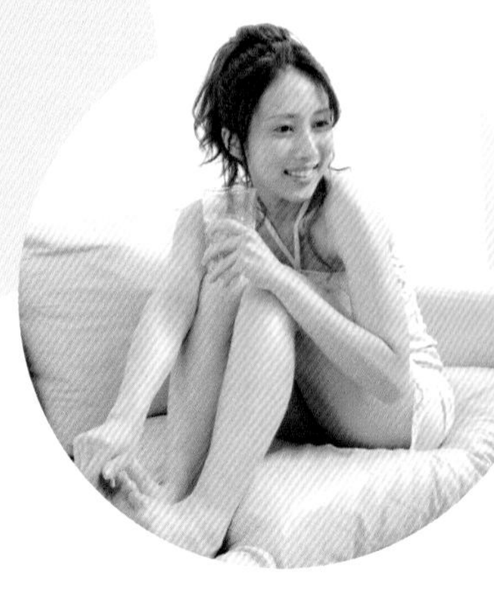

CONTENTS

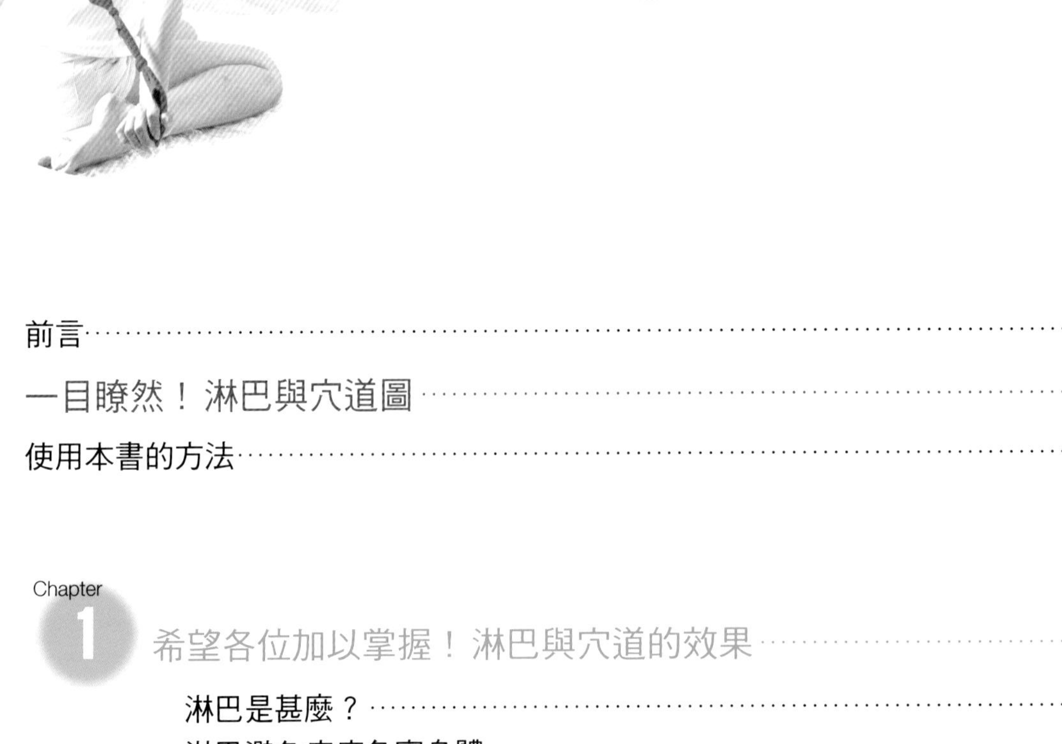

從這裡開始讀起吧！

一目瞭然！淋巴與穴道圖

—實際感受其正確位置與效果！—

淋巴管沿著靜脈，呈網狀遍布人體各處，而其途徑上則存在有多處淋巴結。另一方面，研究亦顯示體內存在有三千處以上的穴道。

在此我將向各位介紹淋巴以及各個代表性穴道的所在位置。確實掌握它們的位置，可說是邁向正確進行淋巴按摩與穴道按摩的第一步呢。

首先來確認以下內容

身體倦怠與不適乃是淋巴流動惡化與免疫力降低的訊號

淋巴流動欠佳將導致無用的老廢物質滯留於體內，以致出現諸般身體不適，譬如：淋巴球無法正常運作，擊退體內異物等等。

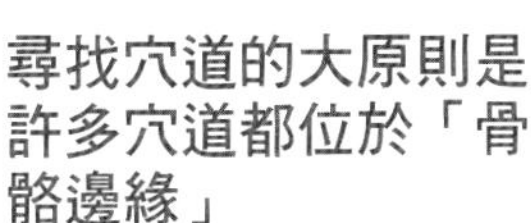

尋找穴道的大原則是許多穴道都位於「骨骼邊緣」

穴道位於神經匯聚處，並大多位於「骨骼邊緣」，就像是由堅硬的骨骼予以守護般。而它們又位於骨骼內側，而不是體表。

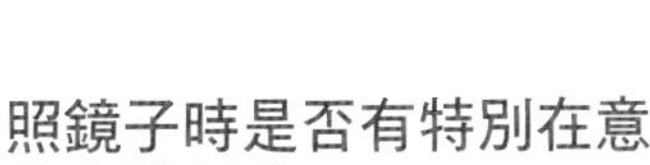

照鏡子時是否有特別在意的身體部位？

當身體某部位特別肥胖、平衡欠佳，出現如：「臉部水腫」、「腰身與腳部粗大」等情形時，則很可能代表該部位的淋巴流動欠佳。

是否發現某些部位在按壓後會感到「舒適」

按壓後會感到舒適，或是在舒適中伴隨些許疼痛的部位即為穴道。若是因為用力按壓而感到疼痛，或是發現小力按壓也會感到疼痛者，則會造成反效果。

全身淋巴的流動

淋巴流動始於皮下的微淋管，在重複匯聚的過程當中逐漸形成粗壯的淋巴管，最後形成淋巴總管。

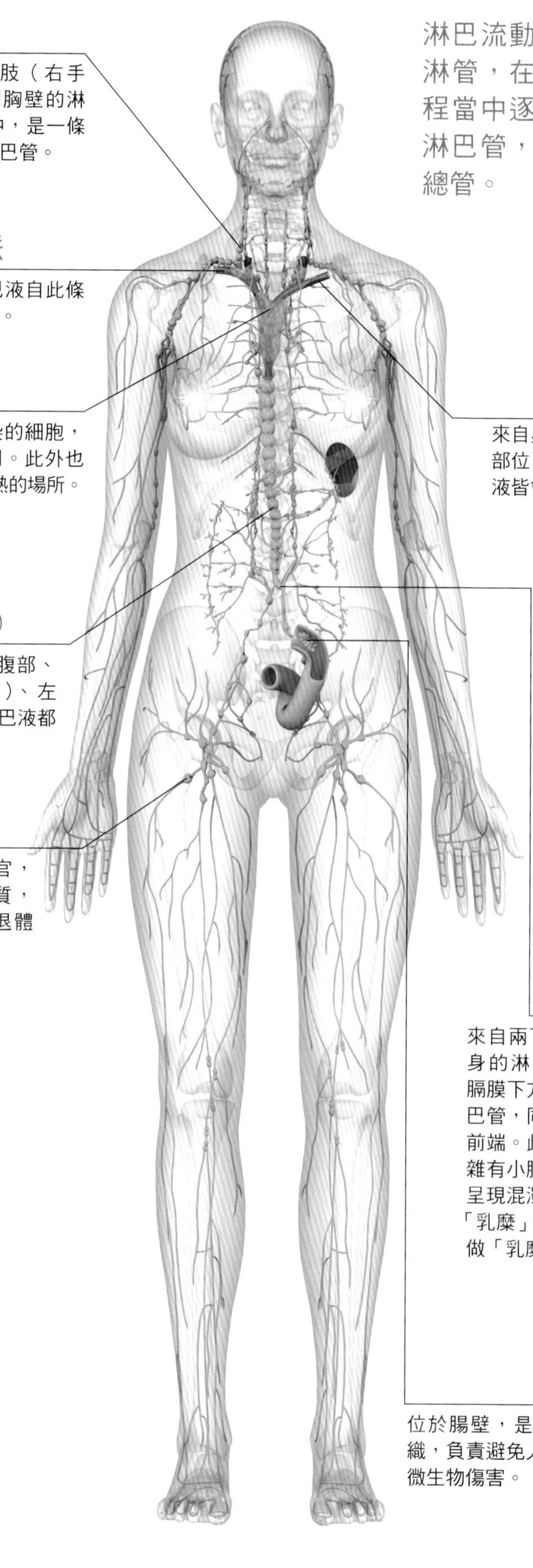

右淋巴總管

右上半身、右上肢（右手臂）、右頸、右側胸壁的淋巴液都會流入其中，是一條接近胸管的粗壯淋巴管。

右鎖骨下靜脈

右淋巴總管的淋巴液自此條靜脈流入血液當中。

胸腺

具有發現受到感染的細胞，並加以排除的功用。此外也是T淋巴球生長成熟的場所。

胸管（左淋巴總管）

左下肢（腳部）、腹部、左上肢（左手臂）、左頸、左側胸壁的淋巴液都會流入其中。

淋巴結

屬於一種免疫器官，具有過濾老廢物質，以及由淋巴球擊退體內細菌的功用。

左鎖骨下靜脈

來自身體左側、下半身等部位，匯聚至胸管的淋巴液皆會流入此條靜脈。

乳糜池

來自兩下肢（腳部）、下半身的淋巴液皆會匯聚至橫膈膜下方，並形成粗壯的淋巴管，同時也形成了胸管的前端。此時淋巴液當中因摻雜有小腸吸收的脂肪，因此呈現混濁的乳白色。這稱做「乳糜」，蓄積有乳糜處則稱做「乳糜池」。

派氏結

位於腸壁，是一種淋巴結狀的組織，負責避免人體受到侵入體內的微生物傷害。

左右淋巴的流動

人體左右兩側的淋巴流動路徑有所不同，但是最後都會流入鎖骨下靜脈夾角。

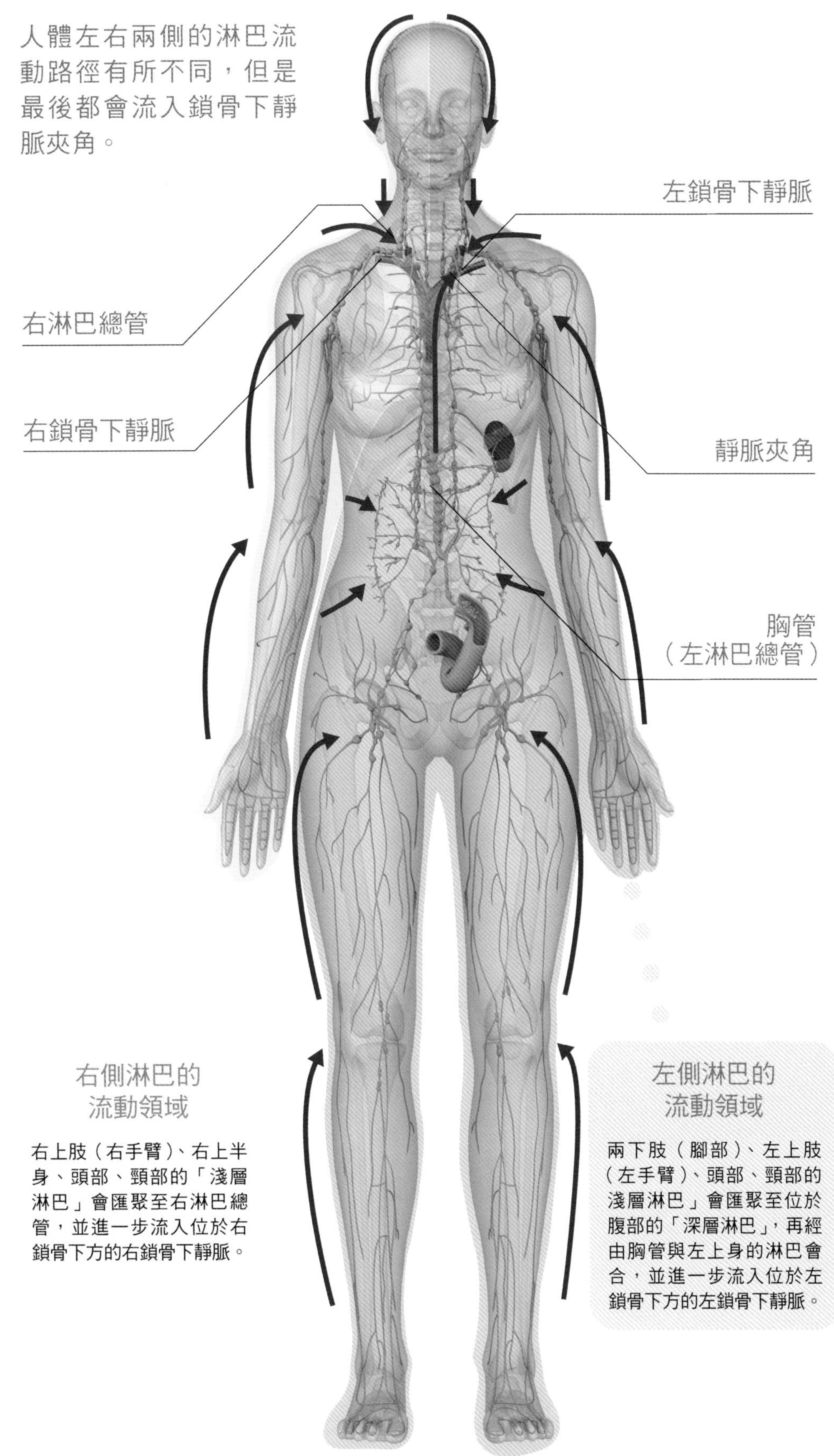

右側淋巴的流動領域

右上肢（右手臂）、右上半身、頭部、頸部的「淺層淋巴」會匯聚至右淋巴總管，並進一步流入位於右鎖骨下方的右鎖骨下靜脈。

左側淋巴的流動領域

兩下肢（腳部）、左上肢（左手臂）、頭部、頸部的淺層淋巴」會匯聚至位於腹部的「深層淋巴」，再經由胸管與左上身的淋巴會合，並進一步流入位於左鎖骨下方的左鎖骨下靜脈。

上身淋巴的流動

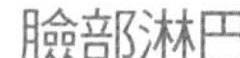

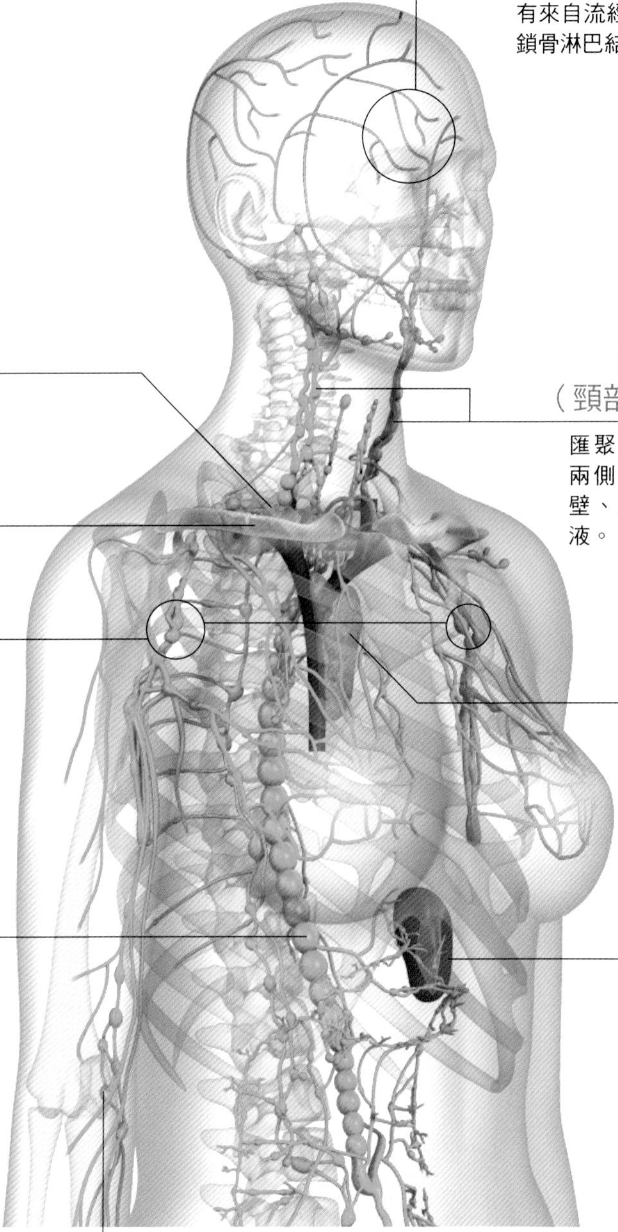

臉部淋巴

主要由微淋管形成，匯聚有來自流經耳下至頸部的鎖骨淋巴結。

右淋巴總管

頸部淋巴（頸部淋巴結）

匯聚有來自臉部兩側、頭皮、胸壁、上腹的淋巴液。

右鎖骨下靜脈

腋下淋巴（腋窩淋巴結）

位於腋窩動靜脈的周遭，匯聚有來自上肢（手臂）、胸壁的淋巴。

胸腺

胸管（左淋巴總管）

手臂淋巴（肘窩淋巴結）

匯聚有來自手臂與前臂的淋巴液。

脾臟

除了儲藏有淋巴球、血小板之外，也具有維持紅血球代謝更迭的功用。

下身淋巴的流動

淋巴與穴道圖

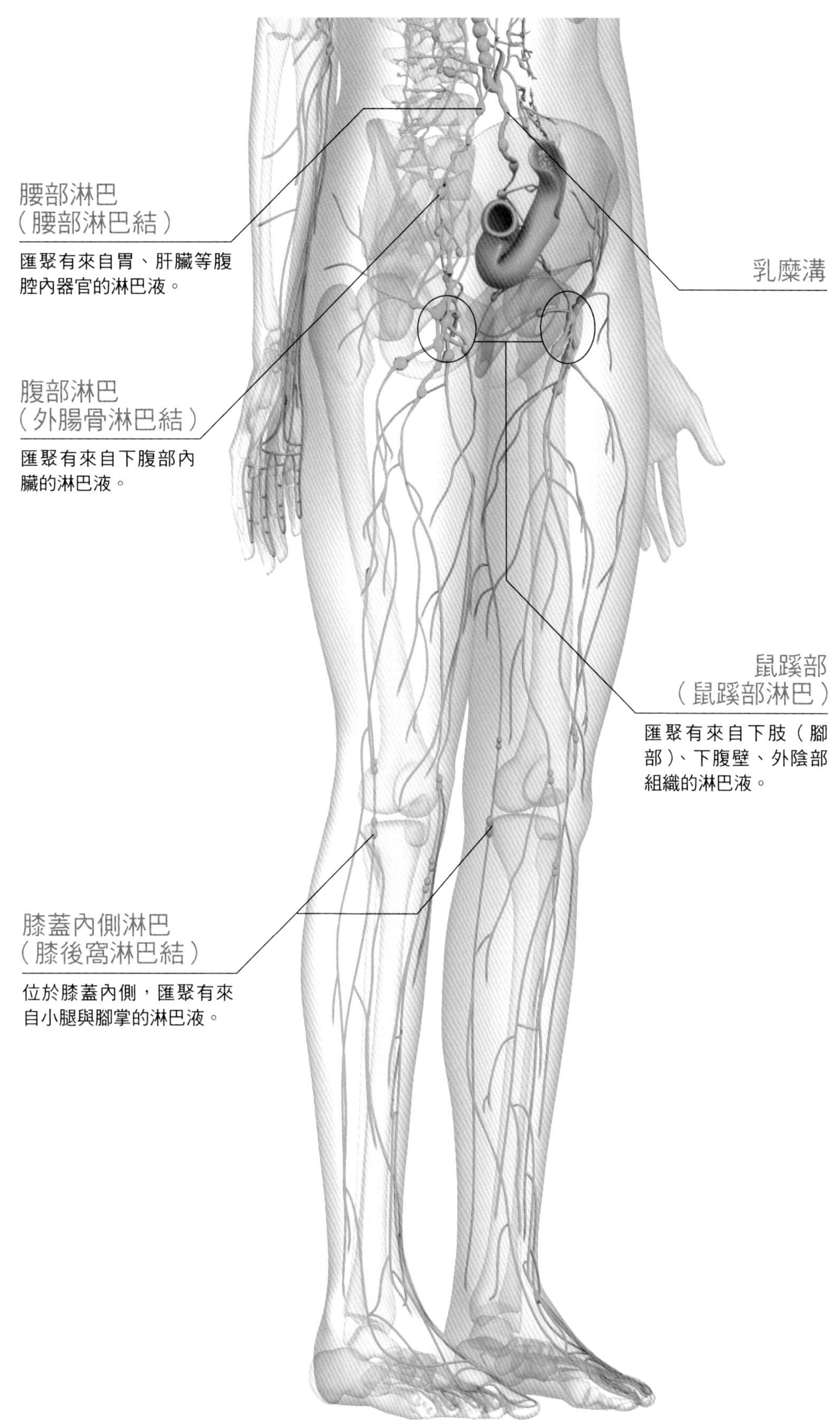

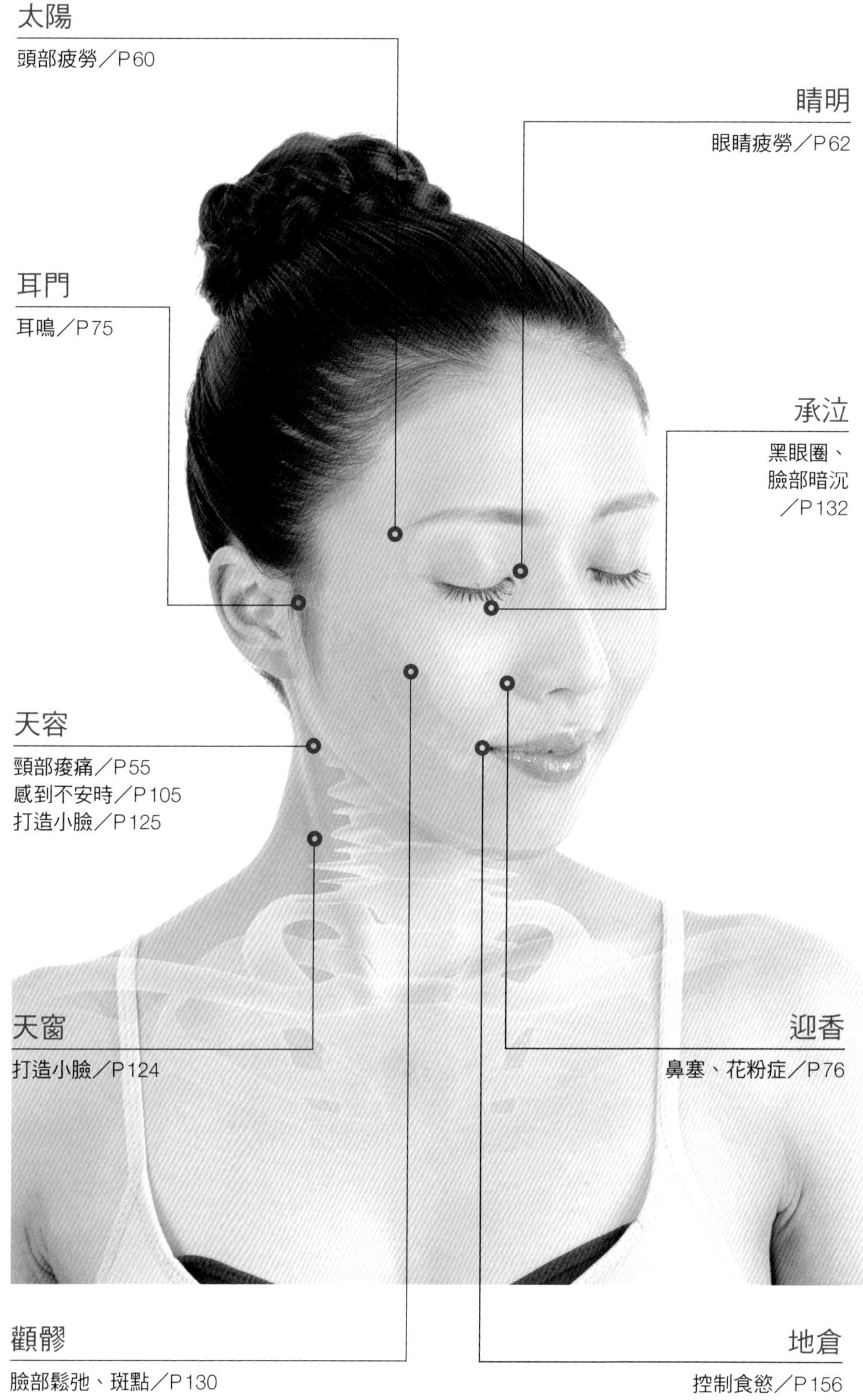
太陽
頭部疲勞／P60
睛明
眼睛疲勞／P62
耳門
耳鳴／P75
承泣
黑眼圈、
臉部暗沉
／P132
天容
頸部痠痛／P55
感到不安時／P105
打造小臉／P125
天窗
打造小臉／P124
迎香
鼻塞、花粉症／P76
顴髎
臉部鬆弛、斑點／P130
地倉
控制食慾／P156

臉部穴道

淋巴與穴道圖

頭部穴道

淋巴與穴道圖

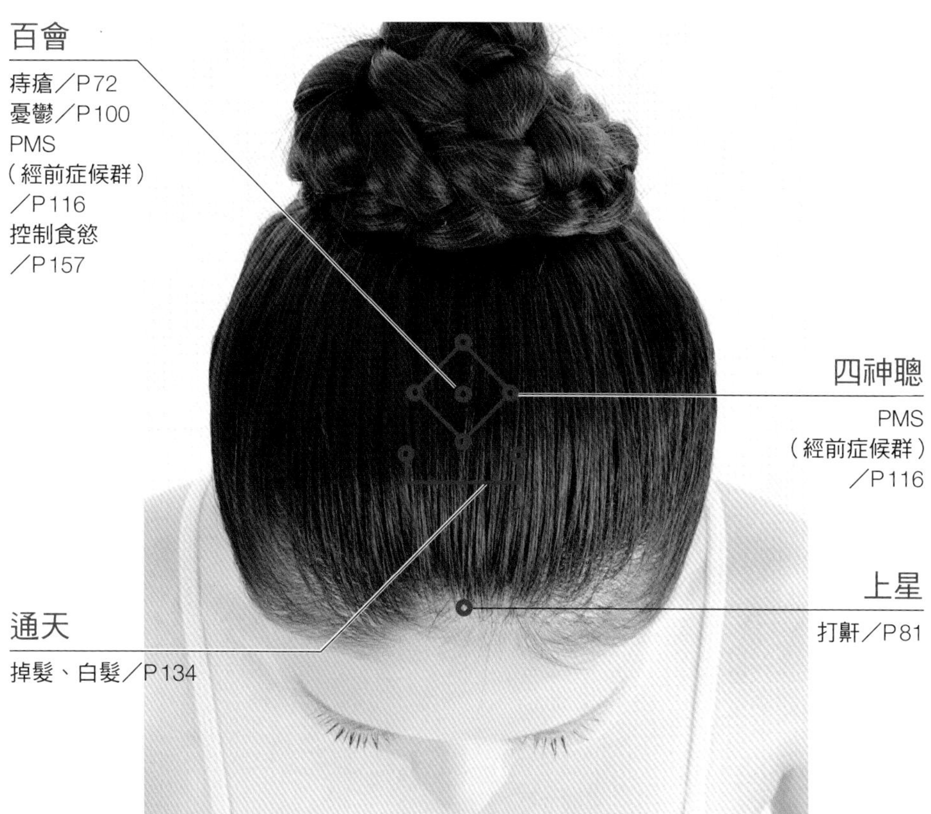

頸部穴道

淋巴與穴道圖

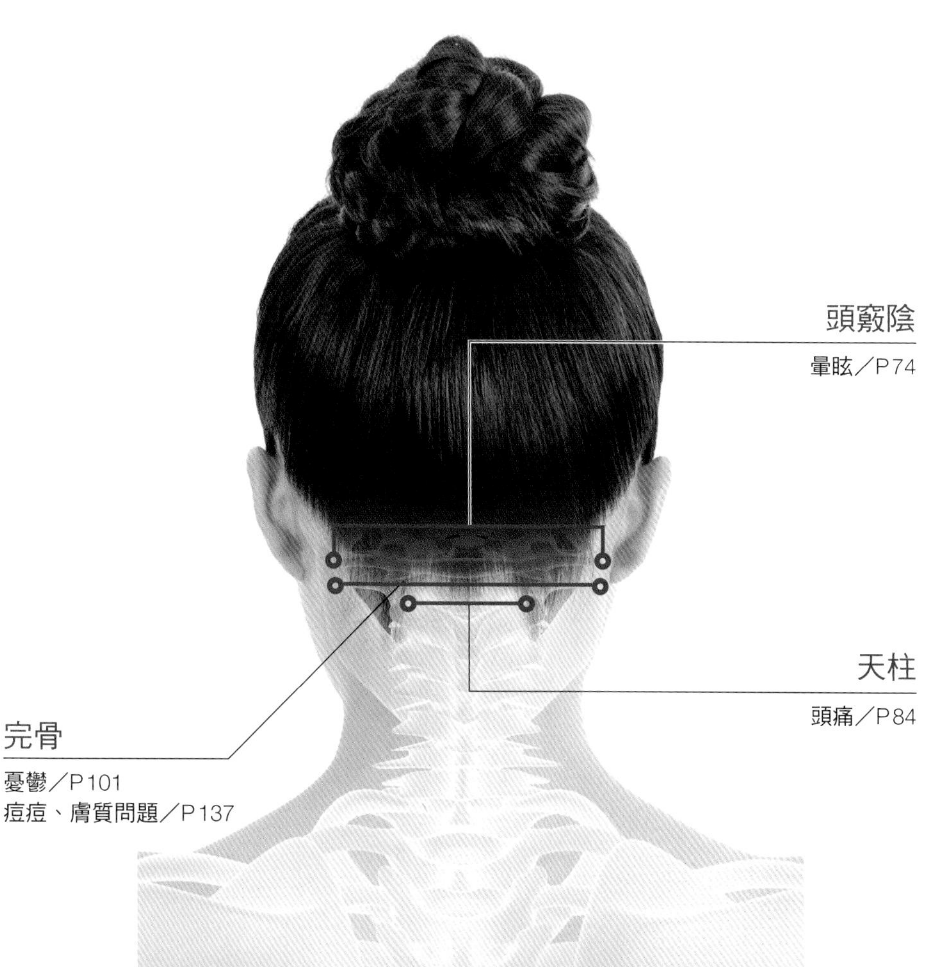

淋巴與穴道圖
手掌穴道

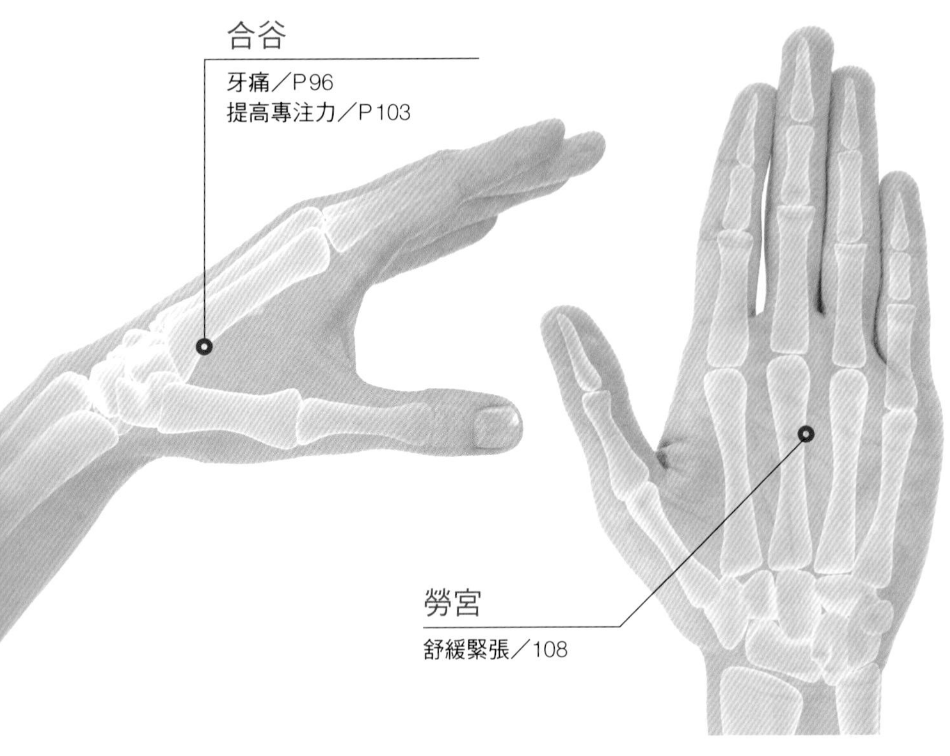

淋巴與穴道圖
手臂穴道

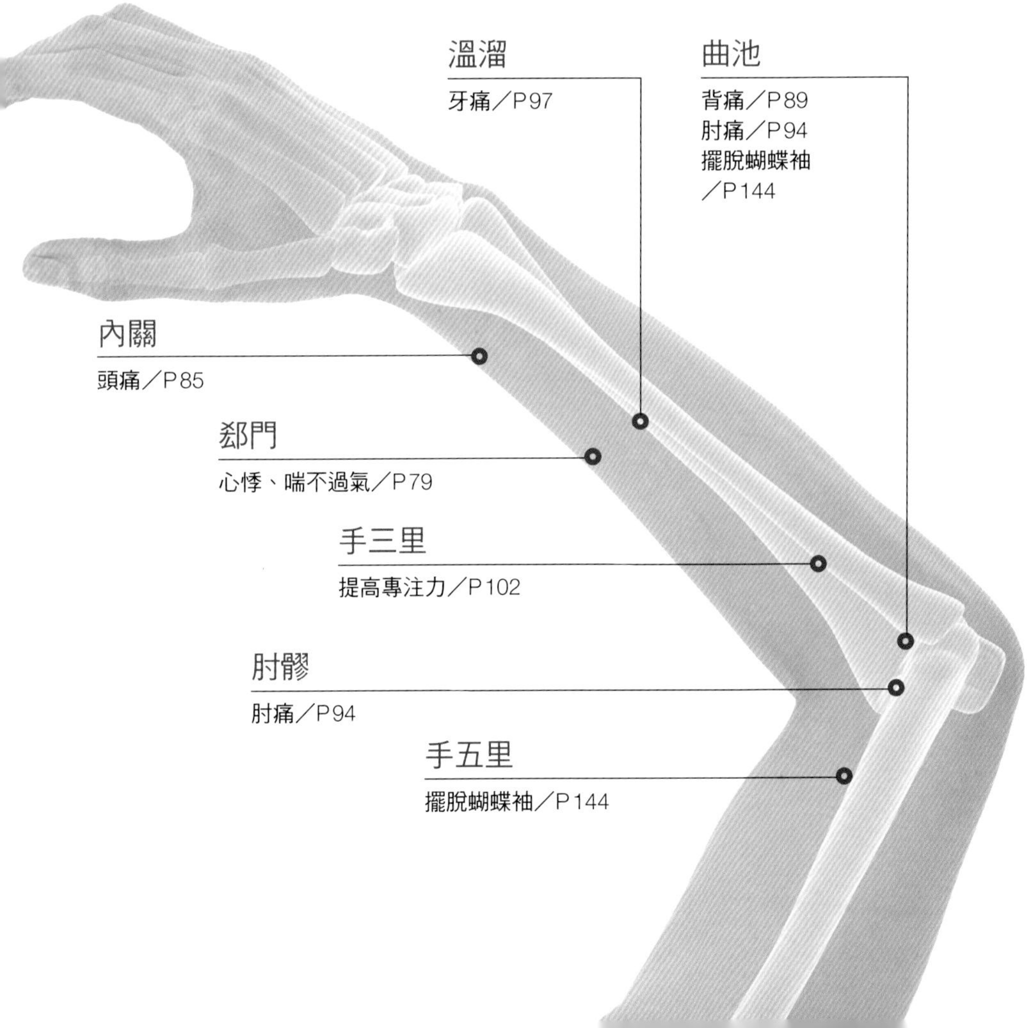

溫溜
牙痛／P97

曲池
背痛／P89
肘痛／P94
擺脫蝴蝶袖
／P144

內關
頭痛／P85

郄門
心悸、喘不過氣／P79

手三里
提高專注力／P102

肘髎
肘痛／P94

手五里
擺脫蝴蝶袖／P144

胸部、腹部穴道

淋巴與穴道圖

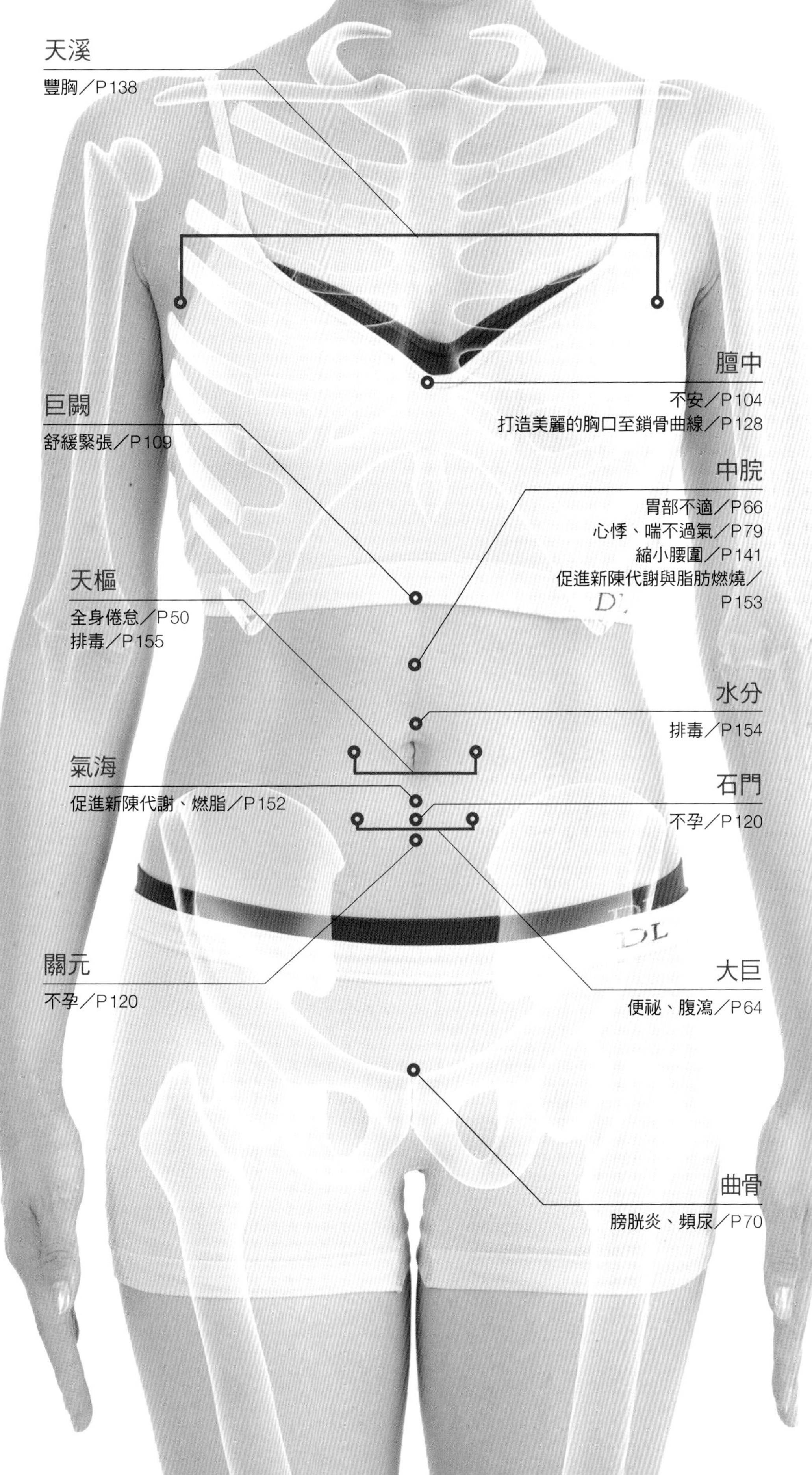

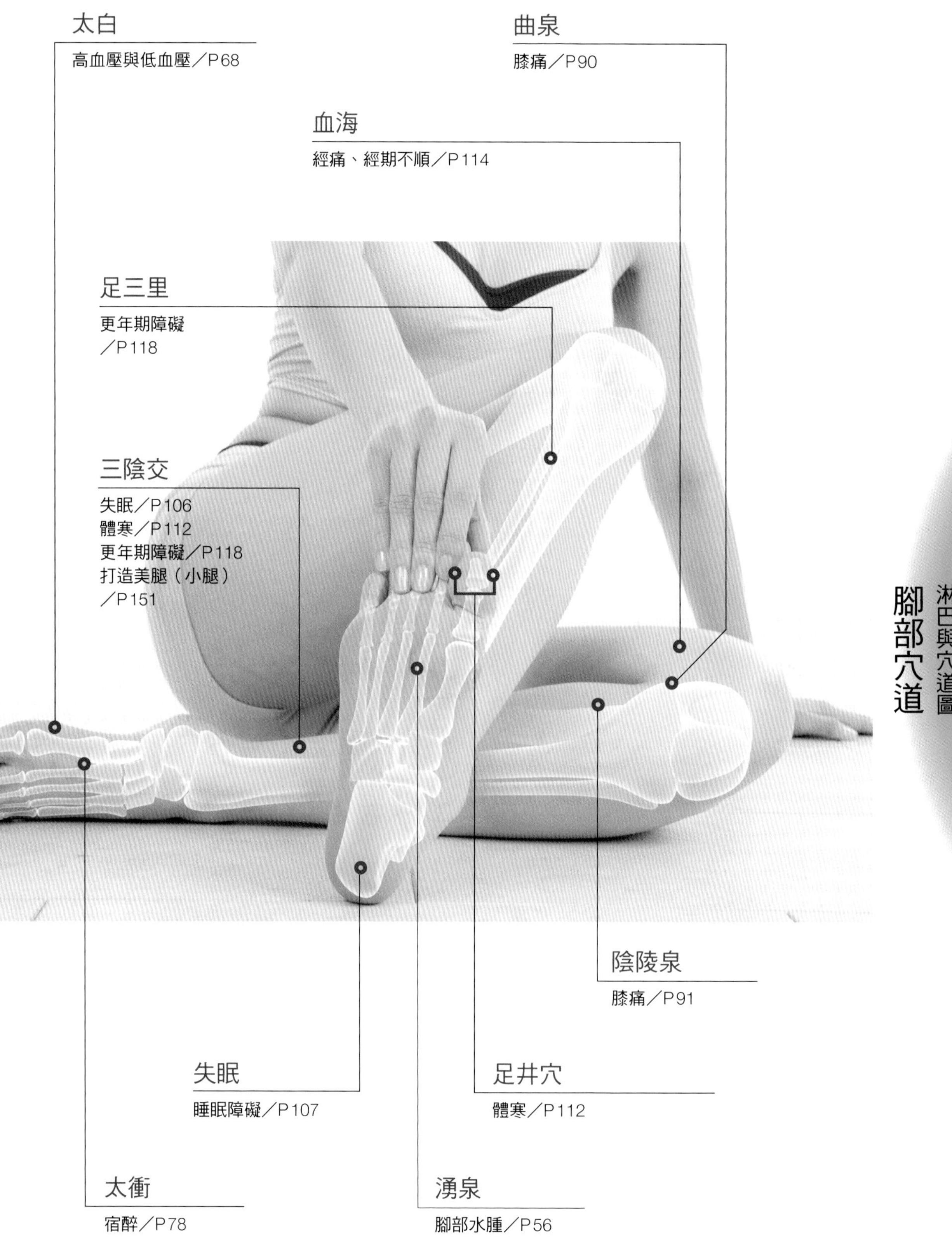
太白
高血壓與低血壓／P68
曲泉
膝痛／P90
血海
經痛、經期不順／P114
足三里
更年期障礙
／P118
三陰交
失眠／P106
體寒／P112
更年期障礙／P118
打造美腿（小腿）
／P151
陰陵泉
膝痛／P91
失眠
睡眠障礙／P107
足井穴
體寒／P112
太衝
宿醉／P78
湧泉
腳部水腫／P56

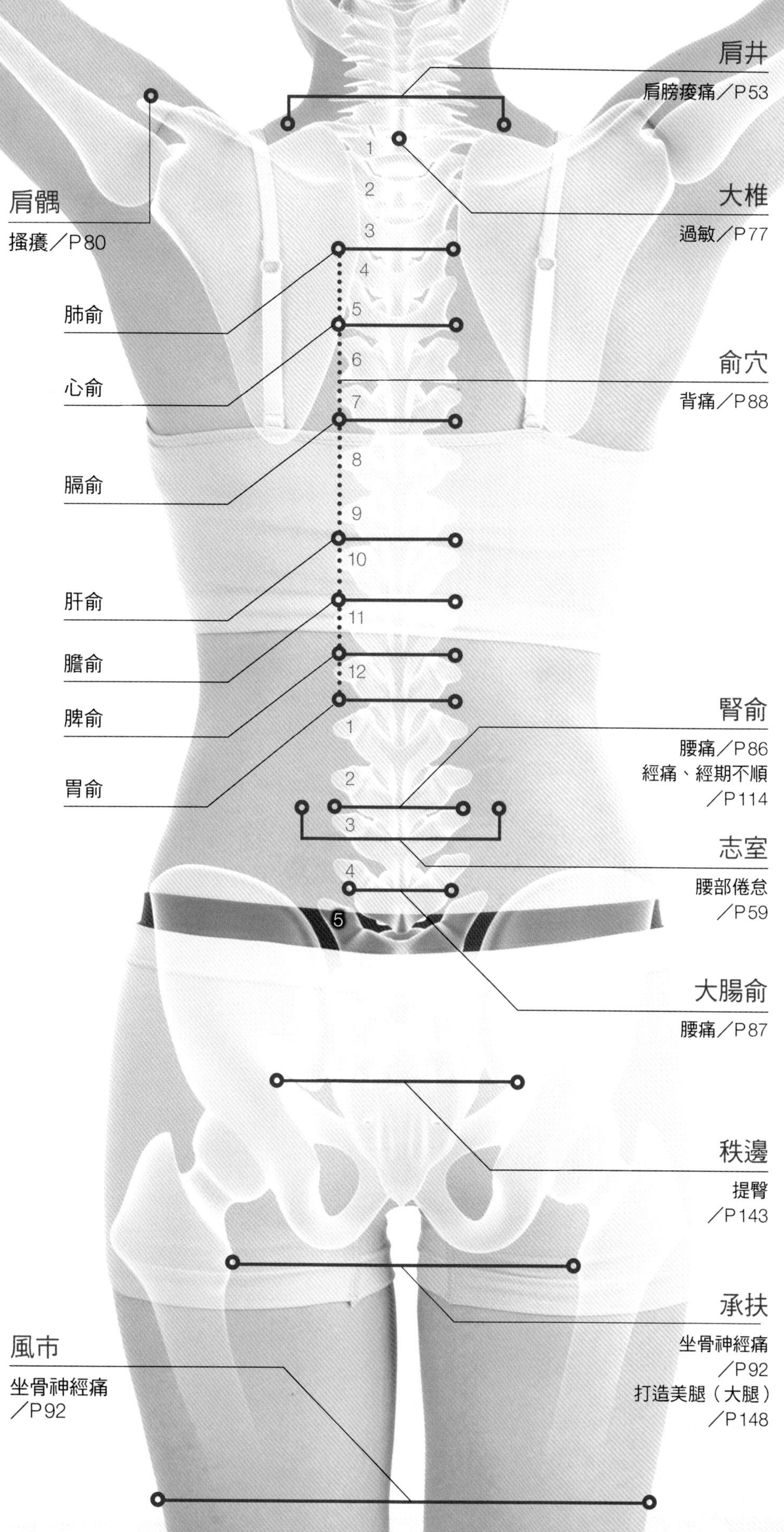
肩井
肩膀痠痛／P53
肩髃
搔癢／P80
大椎
過敏／P77
肺俞
心俞
俞穴
背痛／P88
膈俞
肝俞
膽俞
脾俞
胃俞
腎俞
腰痛／P86
經痛、經期不順
／P114
志室
腰部倦怠
／P59
大腸俞
腰痛／P87
秩邊
提臀
／P143
承扶
坐骨神經痛
／P92
打造美腿（大腿）
／P148
風市
坐骨神經痛
／P92

使用本書的方法

本書介紹有可活用於各種症狀的「淋巴按摩」、「淋巴伸展操」、「穴道按摩」等技巧。搭配使用兩者將可以獲得更為巨大的加乘效果，因此希望各位盡可能配合進行淋巴按摩與穴道按摩。

區分為淋巴與穴道
淋巴按摩與淋巴伸展操以橘色表示，穴道按摩則以綠黃色表示，清楚地分門別類。

簡單明瞭的次數與時間
為了避免各位產生「該做幾次？」、「該按多久？」等疑問，書中明記有建議次數與時間。

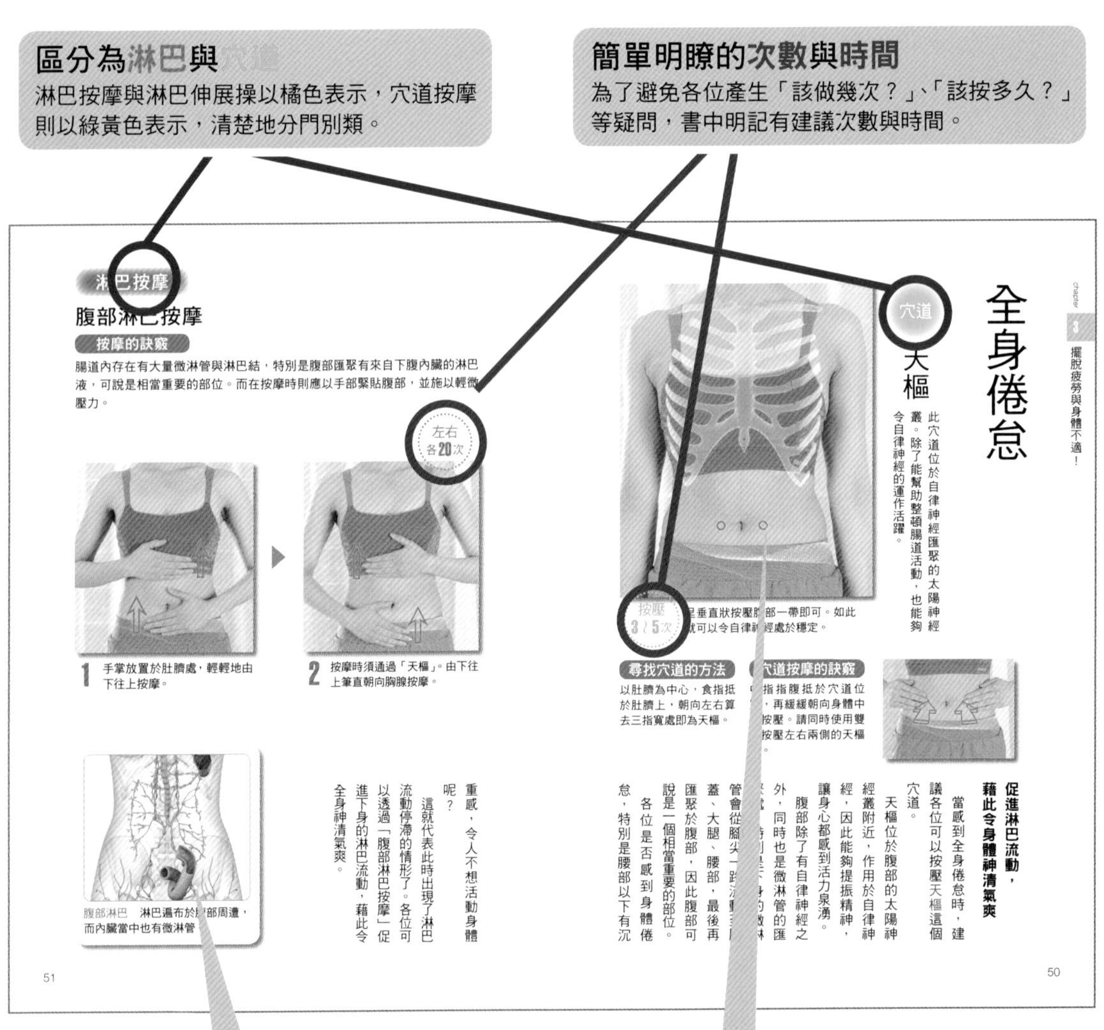

淋巴按摩
腹部淋巴按摩
按摩的訣竅
腸道內存在有大量微淋管與淋巴結，特別是腹部匯聚有來自下腹內臟的淋巴液，可說是相當重要的部位。而在按摩時則應以手部緊貼腹部，並施以輕微壓力。
左右各20次
1 手掌放置於肚臍處，輕輕地由下往上按摩。
2 按摩時須通過「天樞」。由下往上筆直朝向胸腺按摩。
重感，令人不想活動身體呢？
這就代表此時出現了淋巴流動停滯的情形了。各位可以透過「腹部淋巴按摩」促進下身的淋巴流動，藉此令全身神清氣爽。
51
全身倦怠
擺脫疲勞與身體不適！
穴道
天樞
此穴道位於自律神經匯聚的太陽神經叢。除了能幫助整頓腸道活動，也能夠令自律神經的運作活躍。
按壓 3～5次
尋找穴道的方法
以肚臍為中心，食指抵於肚臍上，朝向左右算去三指寬處即為天樞。
穴道按摩的訣竅
促進淋巴流動，藉此令身體神清氣爽
當感到全身倦怠時，建議各位可以按壓天樞這個穴道。
天樞位於腹部的太陽神經叢附近，作用於自律神經，因此能夠提振精神，讓身心都感到活力泉湧。
50

根據身體部位繪製淋巴插圖
為了讓按摩與伸展操的效果更佳，書中以插圖介紹各個部位的淋巴流動。

容易尋找的立體圖解
骨骼透視圖是幫助尋找穴道的關鍵，透過該透視圖能夠幫助各位確實掌握穴道位置。

※本書以日本針灸治療資格考所訂定之基準做為監修依據，並配合作者親自向中醫師取經，以及為多名患者進行保養的過程當中所獲得的知識揀選出穴道位置。

Chapter 1

淋巴與穴道的效果

希望各位加以掌握！

在開始自我保養之前，
讓我們先來掌握自己的身體吧。
若是能事先掌握淋巴與穴道的構造，
譬如淋巴具備哪些功能，
以及穴道為何能夠幫助調整身體不適等知識，
之後就能夠更為正確地進行自我保養。

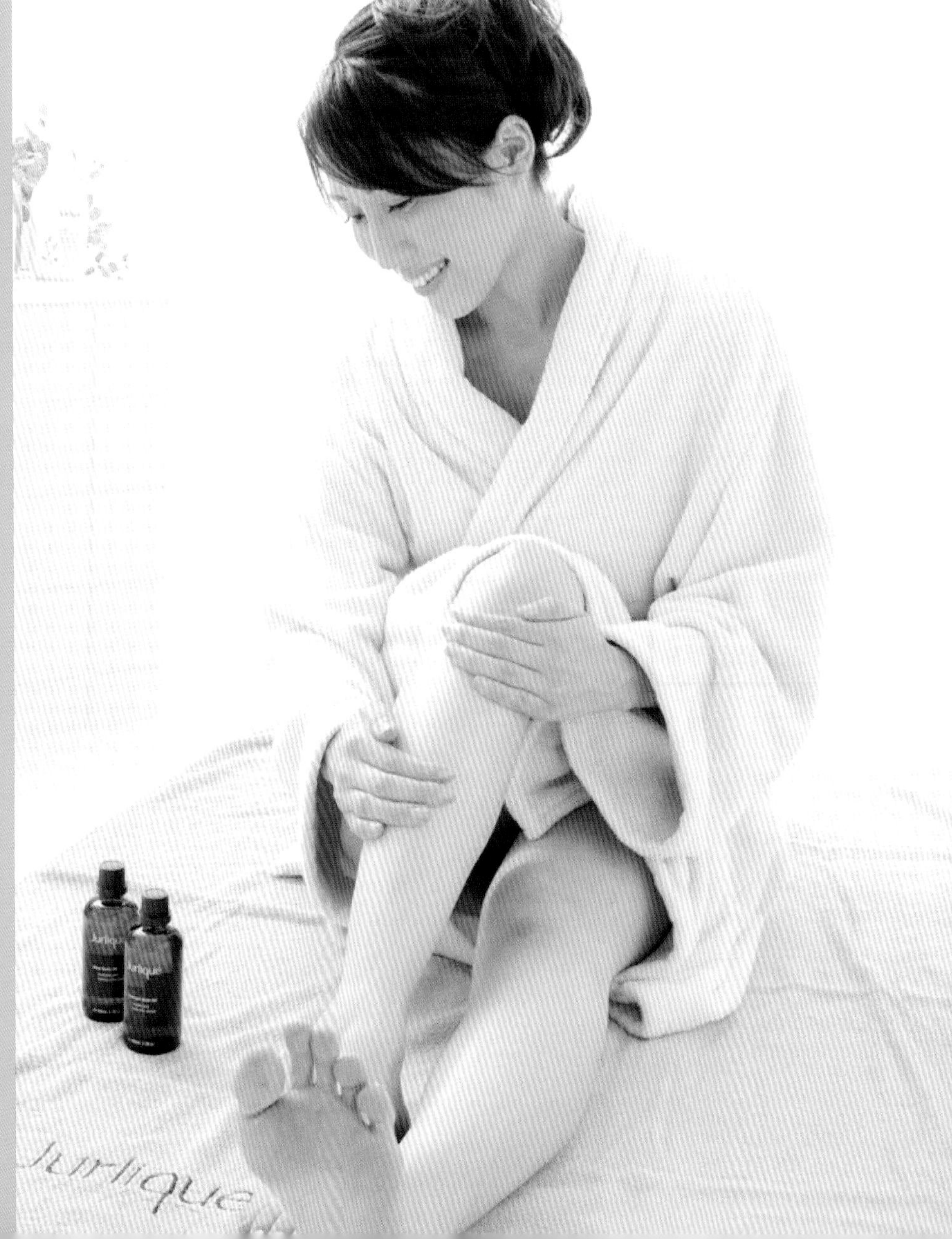

淋巴是甚麼？

人體內遍布「淋巴管」這種呈網狀分佈的組織。而流淌其中的則是「淋巴液」，做為淋巴管中繼站的則是「淋巴結」。

淋巴液是甚麼？

人體的60%～70%由水分所構成，而所謂的水分則為體液，包括血液、淋巴液、組織液等等。

各位是否曾經受傷，並且發現傷口流出透明液體呢？這種透明液體即為存在於細胞周遭的營養液「組織液」。抽血後，試管上方的液體呈現半透明狀，這是一種名為「血漿」的成分，而當血漿滲出血管外時，就是所謂的「組織液」。當「組織液」被淋巴管回收之後，就是所謂的「淋巴液」。

淋巴的構造

請各位看到第10頁至第13頁的「淋巴&穴道圖」。其中綠色線條為淋巴系統。但真正的淋巴管其實為纖細的透明管狀物，而流淌於其中的淋巴液也是透明無色的液體。

就像是血液透過血管流淌於體內各處般，淋巴液也透過「淋巴管」遍布體內各處。

而淋巴管具有回收自血管滲出之組織液的功用，但是在此同時，也會一併回收細菌以及異物，因此在淋巴管的通道當中一定會存在有「淋巴結」。

人體內總共有約800個淋巴結，而「耳下」、「腋下」、「鼠蹊部（大腿根部）」又聚集有特別多的淋巴結，屬於淋巴結的重要據點。

誠如以上所述，我們將淋巴所形成的網絡稱做「淋巴系統」或是「淋巴」。

◎淋巴的構造

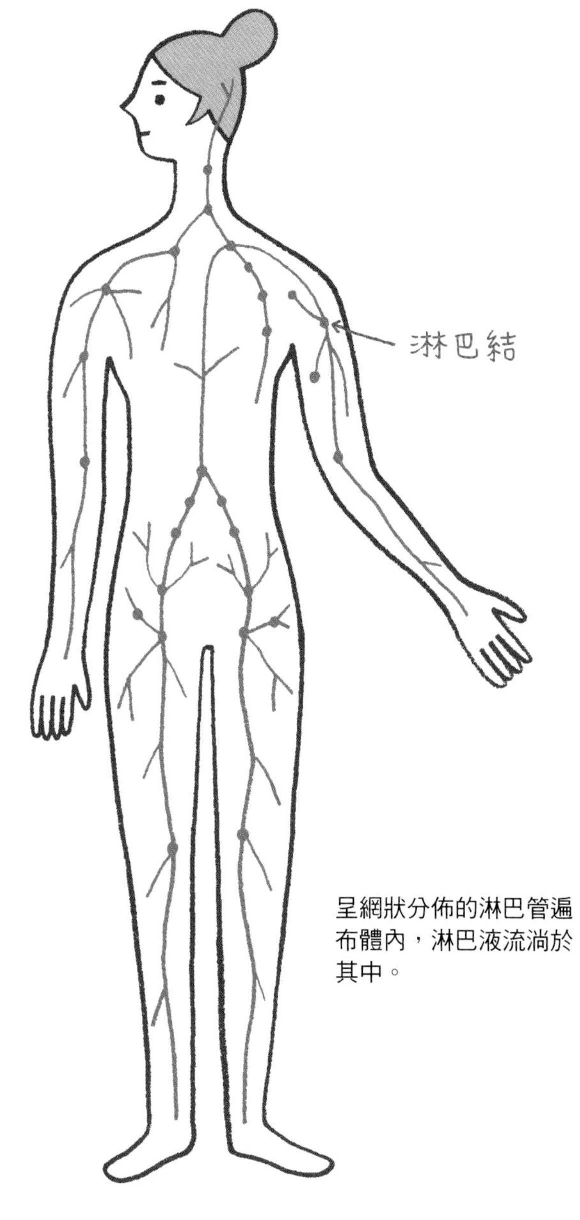

呈網狀分佈的淋巴管遍布體內，淋巴液流淌於其中。

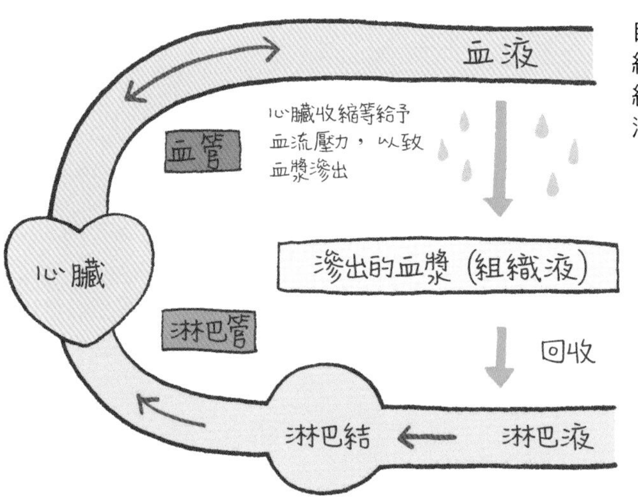

自血管滲出的血漿形成組織液，當淋巴管回收組織液後，則形成淋巴液。

淋巴避免疾病危害身體

只要淋巴網絡正常活動，就能夠提高人體的免疫功能，並促進細胞再生。淋巴能夠運送體內的淋巴液，並幫助排泄老廢物質。

一套避免疾病危害身體的防禦系統

淋巴的重要職責之一為「免疫功能」。

淋巴結的職責是化身「關塞」，透過多重檢核，避免細菌、異物侵入體內，甚至在最後抵達心臟與腦部。多虧有這套「免疫系統」，我們才得以免於染病。

原本當細菌以及病毒侵入體內或是血液當中之後，負責守護身體的「白血球」就會予以反應，並且加以擊退。但是當組織液當中存在有病原菌時，將會直接被淋巴管回收，並運送至淋巴結。

淋巴結的內部呈現濾網狀構造，因此能夠幫助清除淋巴液當中的細菌，同時更負責製造白血球當中的最

◎淋巴球的功用

淋巴結內的淋巴球會負責擊退病原菌，藉此阻止病毒以及黴菌循環至體內各處。

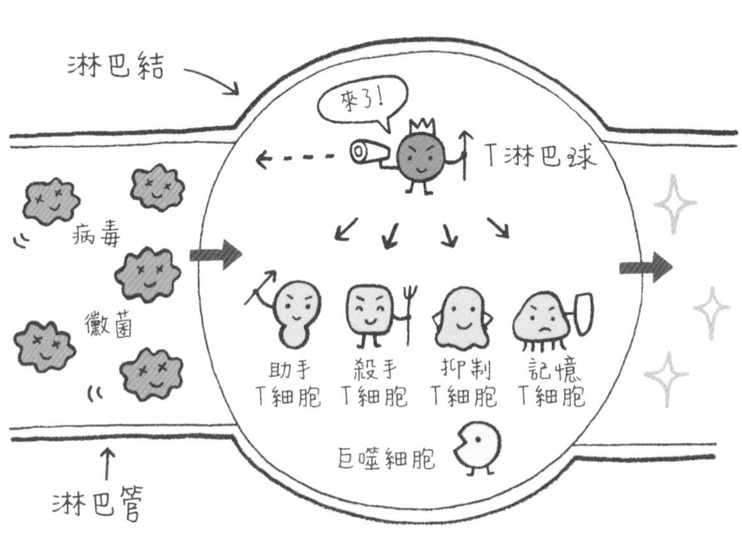

◎淋巴球與巨噬細胞的職責

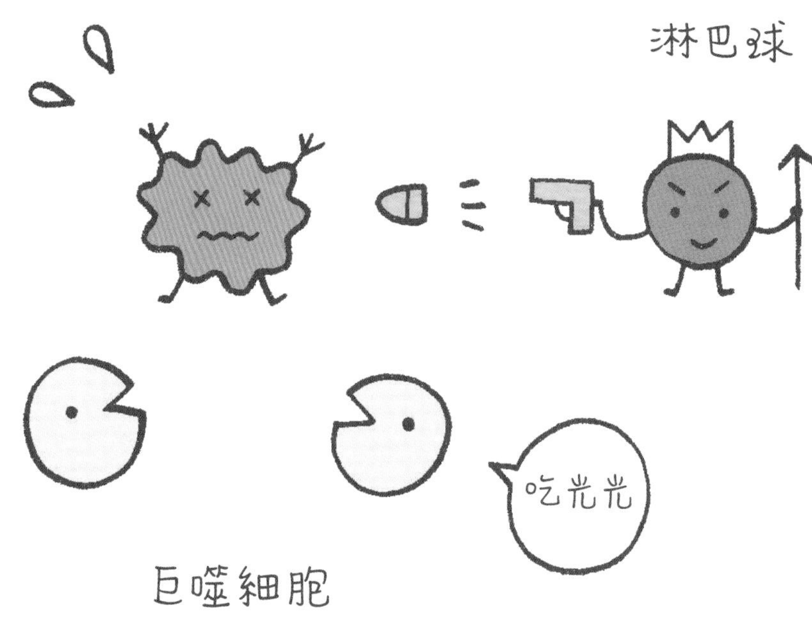

淋巴球負責擊斃侵入體內的病毒與黴菌，
巨噬細胞則負責吞噬其殘骸。

強戰力「淋巴球」，所以能夠阻止病原菌闖關並循環至體內各處。

除此之外，淋巴結也負責製造「巨噬細胞」，當淋巴球擊斃侵入體內的細菌以及病毒之後，巨噬細胞則負責吞噬其殘骸等異物。

而相信在各位讀者當中，有些人曾經有耳下淋巴結腫大，並感到疼痛不已的經驗吧。由於孩提時期的免疫力較弱，因此當細菌的勢力壯大，淋巴結就會大量製造淋巴球，以致腫脹發炎。也就是說，淋巴結腫脹乃是淋巴球正在與體內細菌奮戰的證據。

而只要淋巴網絡正常運作，就能夠避免人體受到細菌與病毒危害，同時也幫助確實排泄老廢物質。當澄澈的淋巴液時常循環於體內，則細胞也將獲得足夠的營養補給，因此得以活力充沛地運作。如此一來細胞的再生能力也會隨之提升，進而幫助抗老化。

◎淋巴幫助排泄老廢物質

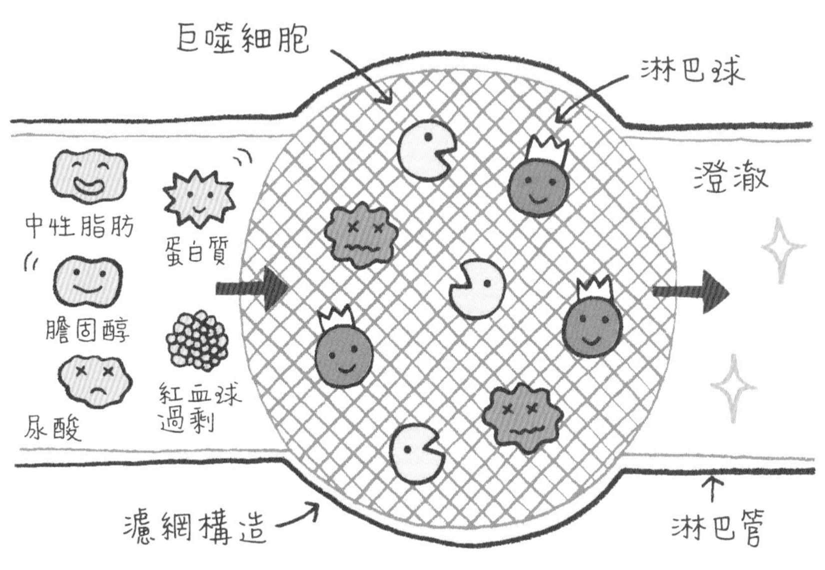

每當老廢物質通過淋巴結，淋巴結當中的纖細濾網就會去除這些老廢物質。淋巴液在恢復澄澈狀態之後，則會再次流入靜脈當中。

淋巴球負責排泄多餘的老廢物質

淋巴除了免疫功能之外，還有另一項重要功能，亦即「過濾老廢物質」。

淋巴液的內容物除了蛋白質、脂肪等營養素之外，也包括細菌、病毒、乳酸、尿酸等老廢物質。血液乃是以心臟為起點，在循環至全身之後再次返抵心臟。而在其流經靜脈時從中滲出的體液，則會進入與血管並行的淋巴管當中，並匯聚為淋巴液。

而每當淋巴液通過全身各處的淋巴結時，淋巴結當中的纖細濾網就會去除淋巴液所帶有的老廢物質。因此淋巴液會在流淌於體內各處的過程當中逐漸轉換為過濾完畢的澄澈狀態。而之後淋巴液會再次進入靜脈，並以澄澈的狀態返抵心臟。

淋巴緩緩地流動

淋巴管可分為淺層淋巴與深層淋巴，左右的流動路徑又有所不同。除此之外，淋巴液的流速相當緩慢，而透過按摩能夠加快其流速。

◎流淌於皮下的淋巴

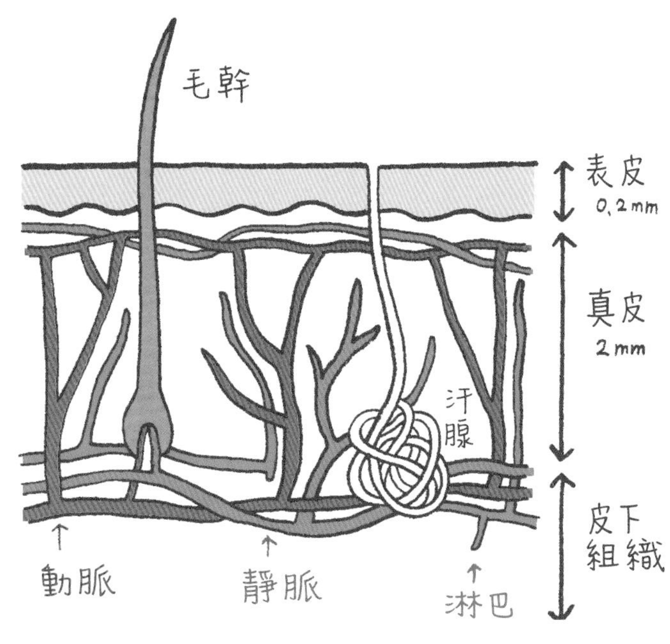

腳尖與指尖等處的皮下流淌有複數的微淋管。而在微淋管反覆匯聚的過程當中，就會逐漸形成粗壯的淋巴管。

淋巴的流動路徑左右不同

全身淋巴的流動路徑左右不同。

位於身體左側的下半身「淺層淋巴」流往腹部的「深層淋巴」，再進一步流入「胸管」（左淋巴總管），並與左上半身的淋巴匯聚，最後流入位於左鎖骨下方的左「靜脈夾角」。

而右側淋巴的流動路徑則是從位於右臂與右上半身的「淺層淋巴」匯聚於「右淋巴總管」，最後再流入位於右側鎖骨下方的右「靜脈夾角」。

◎右側淋巴與左側淋巴的流動

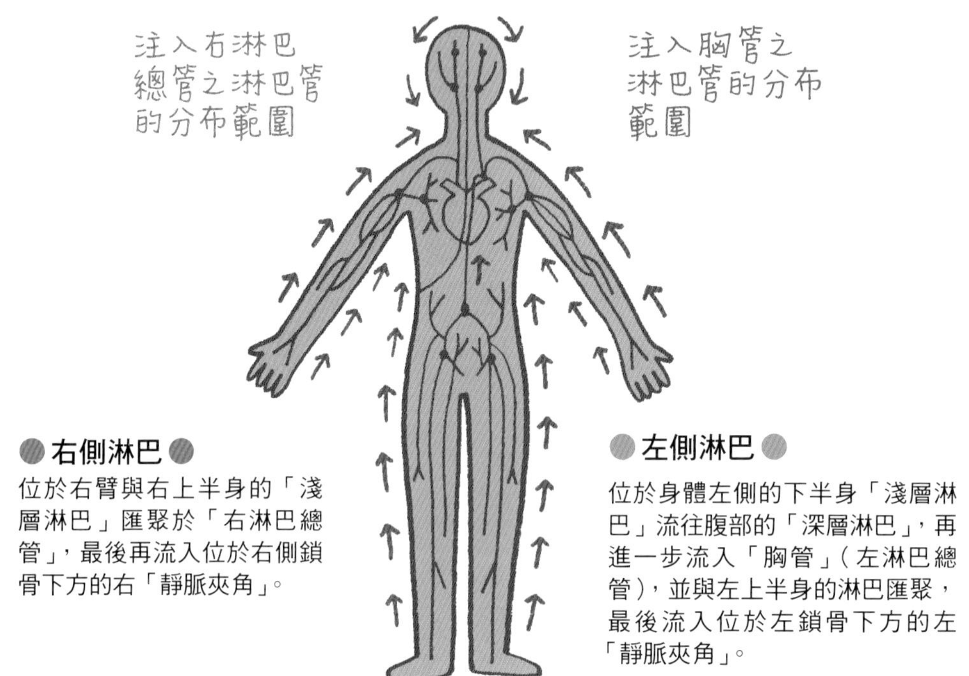

左側淋巴的分佈比右側淋巴來得廣

雙腳、腹部、腰部等處的淋巴是之後會流淌於胸管當中之左側淋巴的分佈範圍。

下肢（腳部）的淋巴管集中於腳部與上身的結合處——鼠蹊部。而當鼠蹊部的淋巴與來自骨盆的淋巴會合之後，就會形成「腰部淋巴總管」。而腰部淋巴總管會進一步與由腸道淋巴集合而成的「腸道淋巴總管」會合。此時由於腸道淋巴總管也運送來自小腸吸收的脂肪，因此淋巴呈現乳白色。我們將其匯聚點稱為「乳糜池」。乳糜池位於左側胸管的前端，並延續至左淋巴總管——胸管。

由此可見，左側淋巴的分布範圍較右側淋巴寬廣不少，而這也可說是淋巴的一大特徵呢。

◎淺層淋巴與深層淋巴

深層淋巴

流淌於體內深處

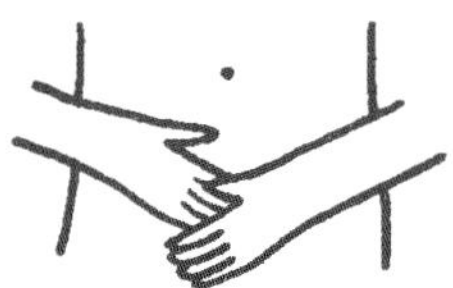

使用雙手對整體按摩部位施以適當壓力

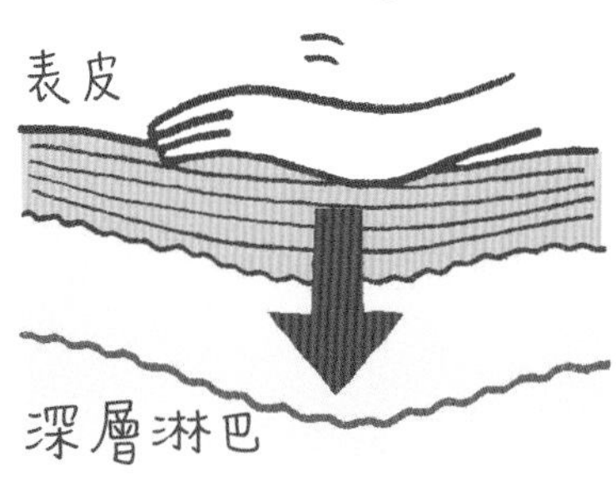

淺層淋巴

位於皮下

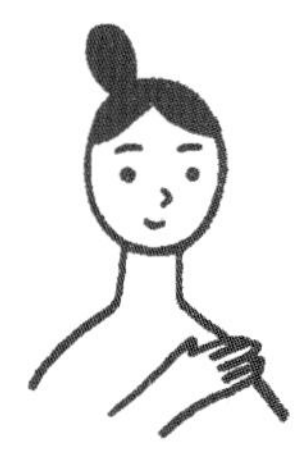

使用掌心的柔軟部位或是指腹，緩緩地摩擦

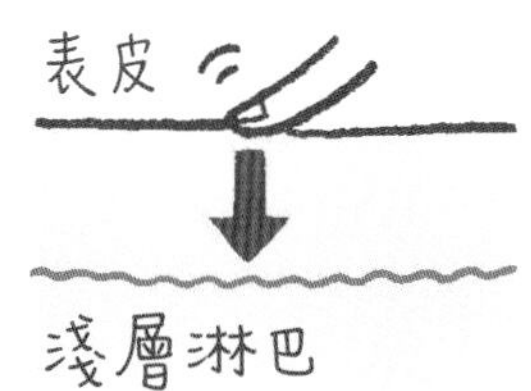

淺層淋巴與深層淋巴的差異

「淺層淋巴」流淌於皮下，接近靜脈。因此只要透過按摩或是伸展操來促進淋巴循環，就能夠幫助消除水腫、肌肉疲勞、身體緊繃不適等症狀，同時更能促進體內淋巴液的新陳代謝，進而獲得養顏美容、減重等功效。而由於淋巴管位於皮下，因此在進行按摩時力道以輕柔為宜。請注意，按摩力道過大反而會造成反效果。各位應使用掌心的柔軟部位或是指腹，緩緩地摩擦需要按摩的部位。

而「深層淋巴」則是流淌於體內深處的淋巴。深層淋巴沿著血管流動，並遍布於內臟當中。給予其刺激能夠促進淋巴流動，進而提升內臟功能。而在進行深層淋巴按摩時，則應使用雙手對整體按摩部位施以適當壓力。

血液與淋巴液具有不同效果

由於淋巴並不具備幫浦功能，因此流速相當緩慢。若是能夠改善淋巴流動，就能夠大幅提高免疫力與新陳代謝。

淋巴系統不具備幫浦功能

人體內有兩條「河流」，一條是流淌於血管當中的「血液」；另一條則是流淌淋巴管當中的「淋巴液」。兩條河流的最終目的地都是心臟，但是在性質以及功用上卻有所不同。

血液由心臟進入動脈，並進入微血管之後，就會沿著靜脈返抵心臟。其主要功用乃是透過動脈向細胞提供人體所需的氧氣以及營養素，並透過靜脈運走體內各處產生的老廢物質與二氧化碳等，而不管是動脈還是靜脈，都是透過心臟的幫浦功能讓血液循環於全身。

另一方面，淋巴的功用則是將血管當中滲出之組織液所含的蛋白質等營養素回收至淋巴管，並於最後再次與血液會合。除此之外，淋巴也具有防止老廢物質以及異物入侵的功用。

不同於血管，淋巴管並非隨時處於循環狀態，而是一條通往心臟的單向道。

相較於血液透過心臟的幫浦功能流淌於血管當中，淋巴系統則並不具備心臟般的幫浦功能。但是做為代替，淋巴管本身即具備自體收縮的幫浦功能，其作用讓淋巴液得以流動。但是其幫浦功能卻遠不如心臟般強大。

◎淋巴管的幫浦功能

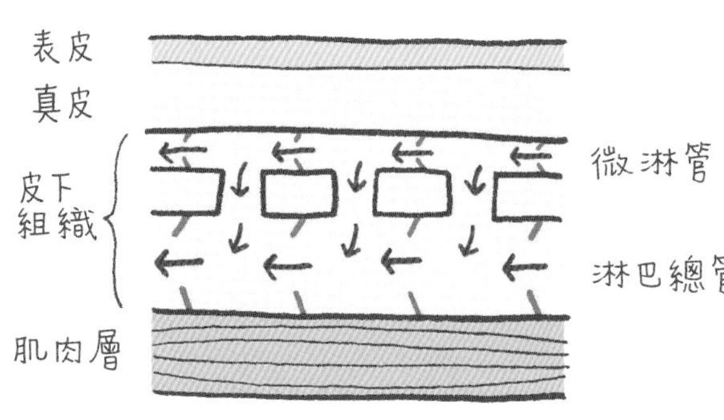

淋巴管具有自體收縮的幫浦功能，其作用讓淋巴液得以流動。

◎淋巴通往心臟的方向為單向道

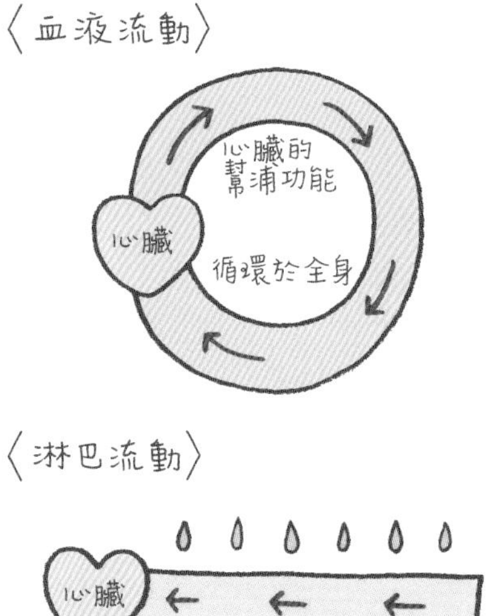

除此之外，不同於血液，由於流入淋巴管當中的淋巴液本身較少，因此流速也較為緩慢。當人體處於睡眠狀態時，淋巴管自體收縮的細微幫浦功能即可幫助淋巴循環，而清醒並開始活動時，位於淋巴管周遭的「肌肉」則發揮了重要的幫浦功能。

促進淋巴流動，令細胞活化

之所以會出現小腿肚等部位「水腫」的情形，原因乃是因為原本應被淋巴管回收的組織液並未正常被回收，處於仍殘留於組織當中的狀態。而若是想消除「水腫」，則要透過活動身體幫助肌肉收縮，或是對淋巴管施以外來壓力等，藉此促進滯留的淋巴管循環。

若是成功促進淋巴液循環，就能讓蛋白質等營養素確實抵達細胞當中，進而幫助改善臟器運作，並促進新陳代謝。而伸展操與淋巴按摩能夠作用於細胞等級，幫助促進新陳代謝，因此可說是最佳的健康美容保養技巧。

穴道位於身體的哪個部位？

穴道位於神經匯聚處。
穴道可說是神經的路口，讓我們透過穴道按摩來梳理容易混亂的神經吧。

穴道位於神經匯聚處，可說是「神經的路口」。

東洋醫學提出了穴道這門學說，據說全身總共有3000處以上的穴道。而為何給予穴道刺激能夠改善身體狀況呢？

「腦部」負責彙整諸般與身體有關的資訊，而「神經」則負責將這些與身體有關的資訊正確傳遞至腦部。只要神經正常運作，就能夠將與身體有關的資訊確實傳遞至腦部。但是當我們因為肉體或是精神上的負荷導致神經傳遞變差時，神經就無法正確將資訊傳遞至腦部，導致諸般身體不適。

而「穴道」則與神經有著密不可分的關係。近年來WHO（世界衛生組織）已經針對穴道提出統一基準，而不管是東洋醫學領域，乃至於西洋醫學領域，也都致力於研究穴道效果。結果醫學界逐漸掌握「穴道位於神經匯聚處」一事。

讓我們先來看看以下譬喻吧，這可以幫助各位理解為何刺激穴道可以幫助改善身體不適。

大都市的路口是交通很容易混亂不堪的地點。與此相同，越是匯聚有越多神經的地點就越容易混亂，以致原本要送往腦部的資訊堵塞，結果造成諸般身體不適。

而「穴道按摩」則可以幫助梳理神經。遍布全身各處的神經匯聚於穴道這個地點，透過穴道按摩則可以改善神經傳遞，進而恢復身體功能。

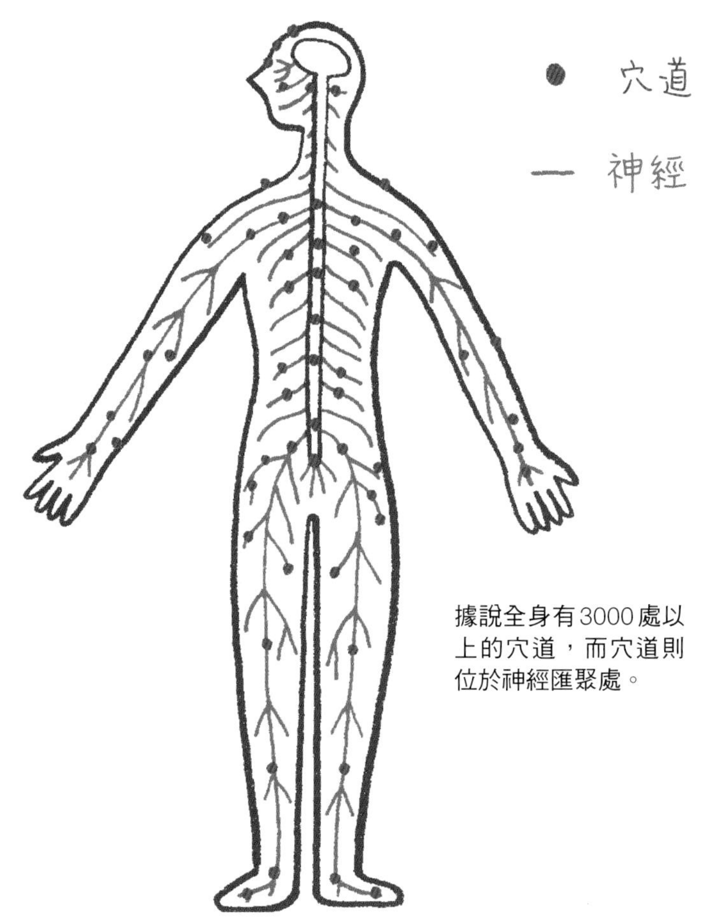

據說全身有3000處以上的穴道，而穴道則位於神經匯聚處。

◎透過穴道按摩消除神經混亂

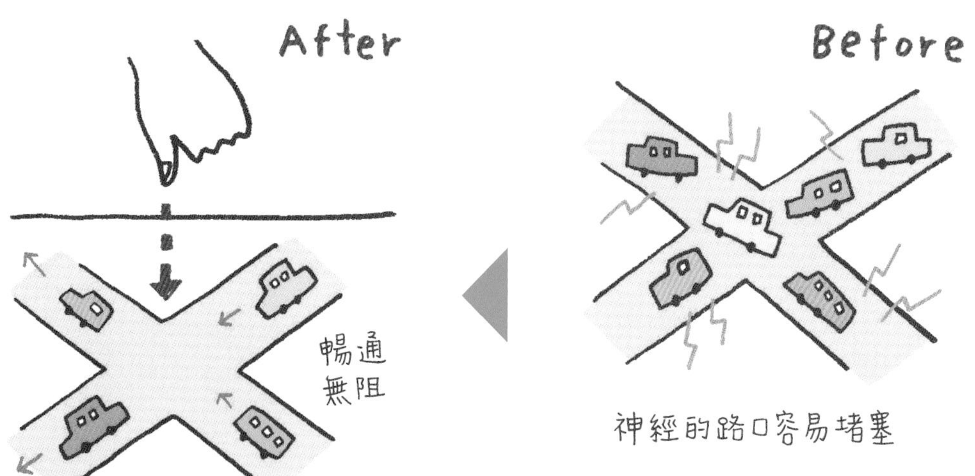

刺激神經的路口—穴道即可幫助消除堵塞。如此一來神經傳遞就會變得順暢，進而擺脫身體不適。

神經的路口—穴道就像是真正的道路一般，容易出現堵塞。當一處路口堵塞，全身的神經傳遞也會隨之惡化，進而造成身體不適。

◎主要穴道與對應穴道

〈對應穴道〉

當患部狀態較差，無法直接觸摸時，或是位於不易按壓的部位時，即可發揮效果。對應穴道位於手腳等較易按壓的部位。

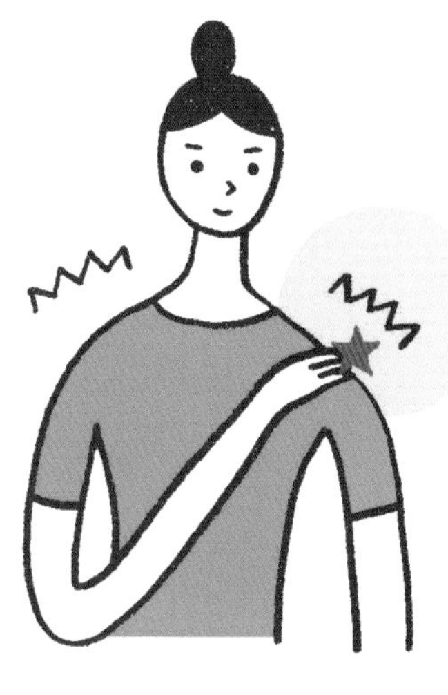

直接刺激患部，因此能夠快速且確實地獲得效果。在按壓時必須配合自行確認患部狀態。

「主要穴道」與「對應穴道」

穴道大致可分為「主要穴道」與「對應穴道」。

主要穴道是直接給予患部刺激，譬如在「肩膀痛」時「按壓肩膀的穴道」。直接按壓患部即可直截了當地給予神經刺激，因此能夠較快獲得效果。

但是針對自己無法觸及的穴道又該如何是好呢？此時就是對應穴道發揮效果的時候了。

對應穴道是一種藉由神經給予患部遠端刺激的方法。有時患者患部疼痛、腫脹的程度較為嚴重，因此面對無法觸摸患部，又或是患部位於自己無法觸及的背部等情形時，即可發揮效果。對應穴道能夠利用位於手腳等部位，方便自行按壓的穴道，達到舒緩症狀的效果。

穴道按摩並非僅限於東洋醫學的秘傳

人們容易認為東洋醫學當中的穴道按摩與西洋醫學的理論相駁斥。下面就讓我們以西洋醫學的角度來看看何謂穴道按摩吧。

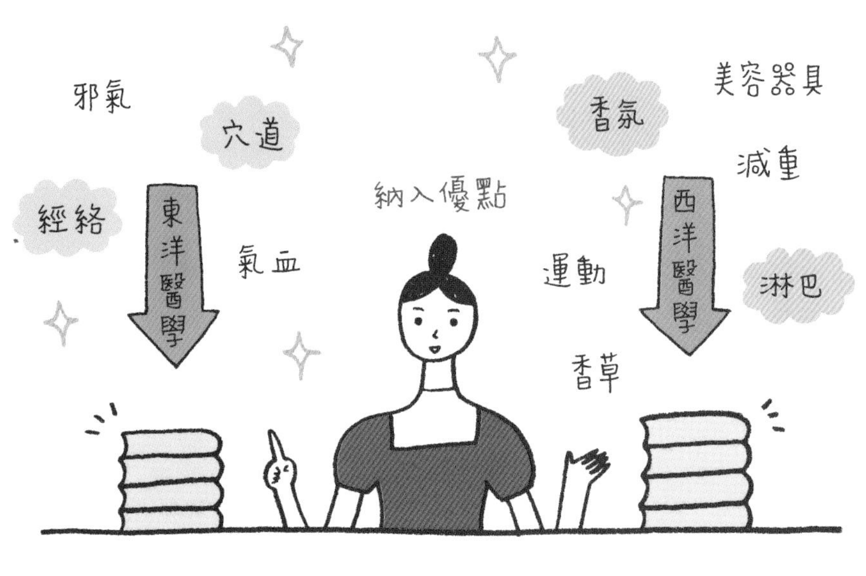

將東洋醫學代換為西洋醫學

提到起始於東洋醫學的穴道按摩，其歷史可以追溯至古代。這套孕育於悠遠歷史當中的學說總被人視為一種神祕的療法。但是以現代西醫的角度來看，這卻也是一種非常科學的療法。

「氣」這個概念可說是東洋醫學的支柱。東洋醫學認為「氣」這種生命能量循環於體內各處，幫助維持健康；反之當「氣」的循環不良時，則會導致生病。

◎穴道按摩是很科學的療法

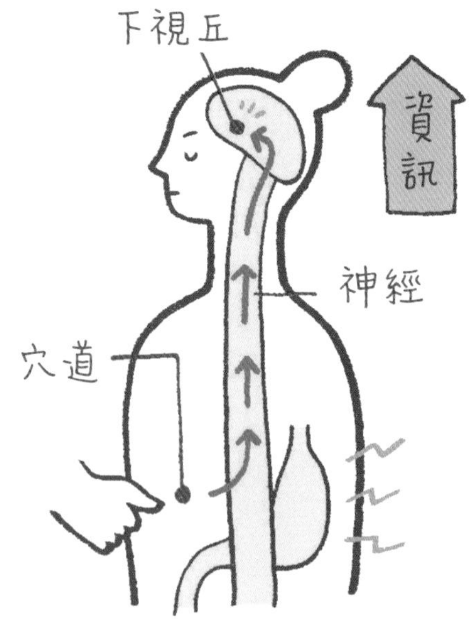

給予「中脘」這處位於腹部的穴道刺激，資訊即會透過神經傳遞至腦部的下視丘。

下視丘位於腦部中心，當其所發出的指令抵達胃部，就可以調節胃部運作，進而舒緩疼痛。

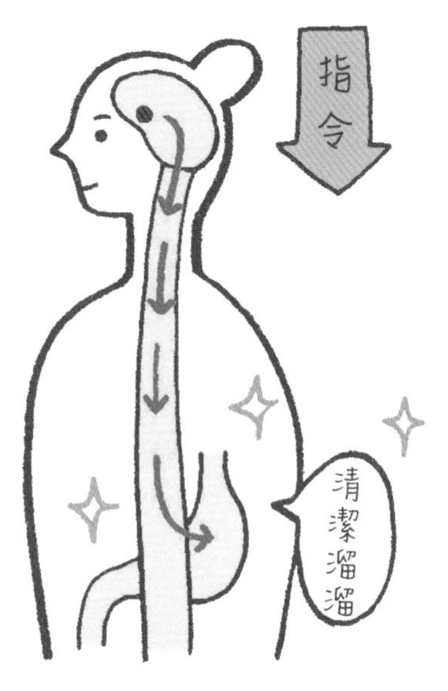

而以西洋醫學的角度來看，「氣」可以代換為「神經系統與消化系統」。

例如當各位頭痛或是吃壞肚子時，相信都會感到缺乏「幹勁」與「活力」吧。由此可見，負責傳遞身體資訊的「神經」，以及負責消化營養，藉此製造能量的「消化系統」果然與「氣」之間關係頗大。

何者與「經絡」與「邪氣」相等？

「經絡」可說是氣的通道。經絡系統的重要部位總共有14經，其中負責調整「氣」流動者為「經穴」，亦即所謂的穴道。

而東洋醫學認為當「邪氣」，亦即邪惡的氣入侵體內時，就會擾亂「氣」的循環，以致疾病纏身。各位可以將「經絡」想成是神經與淋巴的路徑，將「邪氣」想成是黴菌與病毒等物，如此一來相信就比較容易理解了。

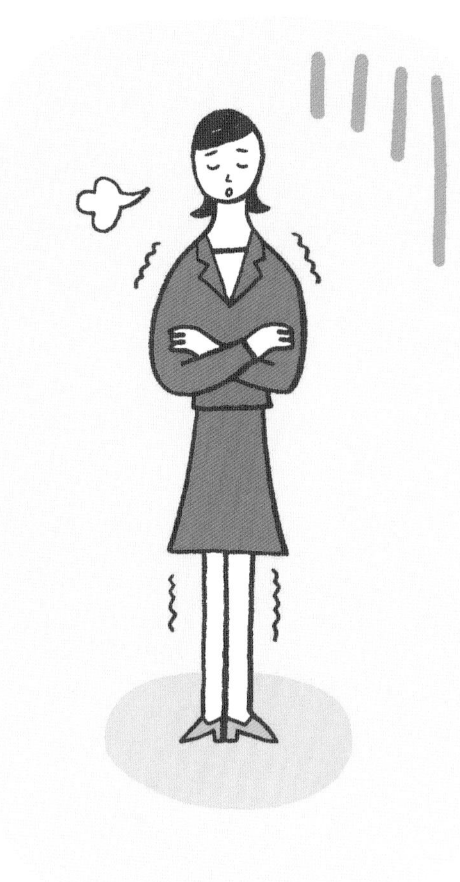

沒有生病不代表健康，讓我們在尚未罹病的階段就盡量活用穴道按摩，藉此預防症狀惡化吧。

東洋醫學著實了得，畢竟在距今三千年之前，世人尚未發現「神經」、「腦部構造」，以及肉眼難見的「病毒」等事物存在時，他們就已經開始使用「氣」這個詞彙，並藉此「預防」疾病了。

在「尚未罹病」的階段落實自我保養

所謂「尚未罹病」指的是「快要罹病」的意思。雖說在醫院接受檢查之後並未發現異常，但是當事人總是莫名感到身體不適……。即便當下身體狀態尚可，但若置之不理，就有可能在不久後演變成疾病。

而東洋醫學的基本理念就是在尚未罹病的階段保養身體，藉此防範疾病於未然。而「穴道按摩」則是面對尚未罹病者的最佳處方簽。

人體本身就具備自癒的能力，也就是說穴道按摩能夠活用我們與生俱來的「自癒力」，同時也可說是最棒的自我保養。

提高按摩效果的三個小提醒

在開始按摩之前，請先做好以下準備。令人驚訝地，如此一來就可以讓淋巴按摩與穴道按摩的效果大幅提高。

1 放鬆很重要

在放鬆狀態下進行操作，此乃淋巴按摩與穴道按摩的基本原則。放鬆能夠幫助副交感神經佔據優勢地位，如此一來血管與淋巴管將會獲得舒緩，流動也將變得更加順暢。

2 善用入浴時間

入浴有助於溫暖身體、舒活肌肉，藉此進入副交感神經佔據優勢的放鬆狀態。事不宜遲，各位也從今天開始在入浴時間進行淋巴按摩與穴道按摩吧。

3 保養完畢後喝杯溫開水

按摩完畢後要配合補充水分。淋巴按摩與穴道按摩有助於排出體內毒素與老廢物質，而攝取水份則可以提高人體透過尿液、流汗排出體內毒素與老廢物質的功能。攝取水份時應選擇溫開水，或是常溫水。而冷水則會令胃酸分泌過剩，乃至於令胃部受寒。

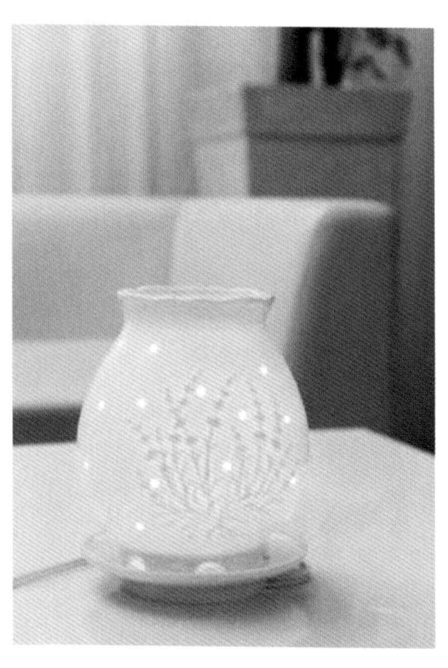

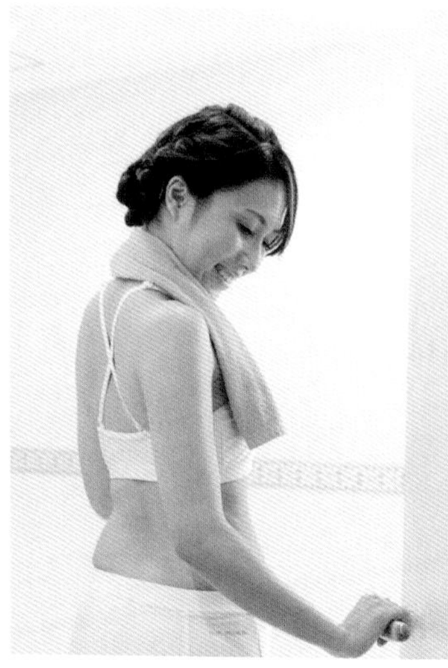

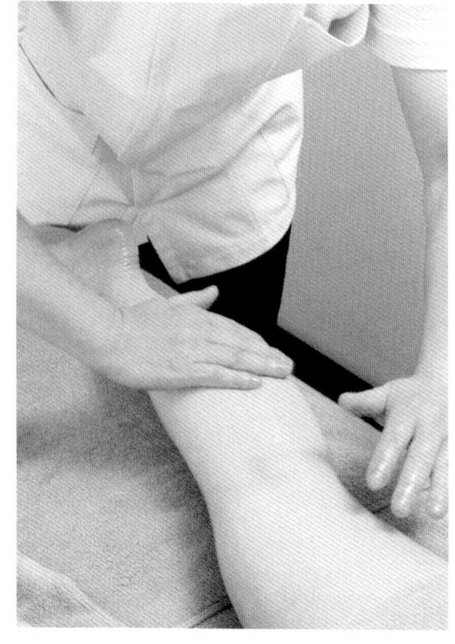

Chapter 2

基本技巧

首先讓我來教導各位，

正確進行淋巴按摩與穴道按摩的方法吧。

當中所傳授的皆是基於醫學知識，

與多年經驗的正確自我保養技巧。

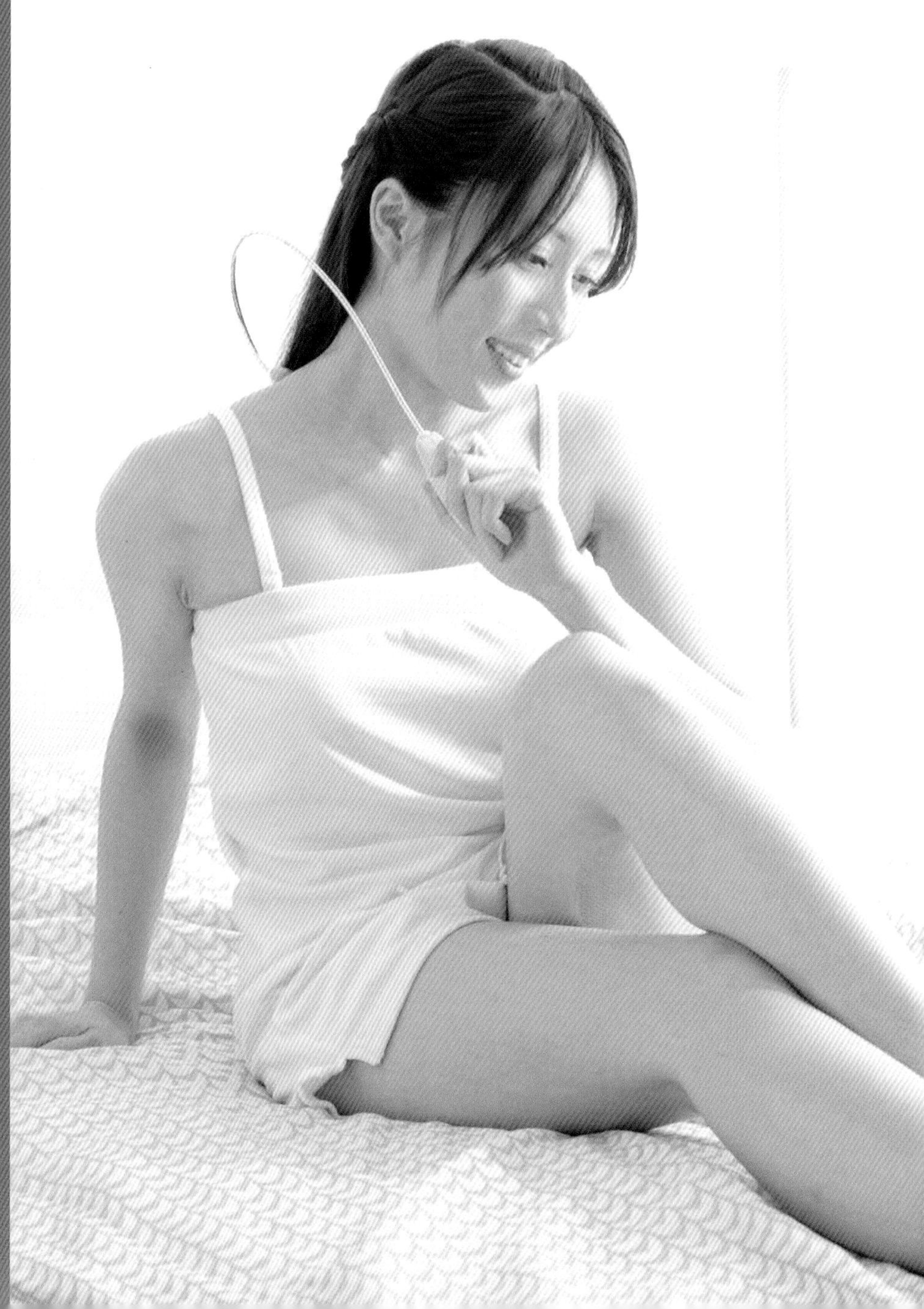

「穴道按摩」與「淋巴按摩」的效果

穴道按摩、淋巴按摩、淋巴伸展操是簡單易學的自我保養。讓我們掌握正確的方法，藉此獲得健康而美麗的身體吧。

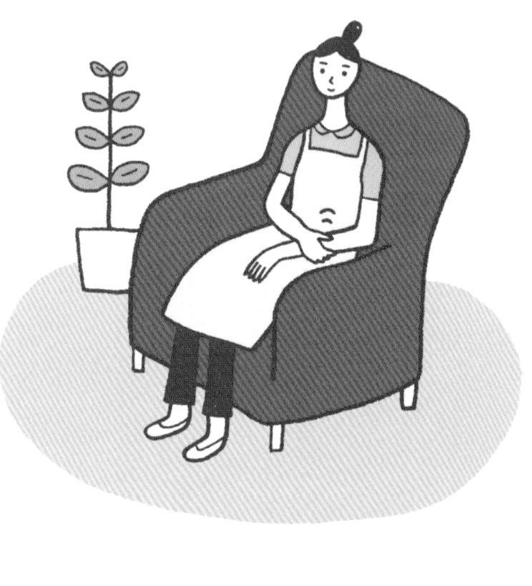

穴道按摩作用於自律神經

「穴道按摩」主要作用的神經為「自律神經」。

自律神經是一種在運作上與自我意識無關的神經，其功用是控制內臟與血管等組織運作，並整頓體內環境。也就是說，其職掌的業務涵蓋心臟跳動、呼吸、血液循環、食物消化、體溫調節、新陳代謝等諸般生命活動。

而穴道按摩則作用於自律神經，能夠幫助調整體內各個器官的運作，引導它們正常運作。除此之外，也能夠刺激掌管腦部自律神經的「下視丘」，進而促進分泌神經傳導物質，藉此讓人體穩定分泌血清素這種幫助減輕過度興奮、抑鬱等症狀的激素。

配合進行穴道與淋巴保養將獲得加乘效果

作用於淋巴的「按摩」與「伸展操」，以及作用於自律神經的「穴道按摩」純屬不同範疇。

但是配合進行兩者卻可以獲得加乘效果。穴道按摩能夠舒緩神經傳遞延遲的情形，淋巴按摩則可以促進排泄老廢物質。也就是說，透過組合穴道保養與淋巴保養的技巧，就可以進一步提高調整體況的效果，進而獲得更加美麗的身體。

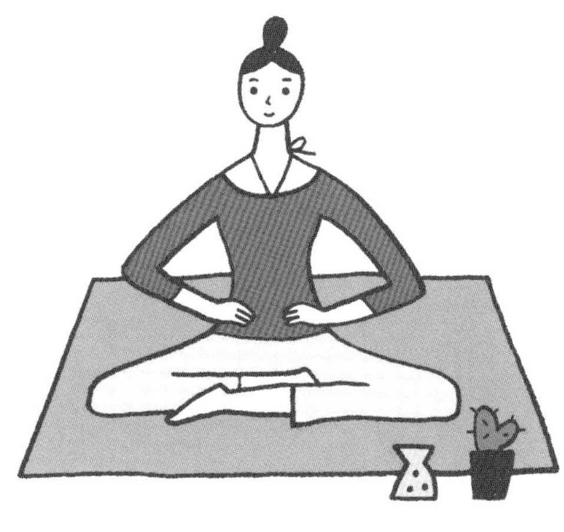

掌握自我保養的基本原則

本書所介紹的技巧皆屬於「自我保養」的範疇，而不管是淋巴按摩還是穴道按摩，掌握正確的操作方法都是重點所在。

在徒手進行穴道按摩與淋巴按摩時，要從正確「角度」對正確「位置」施以正確「壓力」，如此一來將可以令效果更佳。

在開始前先放鬆

身心處於放鬆狀態乃是進行自我保養的基本原則。之所以會這麼說，是因為當肌肉緊張僵硬，淋巴按摩與穴道按摩的效果也會隨之減半。

若是發現身體因疲倦而僵硬不堪時，則應先進行暖身運動。首先請先進行幫助舒緩全身的「淋巴按摩」，當發現血液循環順暢，且身體已經處於放鬆狀態時，則可以試著進行本書針對各種症狀所介紹的自我保養技巧。

而以令身心放鬆的觀點來看，「居家保養」可說是相當有效。畢竟再也沒有比自己家裡更令人感到放鬆的所在了。

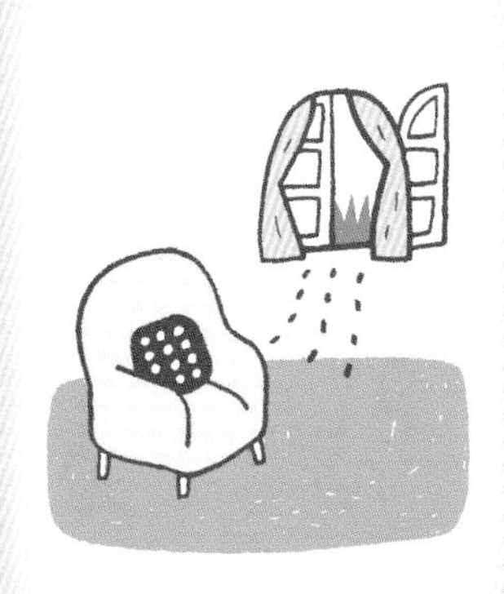

尋找穴道的正確方法

穴道位於神經匯聚處。
而神經則通過骨骼周遭，因此沿著「骨骼」即可快速找到穴道的位置。

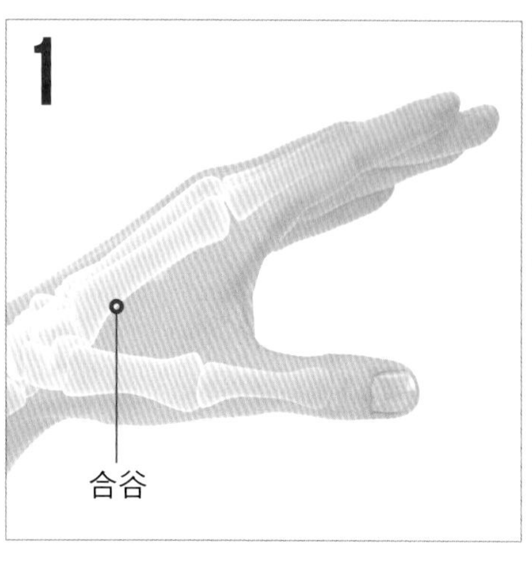

尋找做為標記的骨骼

例如當各位在尋找位於手背上的萬能穴道「合谷」時，拇指指骨與食指指骨則為標記。

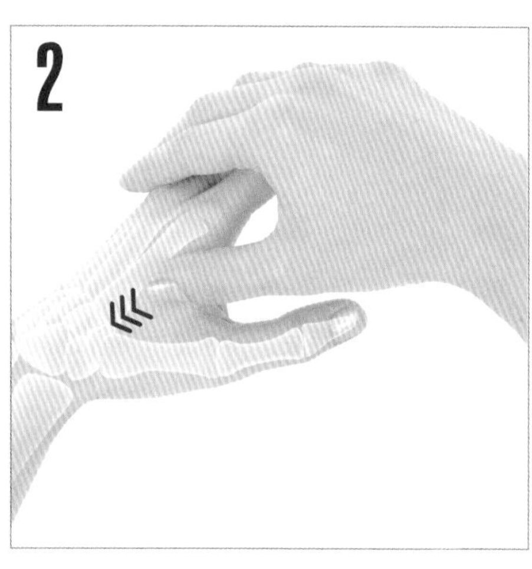

沿著骨骼尋找穴道

尋找拇指指骨與食指指骨相連結的根部。靠近食指指骨邊緣，且稍微凹窩處即為「合谷」。

重點在於「位置」與「角度」

「骨骼」是尋找穴道時的標記。「穴道」位於神經匯聚處，可說是神經的路口。由於神經大多會通過骨骼周遭，因此只要沿著骨骼，就可以找到位於神經匯聚處的穴道「位置」。

在找到穴道的位置之後，各位可以試著按壓看看。但是單純的按壓並不足夠，「按壓角度」才是重點

測量穴道位置的方法

測量穴道位置時，以自己的手指寬度為基準。

1 1指寬
以拇指寬（第一指節）為基準。

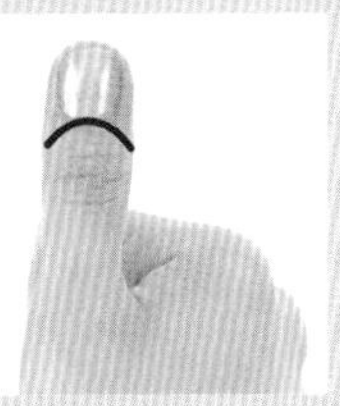

2 2指寬
以食指、中指併攏的寬度為基準。

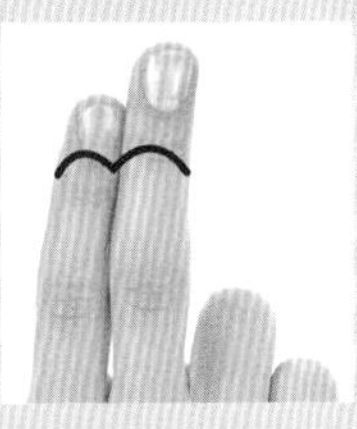

3 3指寬
以食指、中指、無名指併攏的寬度為基準。

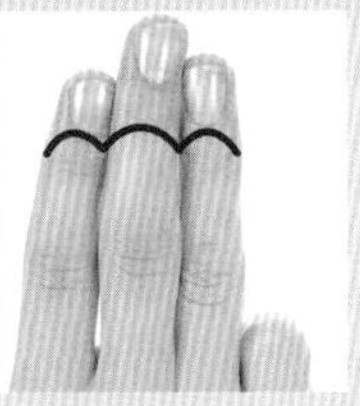

4 4指寬
以食指至小拇指併攏的寬度為基準。

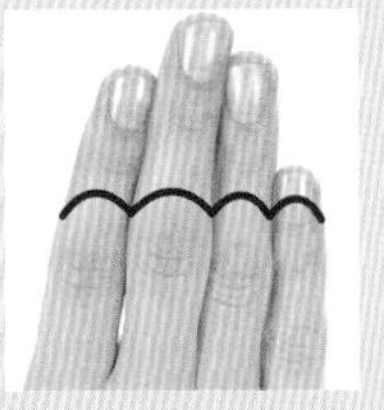

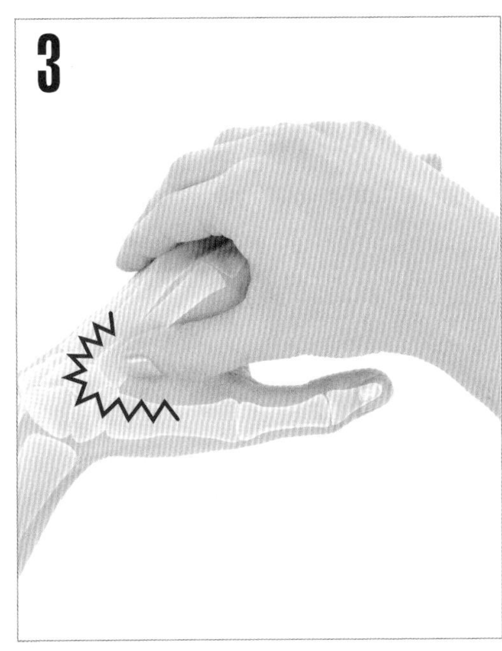

試著按壓，並找到稍感疼痛的角度

手指按壓於骨骼內側，並往上推壓。找出稍感疼痛的角度吧。

所在。

將手指抵於穴道位置上，按壓至指頭稍微陷入骨骼邊緣之後，再往上推壓。

正確的按壓角度是「舒服當中帶點痛」。

掌握穴道的正確「位置」，並以正確「角度」按壓，如此一來就可以發揮穴道的最大效果。

穴道按摩的正確方法

按壓穴道時請注意力道、次數、呼吸方法。操作上應放慢速度，如此一來效果更佳！

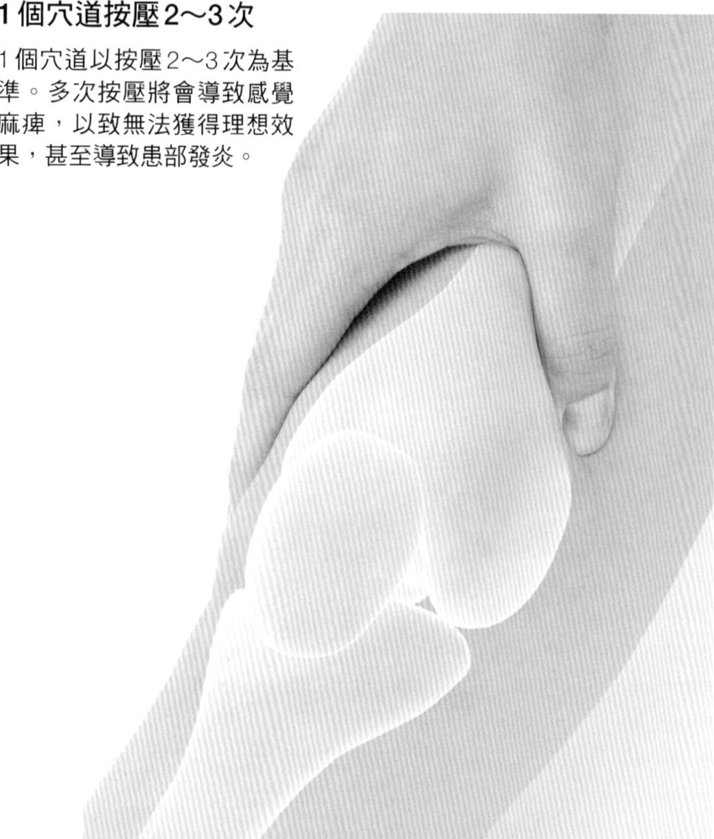

建議次數？

1個穴道按壓2～3次

1個穴道以按壓2～3次為基準。多次按壓將會導致感覺麻痺，以致無法獲得理想效果，甚至導致患部發炎。

建議力道？

按壓穴道時應根據目的改變按壓力道。

穴道按摩越用力越有效？

許多人都認為「穴道按摩越用力越有效」，但是這卻是個天大的誤會。按壓穴道時的力道以自己感到「舒適」為宜，若是認為越痛越有效而用力按壓，則會造成反效果。當肌肉緊張僵硬時，按壓的力道則無法傳遞至穴道。不僅如此，更可能令患部發炎（肌肉因大力按壓而發炎），以致症狀更加惡化。因此在進行穴道按摩時無須過於用力。

緩慢而正確地呼吸

在以穴道按摩幫助放鬆時，應以「緩慢」的速度按壓，並由1數到5，之後再以相同的速度「緩慢」地放開手指。如果按壓以及放開的速度過快，則反而會導致肌肉緊張僵硬。

而在按壓時要配合「吐氣」，放開手指時要配合「吸氣」，以上述方法呼吸能夠令效果更佳。

之所以要各位在按壓時配合吐氣，是因為如此一來能令副交感神經處於優勢地位，幫助身體放鬆、肌肉舒緩，進而令按壓的力道較為容易作用於穴道上。若是想要擺脫症狀時，則應使用「舒服當中帶點痛」的力道。兩者皆須維持5秒。

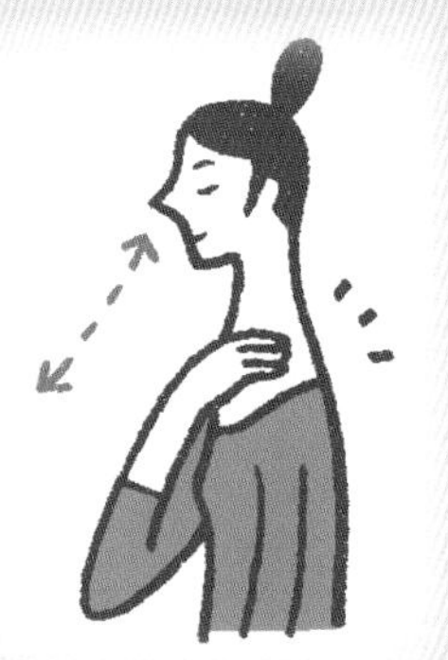

根據目的改變按壓方法

那麼按壓穴道的理想力道是多大呢？其實根據力道強弱，效果也將有所不同。

當感到疲勞或是倦怠感時，應以較輕的力道幫助放鬆，以感到舒適為宜。

當感到疼痛或是痠痛時，則應以「舒服當中帶點痛」的力道幫助擺脫症狀。

幫助放鬆

感到疲勞時以穴道按摩幫助放鬆。應以輕柔而令人感到「舒適」的力道為宜。

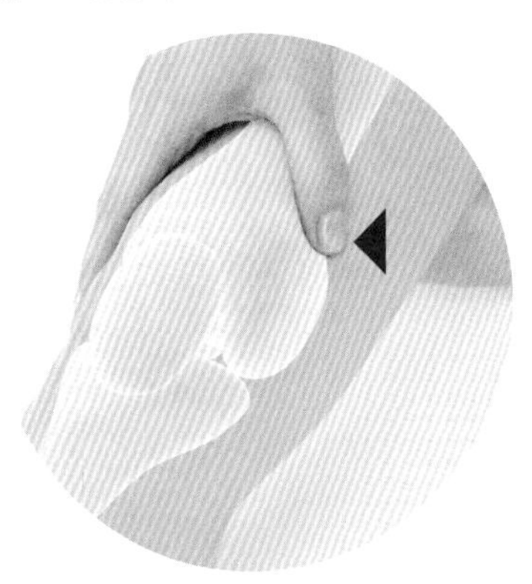

幫助舒緩症狀

感到疼痛與痠痛時以穴道按摩幫助舒緩症狀。應以令人感到「舒服當中帶點痛」的較大力道為宜。

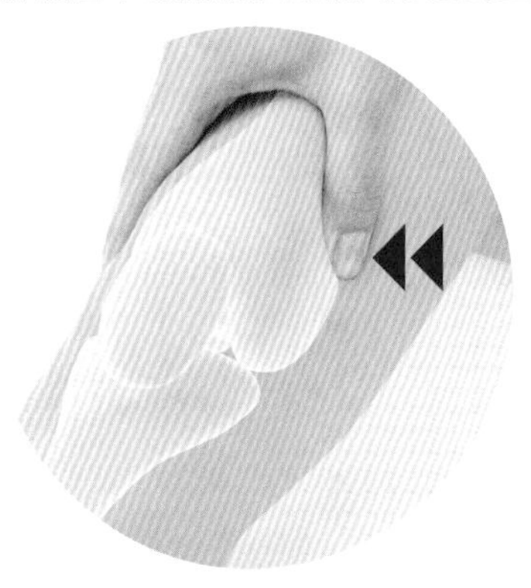

淋巴按摩的正確方法

淋巴管與從鎖骨延續至胸骨鳩尾處的左淋巴總管（胸管）相連結。進行按摩時應朝向鎖骨，並意識到淋巴流動。

淋巴按摩的基礎原則

手掌與手指的使用方法

在按摩腹部與大腿等範圍較大的時，應使用手掌與整根手指，畫大圓狀按摩。

在按摩手臂與小腿等部位時，則以手部包覆該部位，朝外側呈螺旋狀按摩。

而在按摩臉部、頸部、鎖骨、溝槽、凹窩處等範圍較窄的部位時，應以2～4支手指併攏進行按摩。畫圓狀按摩也相當有效。

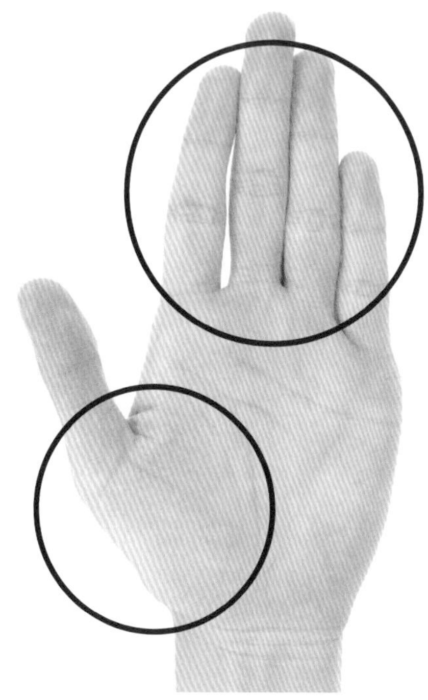

使用輕柔的力道

微淋管相當纖細，因此在按摩時應維持輕柔的力道。

壓力約為2mm

給予微淋管刺激，以皮膚下陷約2mm的壓力為宜。

透過按摩與伸展操促進淋巴流動

淋巴液循環於體內淋巴管當中，淋巴液通過主要的淋巴結進入位於體內深處的淋巴總管（胸管），最後在透過脖子根部（頸部靜脈夾角）匯流至靜脈，並返抵心臟。

而按摩、伸展操等保養方法的目的則是促進淋巴流動。在進行上述保養時，各位應意識到全身淋巴流動的路徑，促進停滯、功能低落部位的淋巴流動，進而令淋巴最後

暖身的方法

「鎖骨淋巴」是淋巴液的匯聚處

全身的淋巴液皆匯聚於「鎖骨淋巴」。而淋巴液會從該處匯聚至靜脈，最後再返抵心臟。

保養前務必按摩「鎖骨淋巴」

以兩指抵於鎖骨的凹窩處，按摩摩擦鎖骨內側。左右比照辦理。

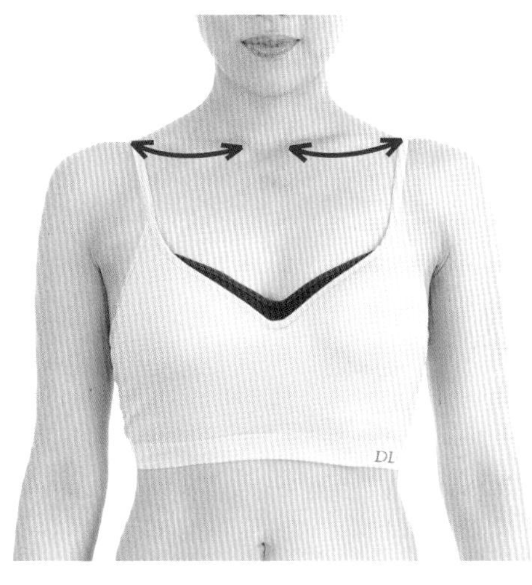

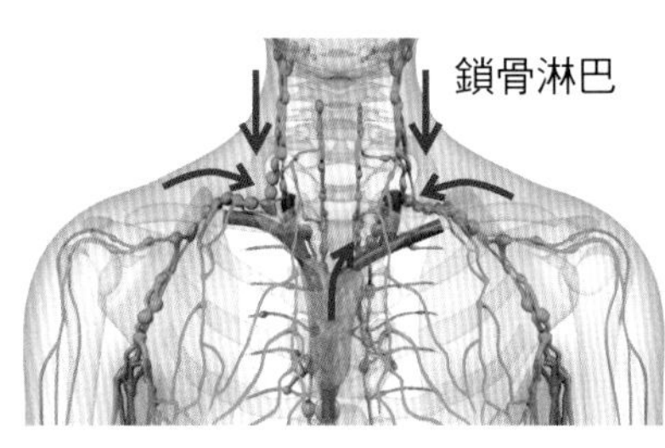

能順利返抵心臟。

進行按摩時應意識到淋巴流動

根據身體部位不同，淋巴的流動也有所差異，因此各位應該要掌握自己想要保養的位置的淋巴流動。當各位想要消除小腿水腫的症狀時，如果做為引流處的大腿根部淋巴流動滯塞，那麼即便一股腦兒地按摩小腿，也無法令淋巴液順暢流動。首先各位應先改善引流處的淋巴液流動。

一開始先促進鎖骨淋巴的流動吧

循環於體內各處的淋巴液最後會匯聚於左淋巴總管（胸管），該處可說是特別重要。胸管一路從胸骨鳩尾延伸至鎖骨。而匯聚於胸管當中的淋巴液則會進入位於左鎖骨下方的靜脈，最後再返抵心臟。若是能先促進「鎖骨淋巴」的流動，藉此強化其吸取全身淋巴液的力道，就可以進一步提升按摩與伸展操的效果。其中又以鎖骨左側特別重要，因為鎖骨左側是負責排出全身淋巴的部位。

開始自我保養之前應該多加留意的事

本書乃是根據我的經驗，向各位介紹面對不同症狀時進行淋巴按摩、穴道按摩的方法。而在自我保養的過程當中，則有幾處注意事項。

- 進行按摩前先清潔身體與手部。
- 於按摩過程中與結束後補充水分。
- 避免在體況過差、生病、受傷、劇烈疲勞等情形進行。
- 避免在酒後進行。

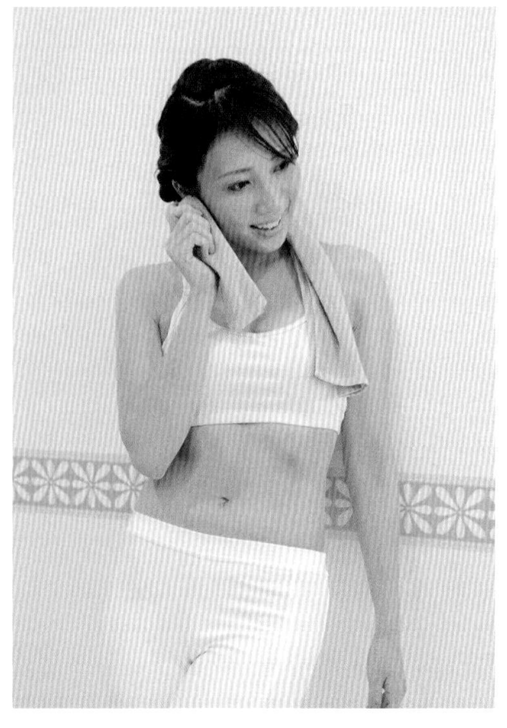

- 皮膚有傷口、濕疹等異常時，應避免觸碰患部，或是直接中止。
- 按摩過程並未感到舒適時，或是並未有改善傾向者，則應接受專家諮詢。

各位不用將自我保養想得太難，不管是淋巴按摩還是穴道按摩，只要身體在過程當中感到「舒適」，就代表身體想要接受該保養。但是身體其實也知道，當自己的體況過差時，就不會有想要接受保養的欲望了。

而若是在保養過程中感到「舒適」、「體況逐漸恢復」，則代表自我保養的方法正確。希望各位能夠仔細聆聽身體的聲音，此乃更為正確進行自我保養的訣竅所在。

Chapter 3

擺脫疲勞與身體不適！

疲勞與倦怠乃是身體發出的求救警訊。
為了避免症狀繼續惡化，演變為疼痛或是疾病，
希望各位能夠透過本書所介紹的保養項目，
藉此讓身體朝向「健康」發展。

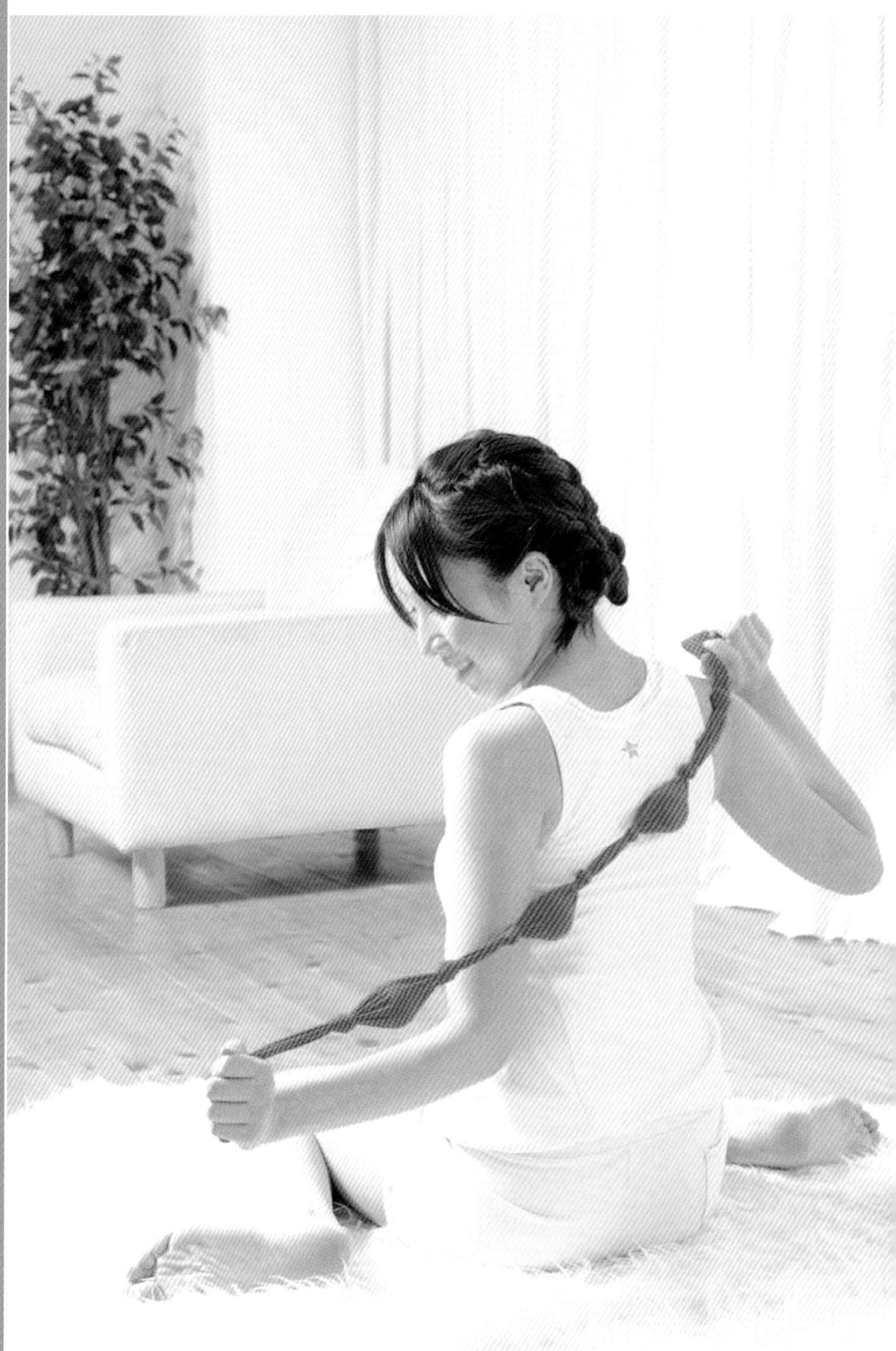

全身倦怠

穴道

天樞

此穴道位於自律神經匯聚的太陽神經叢。除了能幫助整頓腸道活動，也能夠令自律神經的運作活躍。

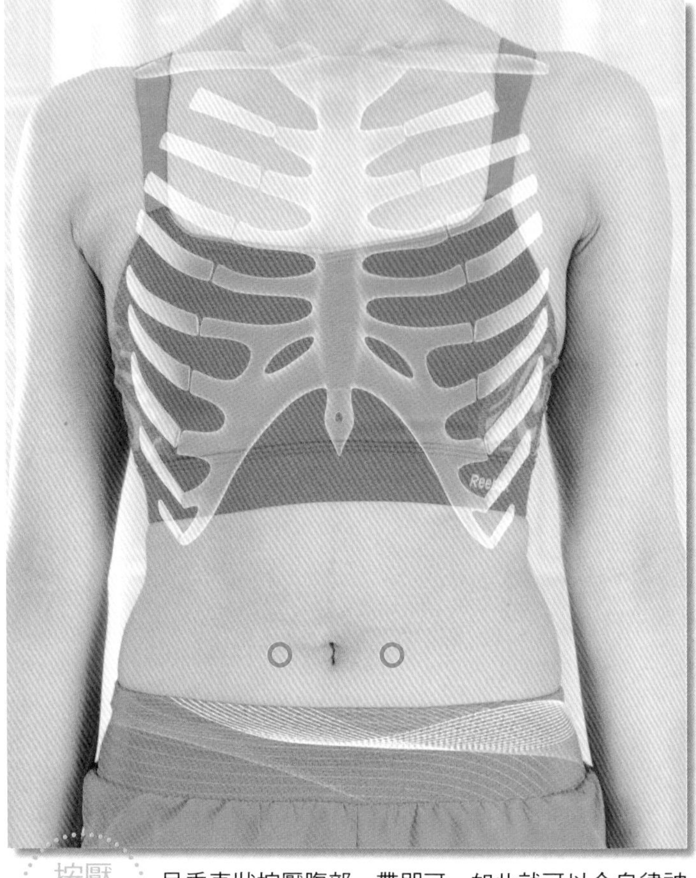

按壓 3～5次 呈垂直狀按壓腹部一帶即可。如此就可以令自律神經處於穩定。

尋找穴道的方法

以肚臍為中心，食指抵於肚臍上，朝向左右算去3指寬處即為天樞。

穴道按摩的訣竅

中指指腹抵於穴道位置，再緩緩朝向身體中心按壓。請同時使用雙手按壓左右兩側的天樞穴。

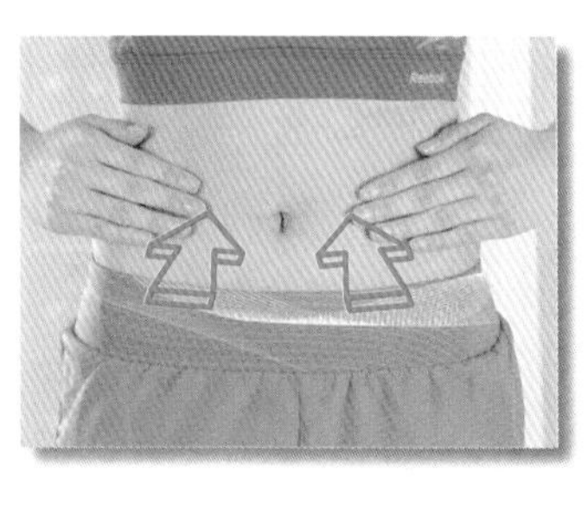

促進淋巴流動，藉此令身體神清氣爽

當感到全身倦怠時，建議各位可以按壓天樞這個穴道。

天樞位於腹部的太陽神經叢附近，作用於自律神經，因此能夠提振精神，讓身心都感到活力泉湧。

腹部除了有自律神經之外，同時也是微淋管的匯聚處。特別是下身的微淋管會從腳尖一路流動至膝蓋、大腿、腰部，最後再匯聚於腹部，因此腹部可說是一個相當重要的部位。

各位是否感到身體倦怠，

淋巴按摩

腹部淋巴按摩

按摩的訣竅

腸道內存在有大量微淋管與淋巴結，特別是腹部匯聚有來自下腹內臟的淋巴液，可說是相當重要的部位。而在按摩時則應以手部緊貼腹部，並施以輕微壓力。

左右
各20次

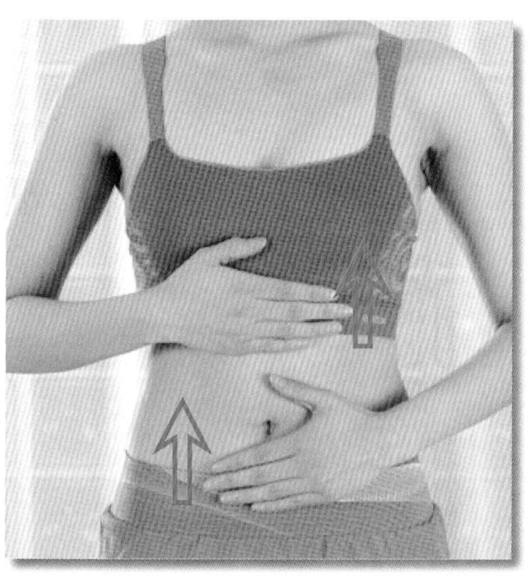

1 手掌放置於肚臍處，輕輕地由下往上按摩。

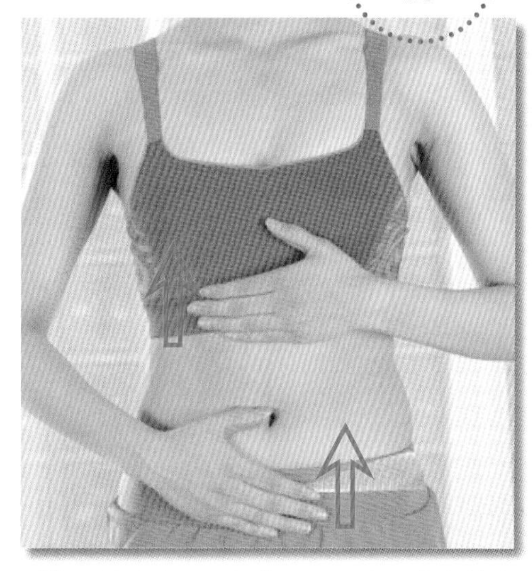

2 按摩時須通過「天樞」。由下往上筆直朝向胸腺按摩。

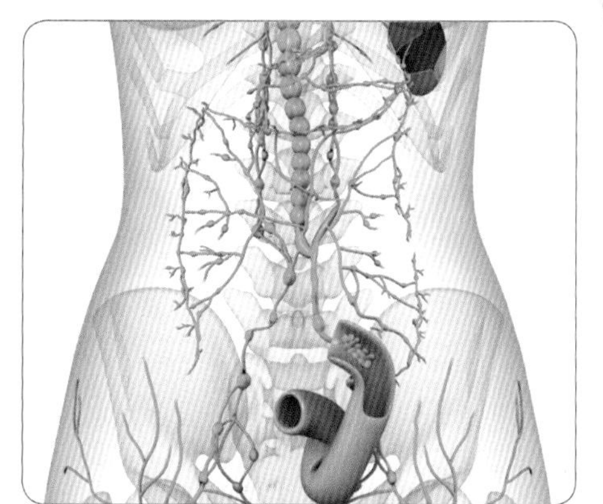

腹部淋巴　淋巴遍布於腹部周遭，而內臟當中也有微淋管。

特別是腰部以下有沉重感，令人不想活動身體呢？

這就代表此時出現了淋巴流動停滯的情形了。各位可以透過「腹部淋巴按摩」促進下身的淋巴流動，藉此令全身神清氣爽。

肩膀痠痛

淋巴按摩

伸展肩膀淋巴

按摩的訣竅

緊縮肩膀，再用力放下。之後旋轉肩膀。這就是能夠幫助舒緩肩膀周遭淋巴與肌肉痠痛的伸展操。

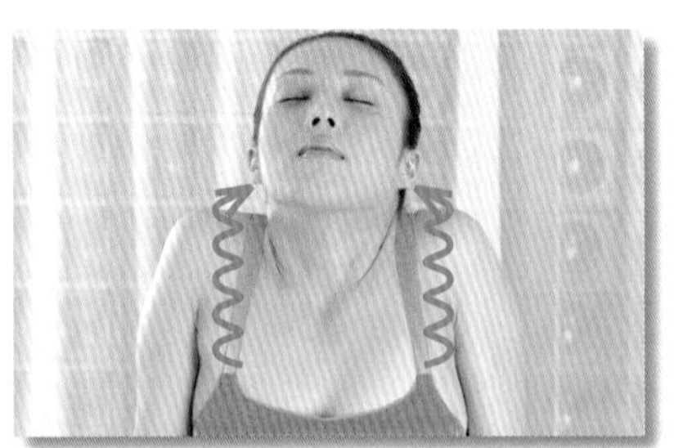

1 坐在椅子上，緊縮肩膀，並維持該姿勢5秒。

左右各5次

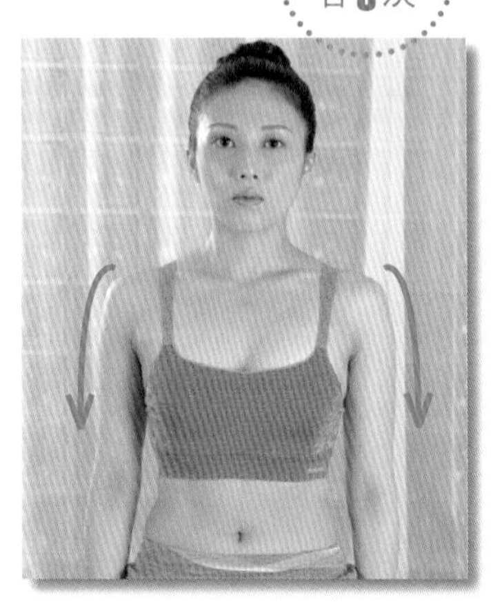

2 將緊縮的肩膀用力放下，感覺就像是在放鬆緊縮的肩膀。以1～2的動作為1組，重複進行5次。

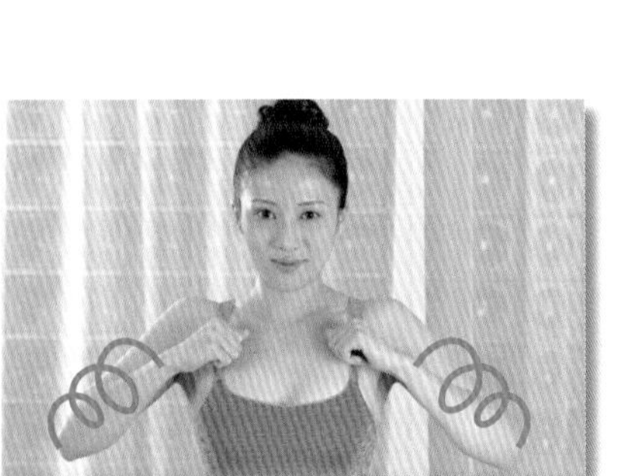

3 手臂打彎，旋轉肩膀。向前旋轉5圈，向後旋轉5圈。

肩膀是淋巴液匯聚的重要部位

辦公室工作者等職業長期維持相同姿勢，因此會導致肩膀痠痛，當事人此時會感到肩膀正上方的斜方肌緊張、僵硬。

建議此時可以透過「肩膀淋巴伸展操」，藉此舒緩肩膀肌肉的緊張狀態，並促進淋巴流動。肩膀周遭是匯聚有流往心臟之動脈、靜脈，以及淋巴的區域。由於匯聚有來自全身的淋巴，因此設法舒緩此部位一事可說相當

穴道

肩井

此穴道位於自律神經匯聚的太陽神經叢。除了能幫助整頓腸道活動，也能夠令自律神經的運作活躍。

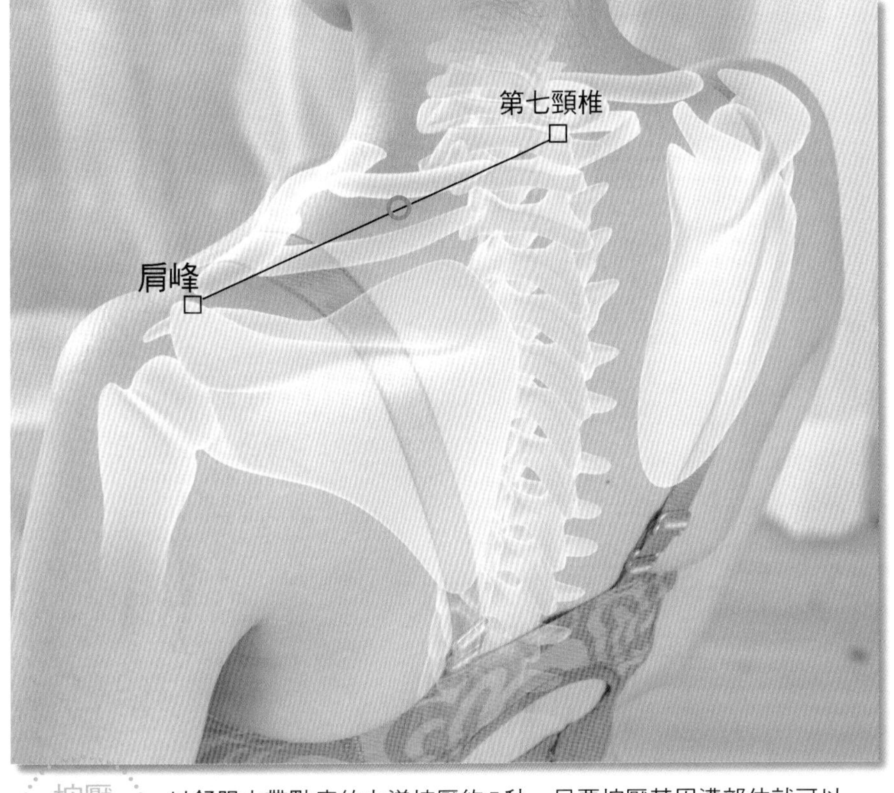

按壓 3～5次　以舒服中帶點痛的力道按壓約5秒。只要按壓其周遭部位就可以獲得放鬆效果。

尋找穴道的方法

第七頸椎（頭部前傾會突出的骨骼）與肩膀前端的「肩峰」連成一條直線，而肩井就位於該連線上的正中間。此外手掌自然放置於相反側的肩膀上時，中指位置即為肩井。

穴道按摩的訣竅

中指抵於穴道位置，與皮膚呈垂直狀按壓穴道。邊按壓邊左右活動頸部會讓效果更佳。

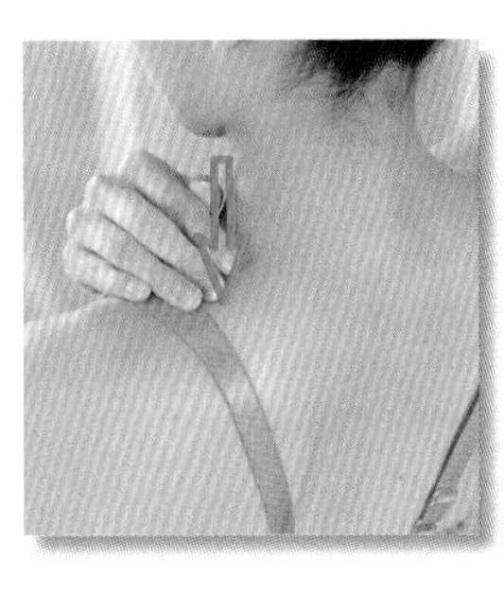

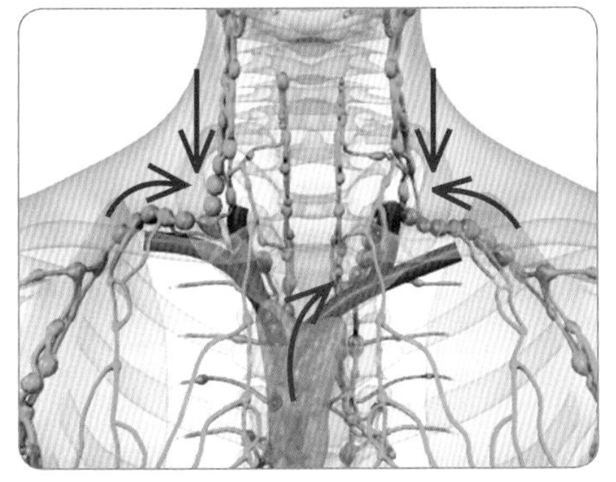

鎖骨淋巴　「鎖骨淋巴」匯聚有全身的淋巴液，是全身上下最為重要的一處淋巴。

重要。而在舒緩肩膀肌肉的同時，也順便促進「鎖骨淋巴」的流動吧。

在進行肩膀淋巴伸展操，並舒緩肌肉之後，就可以按壓肩井，藉此讓穴道按摩的效果倍增。「肩井」是一個能夠直接給予肩膀刺激，進而舒緩痠痛的穴道，且相當容易尋找與按壓。

頸部痠痛

淋巴按摩

前後活動頸部淋巴

按摩的訣竅

前後活動頸部，藉此促進淋巴流動。緩慢活動頸部，藉此舒緩頸部痠痛。

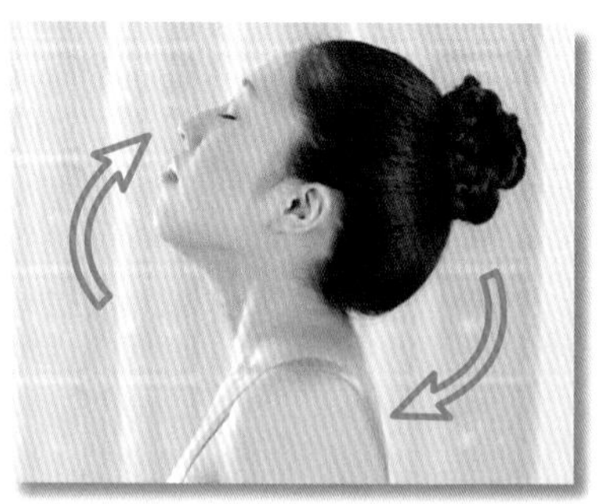

1 緩緩地向後仰頭。要感受到後頸肌肉緊縮。

左右各3次

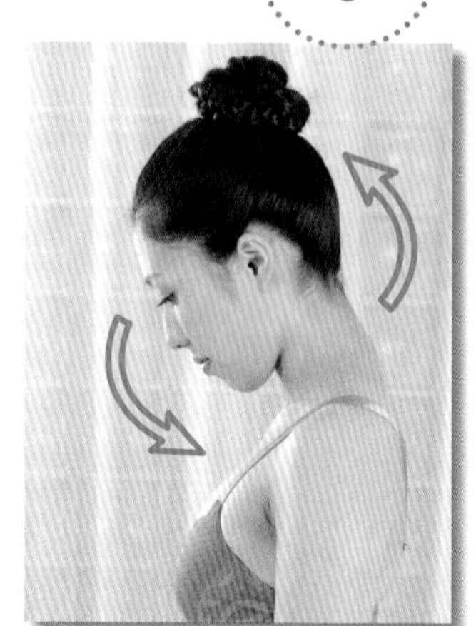

2 接下來緩緩地伸展後頸肌肉。

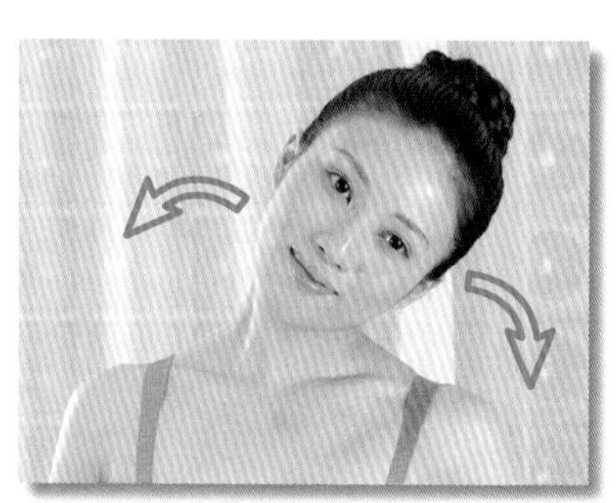

3 緩緩地左右活動頸部。各進行3次，以伸展頸部左右的肌肉。

同時也作用於肌肉、血管的淋巴伸展操

成年男性的頭部重量約為4～5公斤，女性則為3～4公斤。頸部支撐了如此沉重的重量，因此與肩膀相同都容易出現痠痛症狀。建議各位可以先透過「頸部淋巴伸展操」舒緩肌肉、血管、淋巴後，再進行穴道按摩。

頸部淋巴結周遭匯聚有來自頭部、臉部的淋巴。若是能同時配合「鎖骨淋巴按摩」（47頁）一起進行，就能夠讓淋巴流動變得更加活

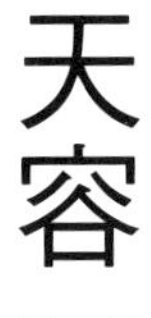

天容

此穴道能幫助穩定紊亂的自律神經，並放鬆情緒。此外也具有消除壓力的效果。

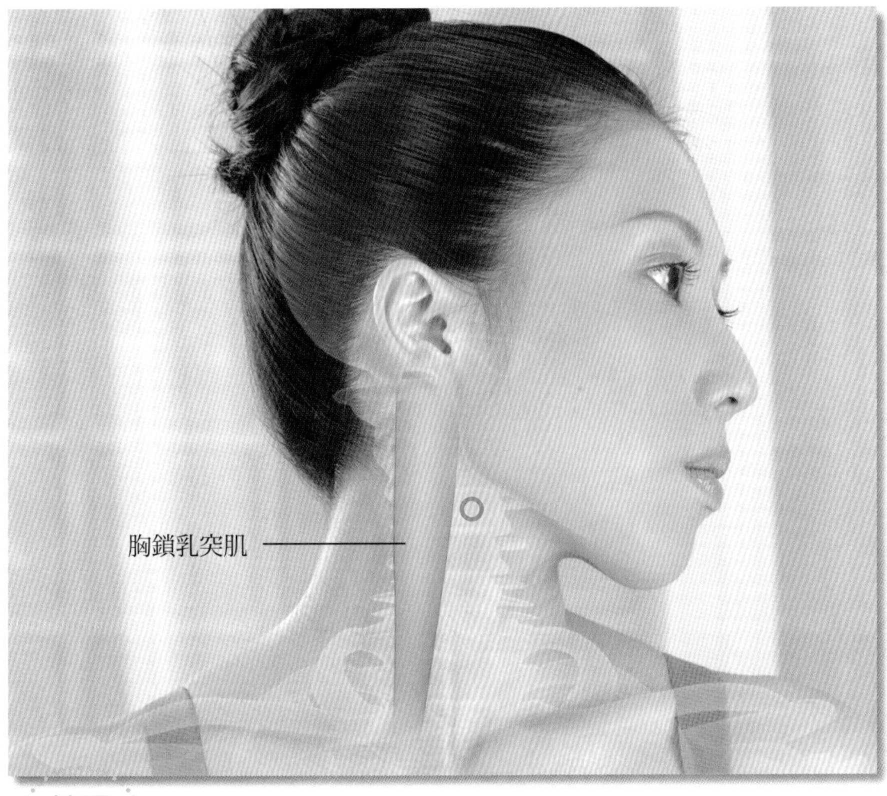

按壓 3～5次

頸部無法完全轉動至兩側時，即代表該穴道的周遭肌肉痠痛僵硬。若是疼痛較為劇烈，則以手部摩擦穴道周遭即可。

尋找穴道的方法

耳下至頸部連結有一條粗大肌肉（胸鎖乳突肌），此穴道即位於其前緣。只要向兩側轉動頸部，胸鎖乳突肌即會凸起，因此相當容易尋找。

穴道按摩的訣竅

中指抵於凹窩處，由後朝前推壓。左右比照辦理。

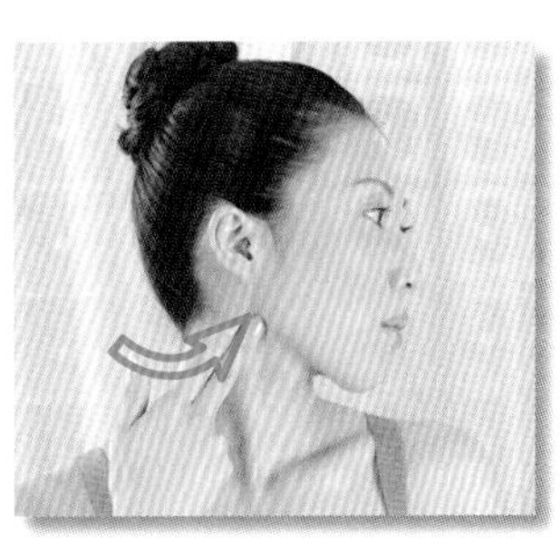

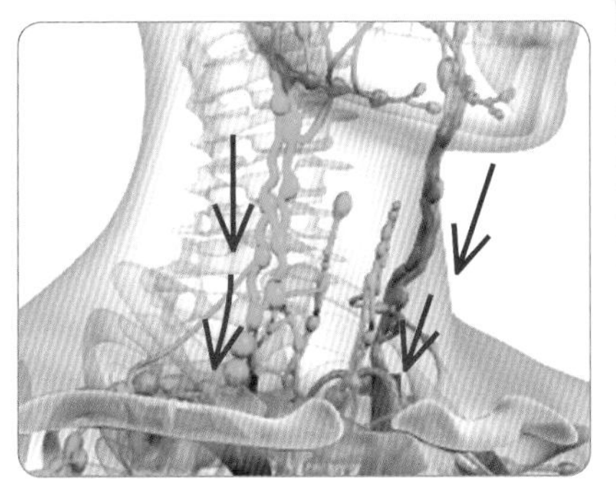

頸部淋巴　右側與左側各有一條淋巴總管，並匯入鎖骨下靜脈。

躍。

天容是一處作用於自律神經的穴道，具有安神效果。養成按壓此穴道的習慣，即可幫助預防肩頸痠痛。

腳部水腫

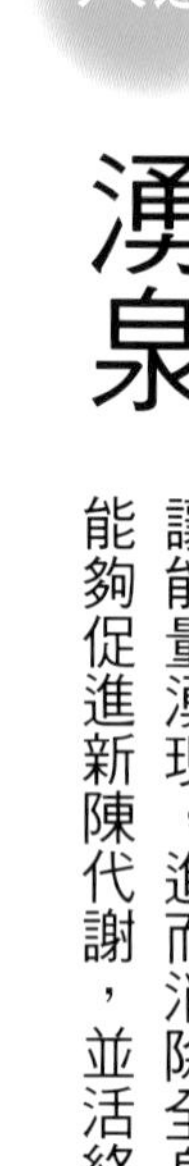

穴道

湧泉

讓能量湧現，進而消除全身疲勞的穴道。能夠促進新陳代謝，並活絡血液循環。

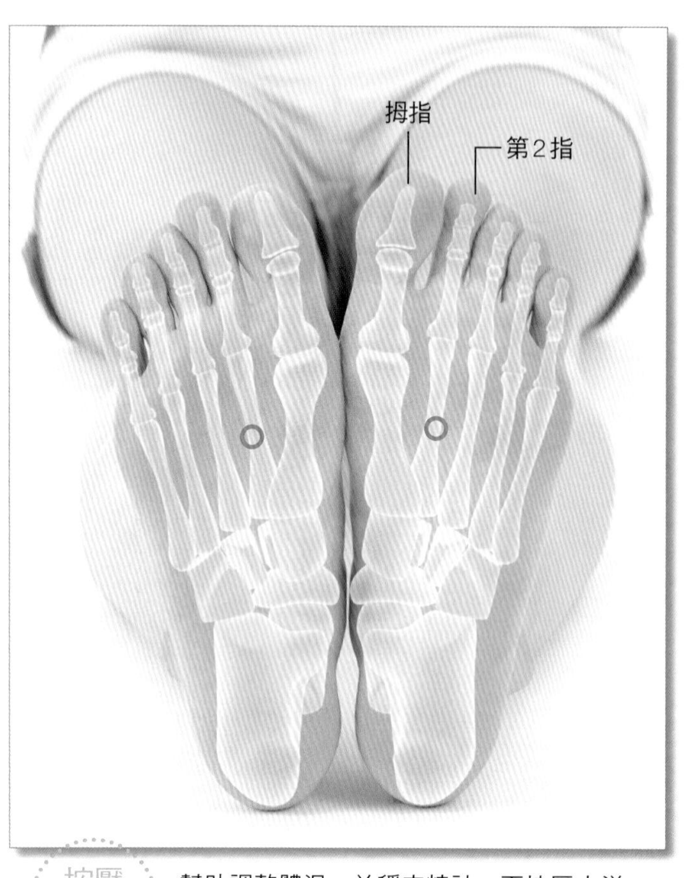

按壓 3～5次

幫助調整體況，並穩定精神。而按壓穴道周遭的穴道也頗具效果。

尋找穴道的方法

沿著腳部第2趾的趾骨向腳踵方向摸去，稍顯凹窩處即為穴道。

穴道按摩的訣竅

以拇指指腹抵於穴道，從凹窩處邊緣朝向腳尖方向往上推壓。左右比照辦理。

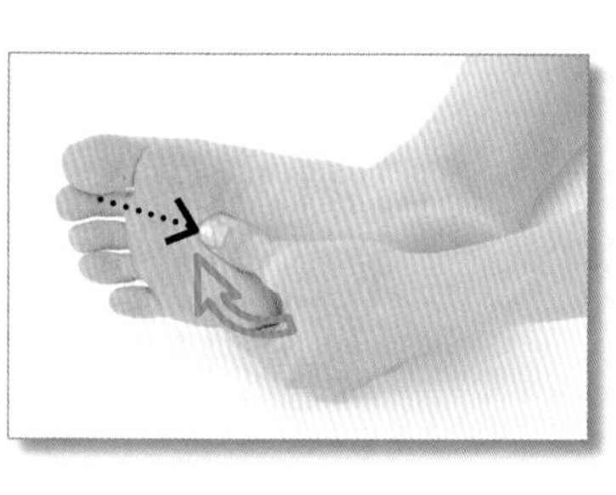

消除蓄積於皮下的多餘水分

靜脈與淋巴管會吸收體內的老廢水分，並以汗水或尿液的形式排出體外。而水腫則是血液與淋巴液流動滯塞，讓靜脈與淋巴管無法回收多餘水分，以致其蓄積於皮下的狀態。而小腿又是全身最容易水腫的部位。

當各位因為長時間站立而導致腳部水腫時，就按按自己的湧泉吧。這是一處位於

淋巴按摩

按摩腳踝至小腿

按摩的訣竅

「膝後窩淋巴結」位於膝蓋內側。淋巴液由下而上，從腳踝流動至小腿，再流往此淋巴結。當各位有腳部水腫的情形時，即便是隔著衣物按摩也可以感到神清氣爽。

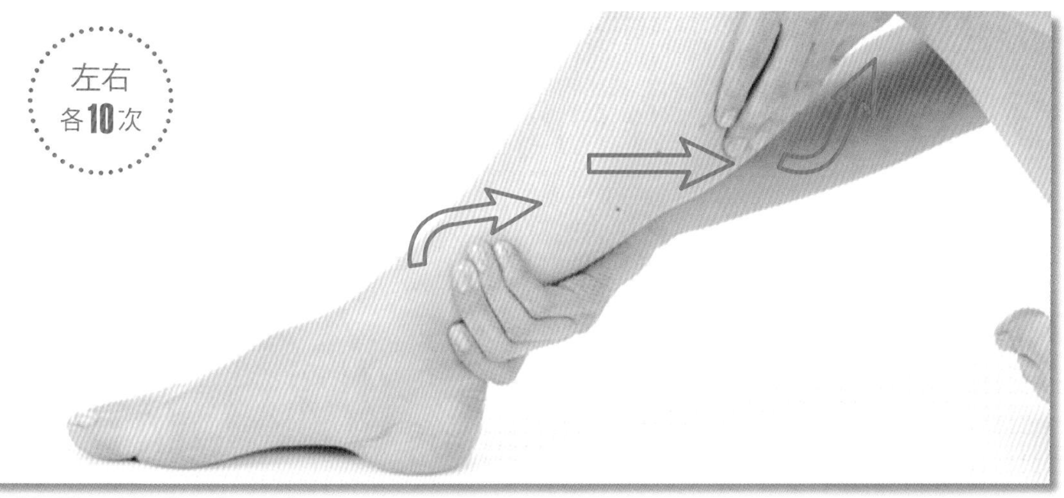

左右各10次

按摩腳踝至小腿的肌肉。以輕柔力道推壓，避免用力過大。

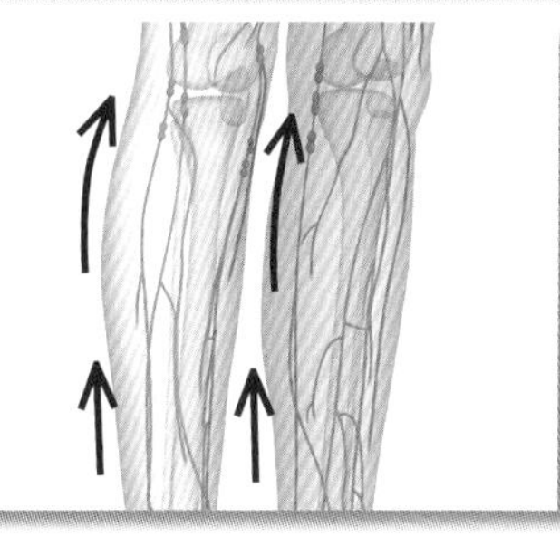

膝蓋內側淋巴

「膝後窩淋巴結」位於膝蓋內側，按摩此處時感覺就像是幫助淋巴液流往此處。

淋巴穴道小事典

選購鞋子的方法

鞋子也是造成腳部水腫的原因之一。有人說「腳是人類的第二顆心臟」，而腳踝活動的確也對淋巴產生了幫浦功能。建議各位選購方便腳踝活動，鞋底較為柔軟的鞋款。

腳底板的「萬能穴道」，能夠幫助促進水分代謝與血液循環，進而消除疲勞與倦怠。除此之外，按壓「水分」、「三陰交」、「足三里」等穴道也頗為有效。

「腳部淋巴按摩」也能夠幫助有效消除水腫。依序從腳踝按摩至小腿，再按摩至大腿，即可促進淋巴流動，並擺脫水腫。

腰部倦怠

淋巴按摩

舒緩腰部肌肉

按摩的訣竅

重複將腰部內縮至極限，再向前伸展，這是一套淋巴伸展操。如此一來即可促進腹部周遭的淋巴循環，並減輕倦怠感。

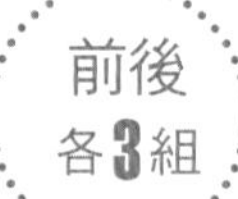

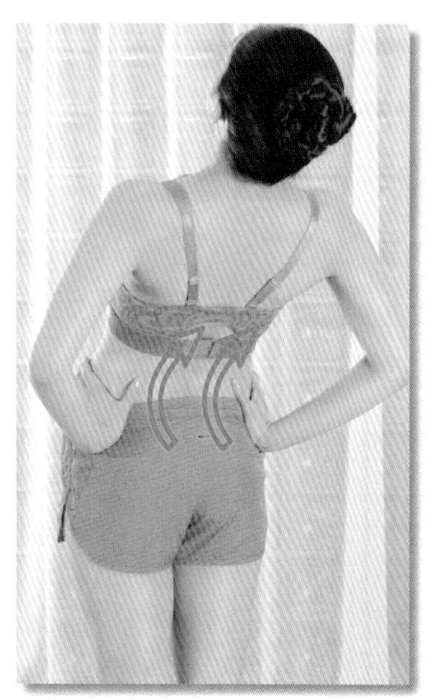

1 手扶腰，腰部內縮，肚臍前凸，過程中需意識到腰部肌肉。

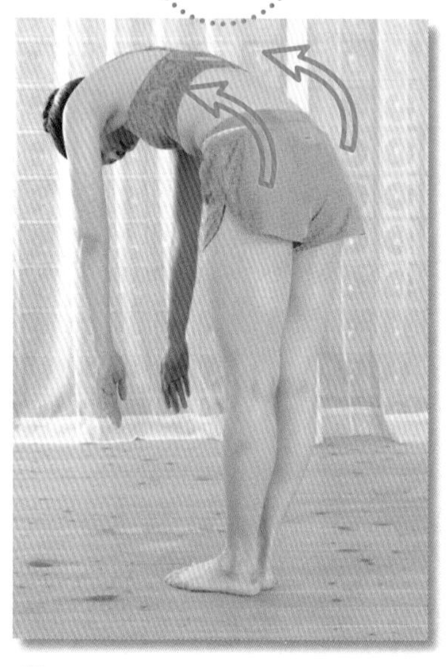

2 雙手自然下垂，體前彎以感覺到腰部肌肉伸展至極限。之後輕鬆甩動手部。

背部與腰部皆有淋巴存在

背部、臀部、大腿內側、小腿等處肌肉僵硬，這也是導致我們感覺腰部倦怠沉重的原因之一。

因此在進行穴道按摩之前，各位應先進行「腰部淋巴伸展操」。透過伸縮腰部至背部的肌肉，將可以促進淋巴流動與血液循環，進而減輕倦怠感。於此同時，也能夠幫助矯正骨盆歪斜的情形。

當腰部與背部變得較為柔

穴道

志室

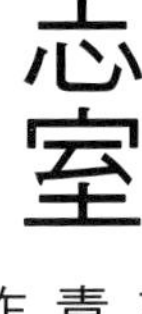

志室，顧名思義即為意志的房間，是負責儲存精氣的所在。能夠促進腎臟運作，並減輕慢性疲勞。

腰線

按壓 3～5次

對腰痛頗為有效，可說是特效穴道。按壓其周遭也能夠幫助預防腰痛。

尋找穴道的方法

位於腰線上，離脊椎骨 4 指寬處。

穴道按摩的訣竅

拇指指腹抵於穴道，朝向身體中心按壓。腰部內縮能夠方便出力。

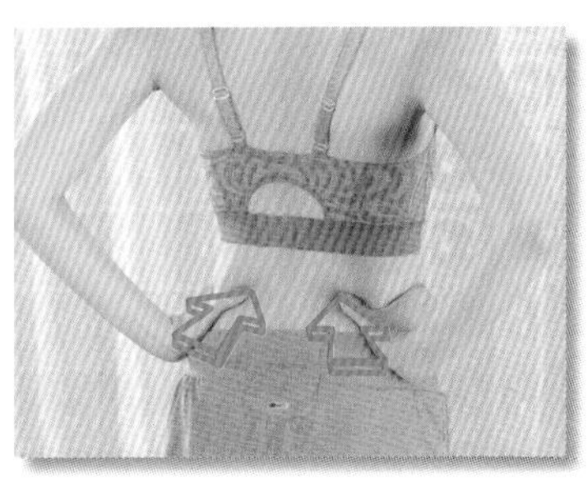

軟之後，就開始按壓志室吧。這是一處能夠活化腎臟運作的穴道，也能夠有效舒緩肩膀痠痛、經痛等症狀。

此外也可以使用蓮蓬頭水柱或是吹風機的熱風、暖暖包溫熱穴道周遭。

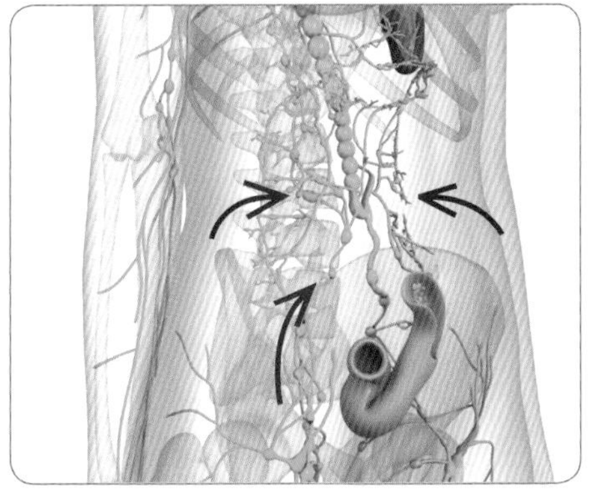

腰部淋巴　存在有腰部淋巴結，匯聚有來自腹腔內臟器的淋巴液。

頭部疲勞

穴道

太陽

掌握按摩「太陽」穴的方法與角度之後，將得到令人精神一振的清爽感受。

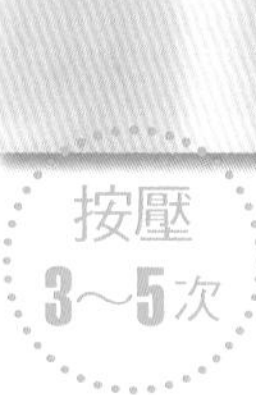

掌握按摩「太陽」穴的方法與角度之後，將得到令人精神一振的清爽感受。

尋找穴道的方法

鬢骨稍微接近眼尾處的凹窩處即為太陽穴。手指沿著鬢骨朝眼尾方向滑動即可找到此穴道。

穴道按摩的訣竅

中指指腹抵於穴道上，朝向眉間按壓，就像是逐漸力道傳遞至穴道當中般。左右同時進行。

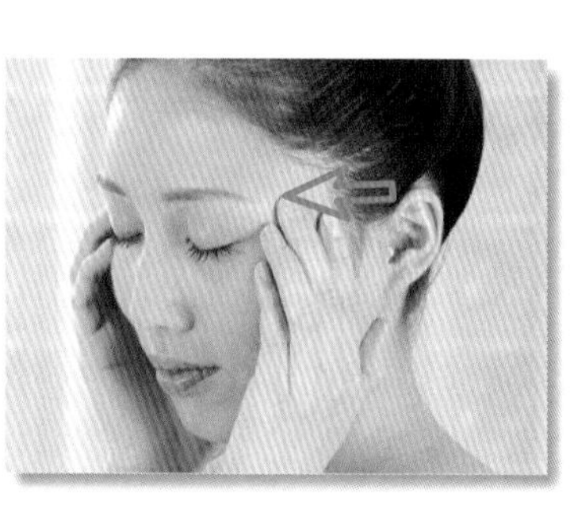

促進頭部與頸部的血液循環，消除腦部疲勞

所謂「頭部疲勞」，乃是因為用腦過度、壓力累積所導致。也可稱做是精神層面的疲勞。而穴道按摩能夠作用於自律神經，因此能夠有效舒緩此種神經系統的疲勞。

太陽是能夠幫助有效舒緩眼睛疲勞與諸般頭部問題的穴道，諸如因腦部疲勞所引發的眼睛疲勞，以及頭部倦怠感等。

淋巴按摩

舒緩頸部肌肉

按摩的訣竅

按摩匯聚有通過頭部之淋巴管的「頸部淋巴」。進而促進匯聚於後腦杓之淋巴的流動，並舒緩神經疲勞。

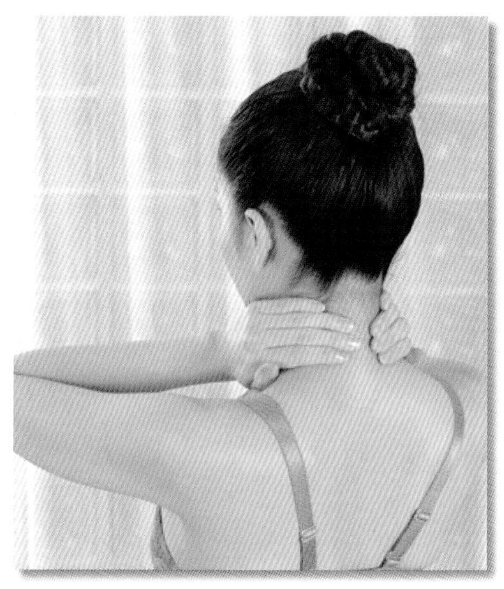

1 雙手放置於後頸，由後向前按摩。

10次

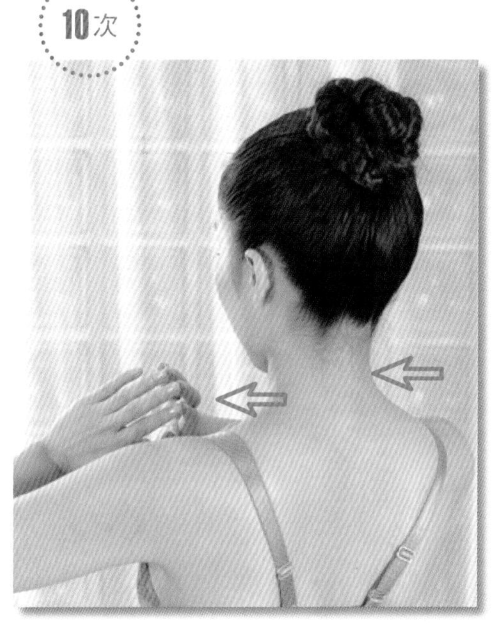

2 按摩至前頸之後，手部繼續往前移動，離開頸部。

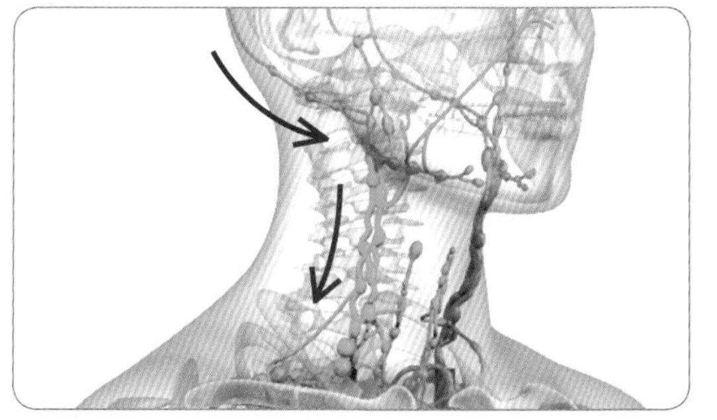

後頸淋巴　頸椎區域的頸部淋巴結、耳下腺淋巴結等淋巴組織皆位於後頸。而頸部深層則存在有從咽喉、喉頭、氣管等處排出的淋巴管。

而淋巴管也通過頭部。若是能透過「頸部淋巴按摩」促進頭部與頸部的淋巴流動，就可以活絡血液循環，讓人感到神清氣爽。

各位也可以配合活用香氛療法這種直接作用於自律神經的保養技巧，藉此完全消除頭部疲勞。

眼睛疲勞

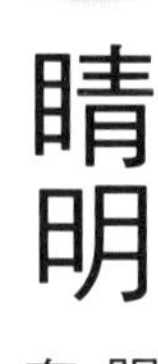

睛明

「睛明」的睛代表眼睛，整個穴道就代表眼睛能夠明白地看清事物。此穴道能夠有效舒緩眼睛疲勞、視線模糊、充血、痙攣等諸般眼睛問題。

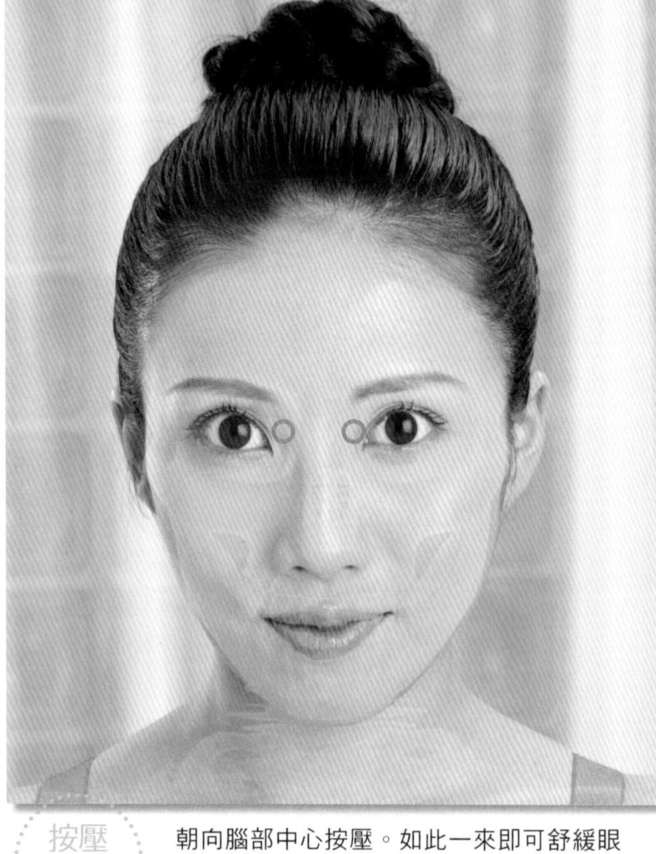

按壓 3～5次　朝向腦部中心按壓。如此一來即可舒緩眼睛周遭的肌肉，令視線清晰。

尋找穴道的方法

位於眼頭偏上，靠近鼻子處。

穴道按摩的訣竅

拇指抵於穴道，左右同時按壓。以姆指抵於凹窩處深處，並向上推壓吧。

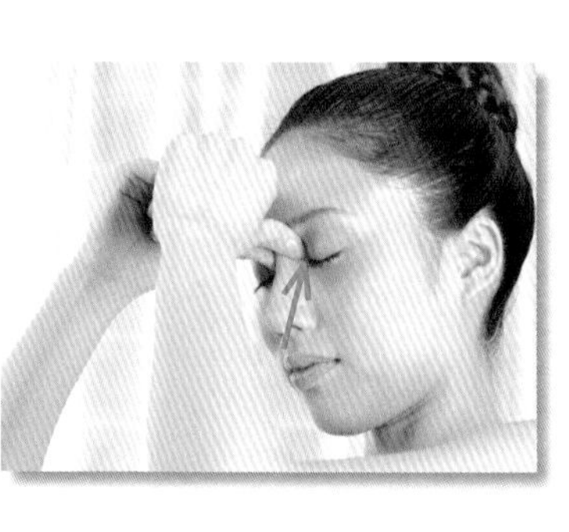

促進頭部與頸部的血液循環，消除腦部疲勞

越來越多人因為埋首於電腦、智慧型手機而出現眼睛疲勞（酸澀）的症狀。而腦部與神經疲勞乃是導致眼睛疲勞的主要原因。而眼睛疲勞有時也會伴隨有肩頸痠痛、頭痛等症狀，因此當發現自己出現眼睛疲勞時，應立即予以保養。

睛明是一處對眼睛有益的穴道。由於其位於眼頭，因

淋巴按摩

手掌抵於眼球處，並轉動眼球

按摩的訣竅

幫助舒緩負責讓眼球轉動的眼睛周遭肌肉。頭部的微淋管匯聚於耳後至頸部，而舒緩頸部肌肉能夠幫助促進頭部淋巴的流動。

左右
各10次

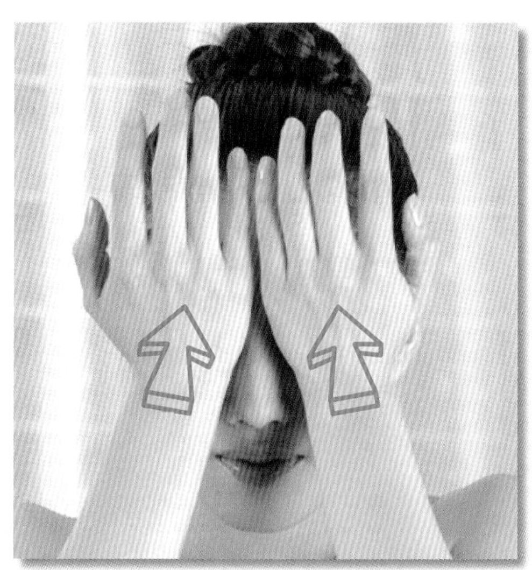

1 手掌抵於眼球，用力按壓約10秒。

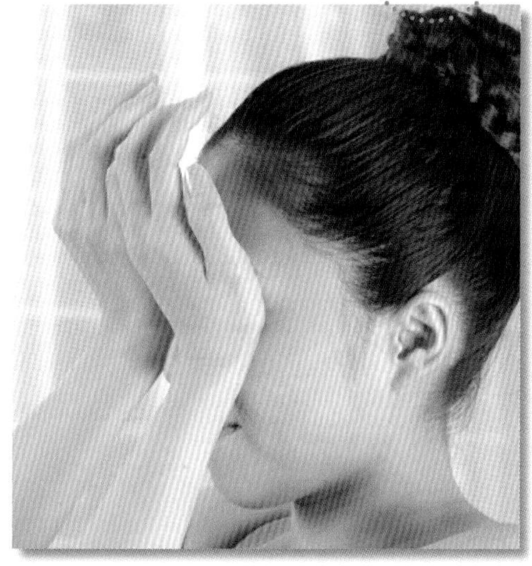

2 手掌維持按壓，同時轉動眼球。請注意，此時只可以轉動眼球，不可以動手。

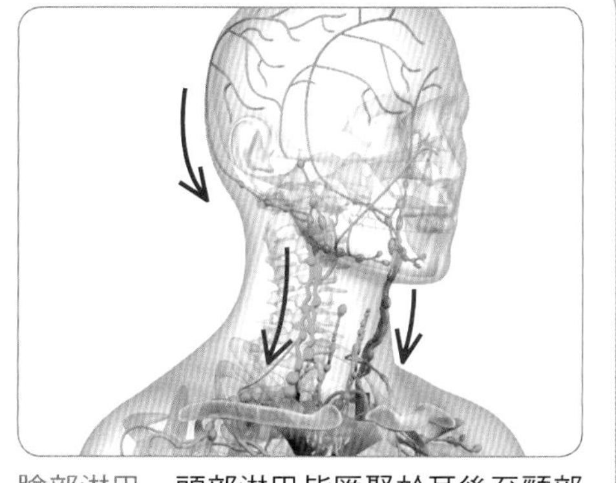

臉部淋巴　頭部淋巴皆匯聚於耳後至頸部的淋巴管，再集中至鎖骨下靜脈。

此有時候我們也會無意識地按壓到這處穴道。手指按壓至陷入凹窩處深處即可令效果倍增。

而眼睛周遭匯聚有許多小肌肉。

若是能透過「眼球淋巴按摩」舒緩眼睛周遭的肌肉，就能以減少諸般眼睛問題，同時促進頭部淋巴的流動。

便祕與腹瀉

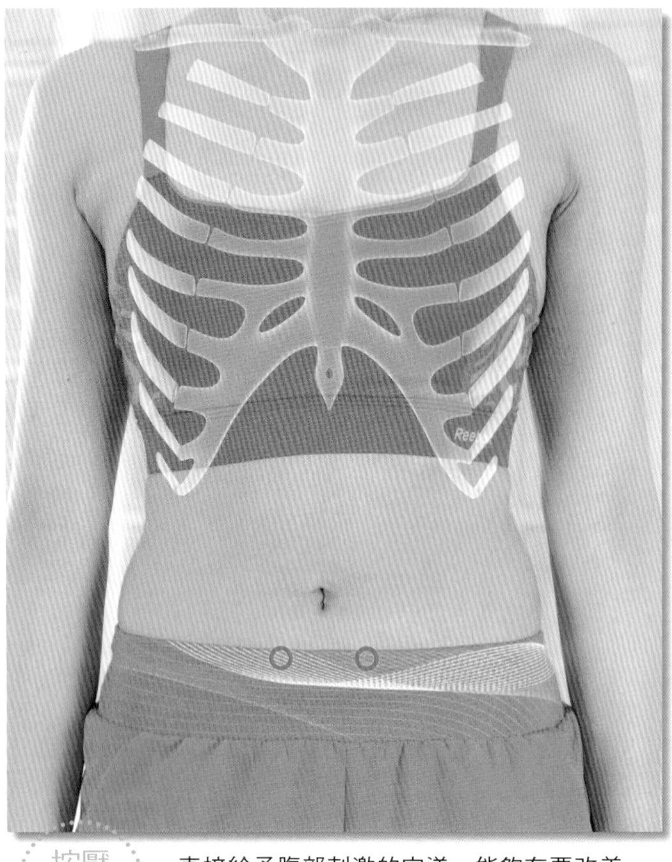

穴道

大巨

「大巨」的意思是位於寬廣地點的重要穴道，能夠幫助改善腹瀉、便祕、腹痛等症狀，並活化胃腸道運作，令其處於健康狀態。

按壓 3～5次

直接給予腹部刺激的穴道。能夠有要改善諸般消化系統症狀，特別是慢性便秘。

尋找穴道的方法

食指抵於肚臍下方，朝其斜下方算去3根手指頭處即為大巨。

穴道按摩的訣竅

中指指腹抵於穴道，朝向身體中心輕柔地按壓。左右同時進行。

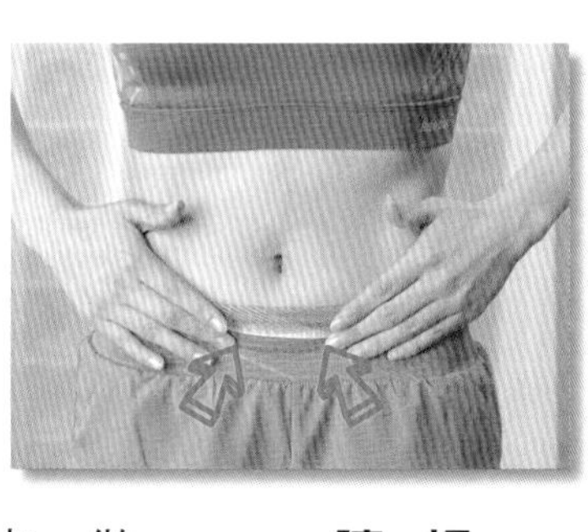

提高腸道功能，讓排便順暢

我們將排便不順的情形稱做「便秘」，而腸道運作不完全，在水份尚未被人體吸收時就排便的情形則稱做「腹瀉」。大腸功能降低乃是導致上述情形的主要原因，此時當事人應先設法透過穴道按摩與淋巴按摩來提高腸道功能，盡可能避免仰賴藥物。

而按壓大巨這處穴道則可以幫助有效舒緩大腸的諸般問題，並活化腸道運作。

腹部匯聚有大量淋巴，因

淋巴按摩

按摩腹部周遭

按摩的訣竅

腹部周遭匯聚有大量的穴道、淋巴。呈順時鐘方向按摩則可以令保養效果直接作用於穴道、淋巴，乃至於腸道本身。在刺激穴道之餘，也活化淋巴流動與血液循環。

10次

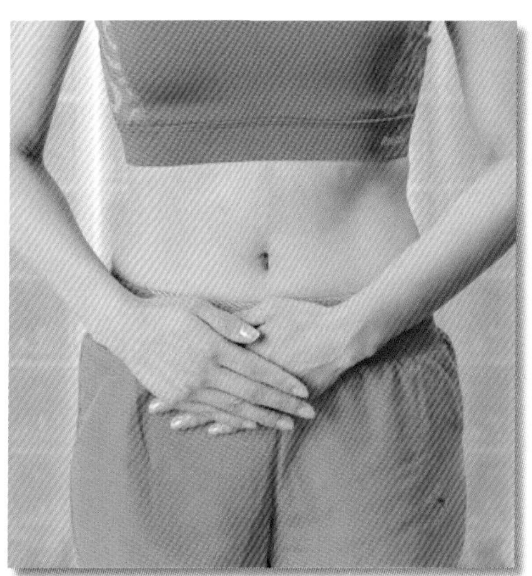

1 手掌重疊放置於肚臍下方，並以稍重的力道按壓。

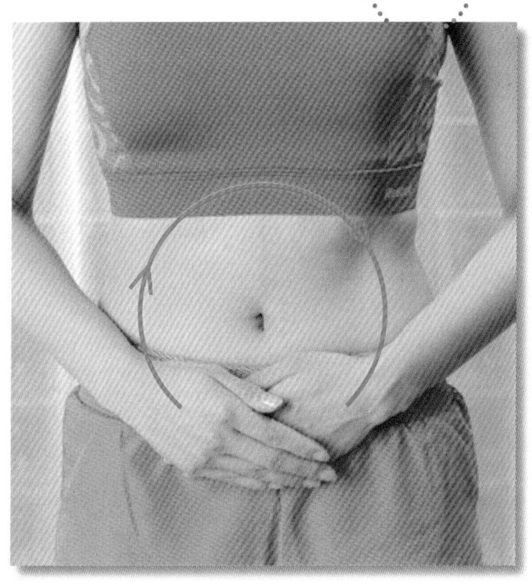

2 以手掌施以按壓力道的同時，呈順時鐘方向按摩整個肚子。

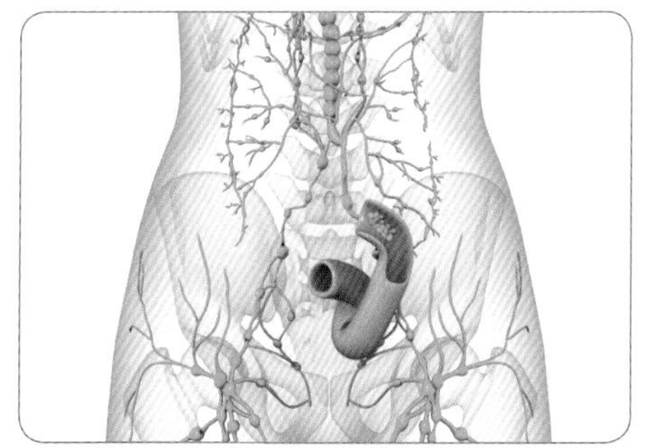

腸道淋巴　腸道內的淋巴管不僅吸收老廢物質，也具有從小腸吸收食物脂肪的功用。

此若是能在進行穴道按摩的同時進行「腹部淋巴按摩」，就可以讓效果更佳。

特別建議有慢性便秘的人可以在就寢前進行上述保養。如此一來腸道功能將會在睡眠中提高，因此能夠期待隔天早上順暢排便。

胃部不適

穴道

中脘

「中脘」位於胃袋中心。在整頓自律神經之餘，也能夠令腸道恢復正常運作。此外更能夠舒緩倦怠、毛髮問題等。

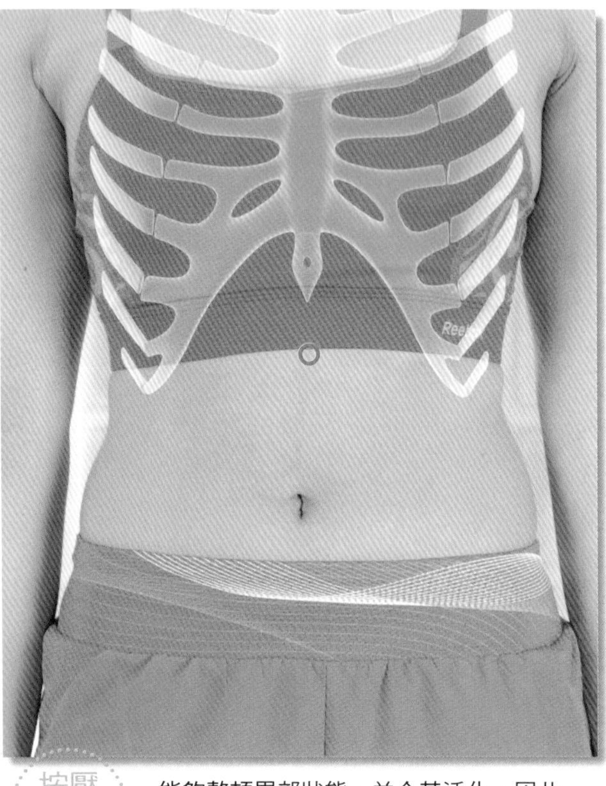

按壓 3～5次

能夠整頓胃部狀態，並令其活化，因此也能提高食慾。建議各位感到食慾不振時可以試著按摩此穴道。

尋找穴道的方法

小拇指抵於肚臍中央上方，朝正上方算去4指處寬即為中脘。

穴道按摩的訣竅

中指指腹抵於穴道，朝向身體中心輕柔地按壓。

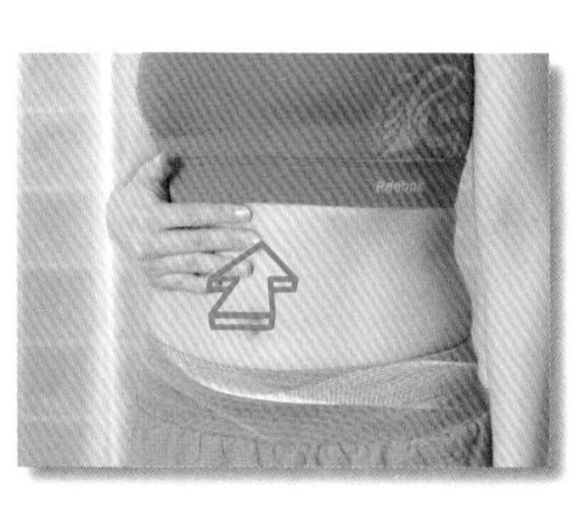

改善容易受到心情影響的胃部功能

飲食過量導致胃酸分泌量不穩，或是巨大壓力都會造成胃液灼傷胃部黏膜組織，最後不適感將會逐漸轉變為疼痛。

而中脘這處特效穴道能夠直接改善胃部的諸般症狀。於此同時，也作用於自律神經，因此能夠幫助舒緩精神層面的壓力。

穴道治療為「點」，淋巴

淋巴按摩

按摩胃部周遭

按摩的訣竅

內臟功能提高，也能夠幫助促進新陳代謝，因此以廣泛的意義來說，也將產生減重效果。進行按摩時須意識到內臟。

30秒

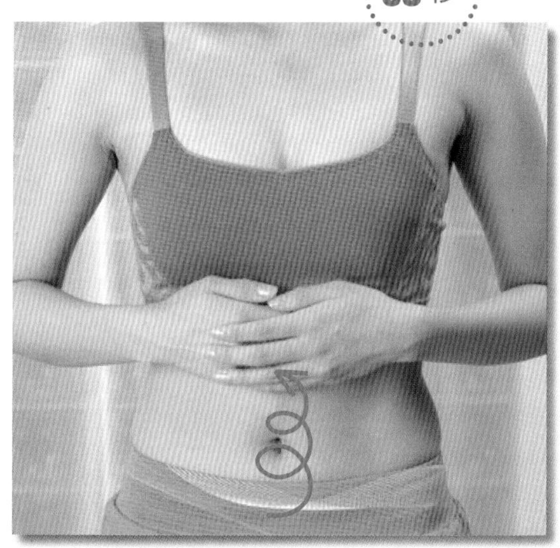

1 手掌重疊放置於肚臍上，以稍大的力量呈螺旋狀按摩至胸骨鳩尾處。

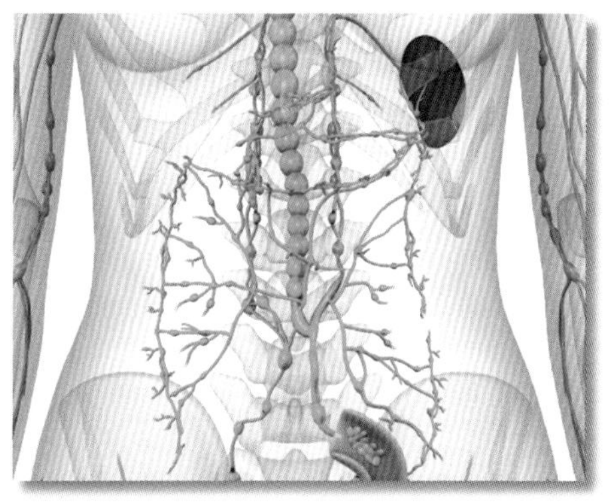

胃部淋巴

位於胃壁周遭的淋巴，遍布於動脈沿線。施以壓力能夠幫助刺激淋巴管與淋巴結。

則為「面」，而對胃部周遭進行按摩就可以同時保養到「點」與「面」了。

「腹部淋巴按摩」可以同時促進淋巴整體流動，並提高身體代謝功能。此時脂肪燃燒將變得更加順暢，因此以廣泛的意義來說，也將產生減重效果。

淋巴穴道小事典

冷飲會導致體寒

用餐時喝冷飲會令能量代謝降低，以致形成易胖體質。因此為了促進代謝，並打造易瘦體質，建議各位在用餐時搭配熱飲，以避免體寒。

高血壓與低血壓

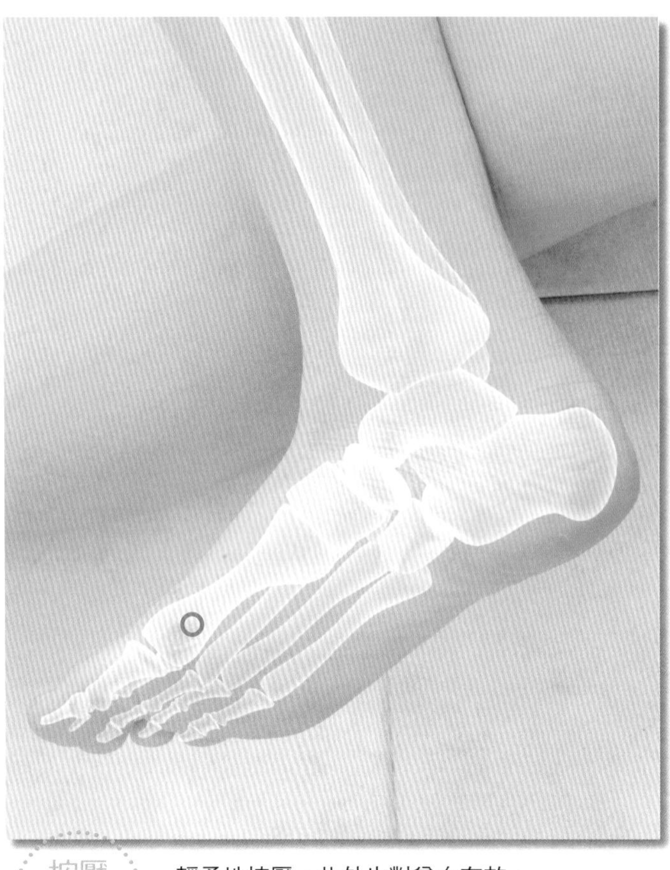

穴道

太白

此穴道能夠令血壓維持於正常狀態，此外也對胃部問題、糖尿病、心悸、喘不過氣等症狀有效。

按壓 3～5次

輕柔地按壓。此外也對貧血有效。

尋找穴道的方法

位於腳拇指側面的根部下方。沿著拇指側面往腳踵方向摸去會摸到一塊突起的骨骼，其下方的凹窩處即為太白。

穴道按摩的訣竅

抓握住腳背，手拇指抵於穴道。朝向指尖按壓，並將骨骼邊緣往內按壓。

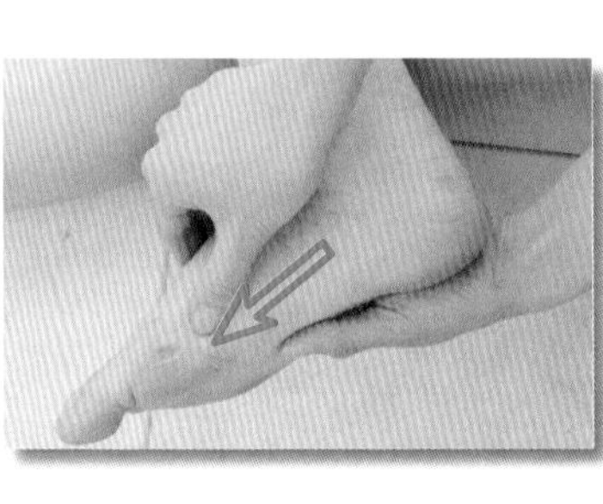

透過穴道與淋巴控制血壓

高血壓會導致腦充血、倦怠、肩膀痠痛、頭痛等症狀；低血壓則會導致疲勞、體寒、失眠等症狀。

體質、自律神經與血壓問題可說是關係密切，而穴道按摩則可以幫助有效解決這類問題。太白這處穴道位於腳尖，能夠令血壓維持於正常狀態。而「人迎」位於喉結兩側，此穴道則具有降血

淋巴按摩

按摩頸部周遭

按摩的訣竅

頸部周遭是頭部淋巴與臉部淋巴的匯聚處。在按摩時請以左手按摩頸部右側，以右手按摩頸部左側，按摩頸部至鎖骨的肌肉，藉此引導淋巴順暢流動。按摩時須通過位於頸部兩側的「人迎」。

左右
各30秒

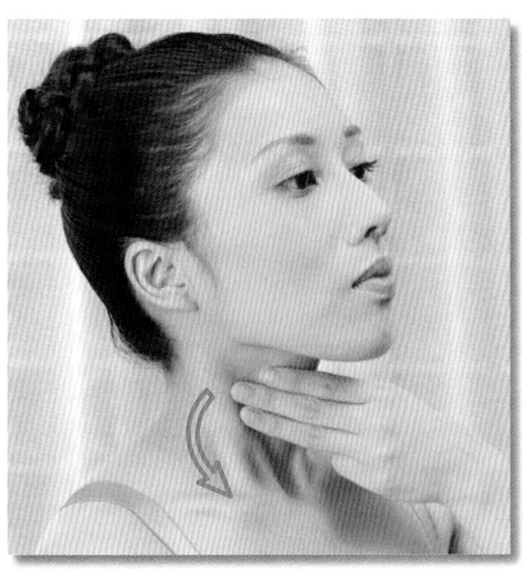

1 臉部稍微朝向兩側，讓胸鎖乳突肌突出，再按摩下顎至鎖骨的肌肉。以左手按壓頸部右側。

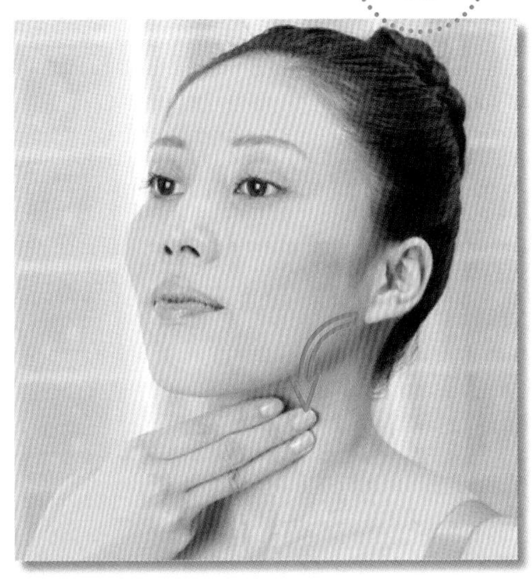

2 頸部左側亦然，改以右手按摩下顎至鎖骨的肌肉。

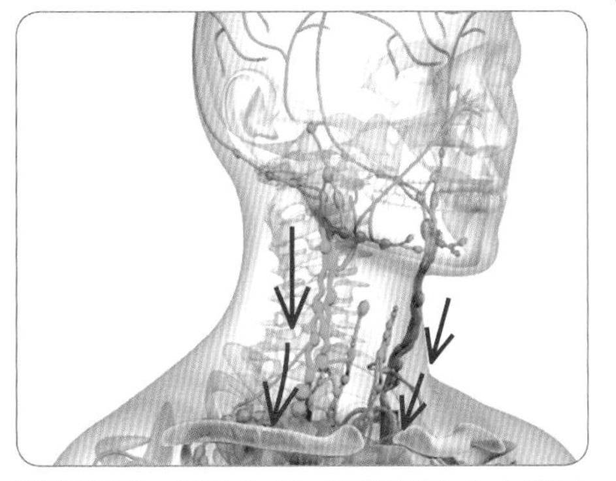

頸部淋巴　耳朵內側、下顎皆存在有淋巴結。而頭部與臉部的淋巴則會集中於頸部淋巴總管。

壓的效果。

而為了控制血壓，也必須設法促進淋巴流動與血液循環。讓我們透過「頸部淋巴按摩」令血壓處於穩定狀態吧。

由於血壓問題有時也與心臟、呼吸道疾病有關，因此當出現手腳麻痺、胸痛等症狀時，請務必就醫。

膀胱炎、頻尿

穴道

曲骨

「曲骨」這個名稱代表穴道位於恥骨彎曲處。這是一處能夠改善泌尿系統與生殖系統障礙的穴道，同時也對膀胱炎與夜尿症有效。

按壓 3～5次　也對性功能障礙與經期不順有效。

尋找穴道的方法

位於恥骨中央偏上，由肚臍往下5根拇指寬處。

穴道按摩的訣竅

雙手拇指交疊，緩慢且輕柔地按摩，令按摩效果作用於膀胱。

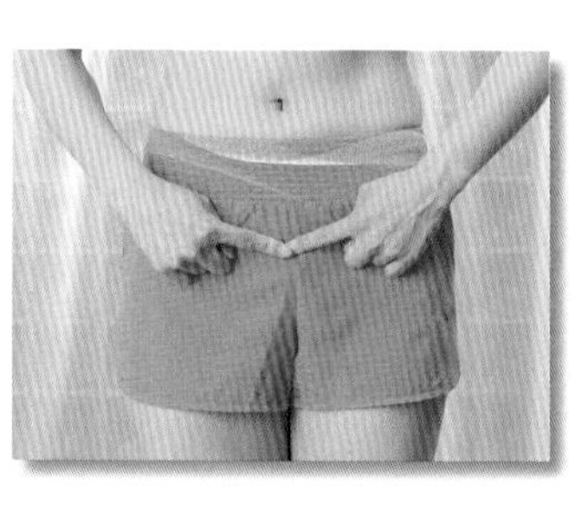

對排尿問題相當有效的穴道與淋巴保養

「頻尿」與「膀胱炎」等問題好發於尿道至膀胱距離較短的女性。

當膀胱周遭肌力較弱，或是穿著不合身的內衣褲時，即會導致「頻尿」。而淋巴結的過濾功能避免細菌等異物循環於人體各處，當其功用降低時，細菌就會一路流往膀胱，進而導致發炎。罹患膀胱炎時，務必要前往醫

淋巴按摩

按摩鼠蹊部

按摩的訣竅

鼠蹊部淋巴位於膀胱左近，促進其流動能夠幫助有效改善排尿問題。按摩時應沿著鼠蹊韌帶，從腰骨偏下方開始，一路按摩至鎖骨。按摩時須通過「曲骨」。

10次

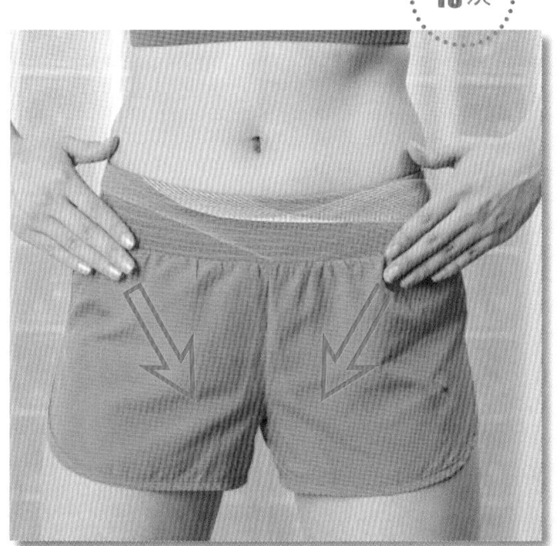

1 呈站姿，雙腳打開與肩同寬，雙手放置於腰骨稍微偏下處，左右同時沿著鎖骨輕輕地按摩。此外也記得要按摩「曲骨」周遭。

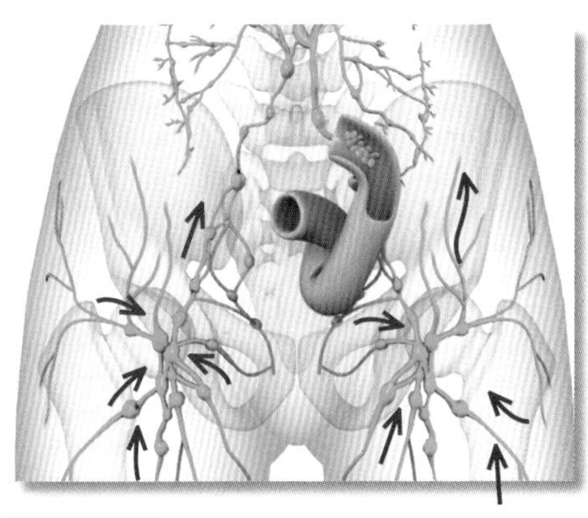

鼠蹊部淋巴

「鼠蹊部淋巴結」位於鼠蹊韌帶的髖關節附近，按摩其周遭能夠幫助提高免疫力，進而預防膀胱炎等排尿障礙。

淋巴穴道小事典

正確調整內衣褲

所有女性都希望將內衣褲穿得時尚又富智慧，但是在選購內衣褲時仍須多加注意。若是為了提升罩杯而穿著過緊的內衣，緊勒肋骨的話，則會令內臟位置下移，以致壓迫膀胱。除此之外，內衣過緊也是導致下腹凸出的原因所在。

院就診，而「鼠蹊部淋巴按摩」則可以有效預防膀胱炎與頻尿。

按壓位於膀胱左近的曲骨能夠幫助改善上述排尿問題。這是一處有助於改善諸般泌尿系統與生殖系統問題的穴道，因此希望各位可以建立按摩此穴道的習慣。

痔瘡

穴道

百會

此穴道名為「百會」，其中的「百」代表它具有諸般效果。百會位於頭頂中央，能夠幫助改善暈眩、突然站起時頭昏、頭痛、落枕等症狀。

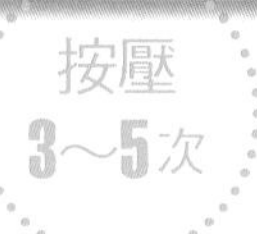

按壓 3～5次

這是一處應用範圍廣泛的「萬能穴道」，也能夠幫助提振精神，因此在宿醉時按摩此穴道也頗為有效。

尋找穴道的方法

位於雙耳上端連線的正中央，亦落在眉心往上延伸的線上。

穴道按摩的訣竅

豎中指抵於穴道上，緩緩地朝正下方按壓。

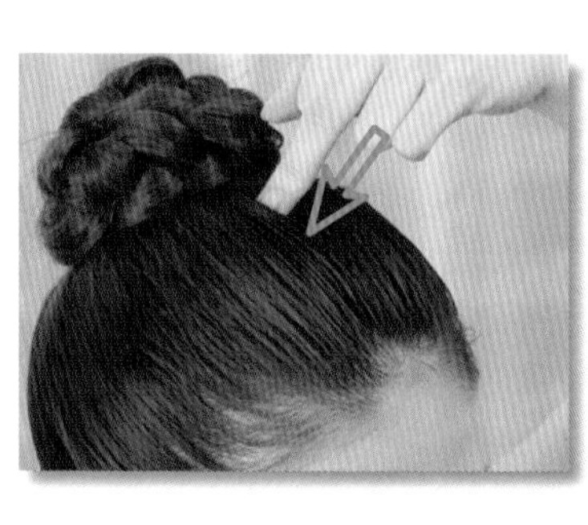

若要改善痔瘡問題，就要從自律神經下手

便祕或是排便時用力過猛，或是長時間維持相同姿勢都會令肛門周遭的血液循環變差，進而導致「痔瘡」。

當痔瘡症狀過於嚴重時，則須尋求外科醫師治療，但是按壓百會這處穴道其實也對痔瘡改善特別有效。之所以按壓這處位於頭部的穴道能夠幫助改善肛門問題，乃是因為自律神經負責讓排便與排尿等行為自動運作。人類乃是從腦部傳送指令給肛

淋巴按摩

按摩頭部

按摩的訣竅

在按摩過程中讓手部通過「上星」、「百會」、「四神聰」等頭部穴道，這幾處穴道都作用於自律神經。當淋巴流動與血液循環獲得改善，除了會感到神清氣爽之外，腦部傳送至肛門的指令也會通行無阻。

10次

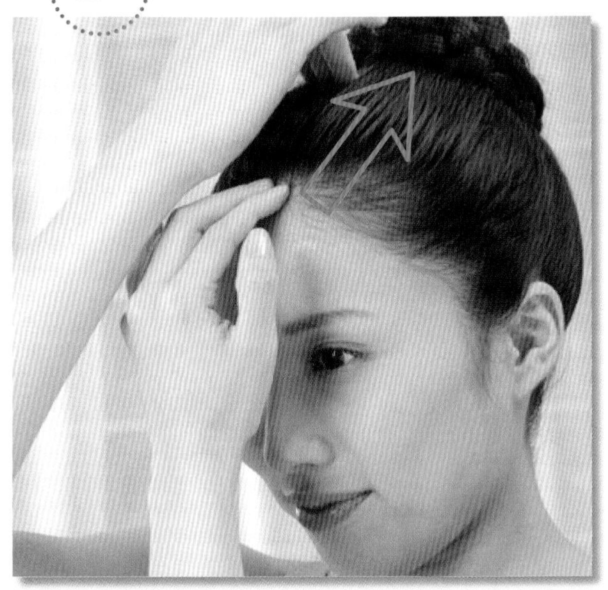

1 朝向頭部中心按摩。首先將3根手指的指間放置於額頭上，再依序於按摩過程中通過「上星」，以及位於頭頂的「百會」，還有位於其周遭的「四神聰」。

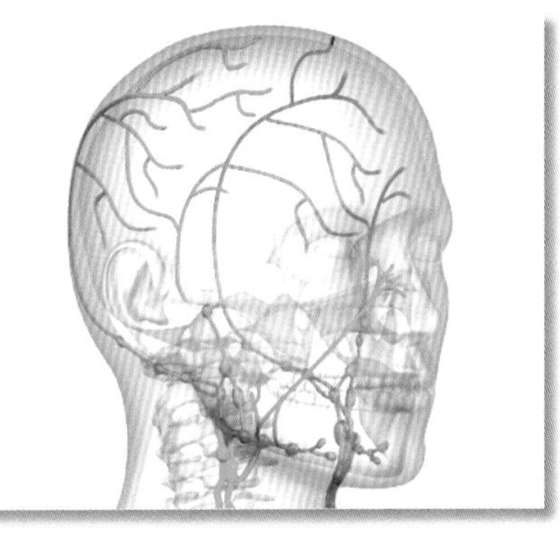

頭部淋巴

耳朵至頭頂存在有大量微淋管。

淋巴穴道小事典

夏目漱石也罹患有痔瘡

當聽到偉人們其實也飽受痔瘡困擾，不由得令我們產生親切感。夏目漱石罹患痔瘡一事相當有名，他也曾接受過手術治療。亦有記錄顯示西方醫學之父希波克拉底罹患有痔瘡。看樣子從古希臘時代開始，人類就飽受痔瘡困擾了。

門肌肉，藉此控制排便。

進行「頭部淋巴按摩」，並在按摩過程中讓手部通過「上星」、「百會」、「四神聰」等頭部穴道能夠幫助有效改善痔瘡。

此外也能夠促進頭部血液循環與淋巴流動，進而讓腦部的指令通行無阻。

暈眩

穴道

頭竅陰

「竅陰」代表耳後的穴道，對頭部與眼睛的疼痛頗為有效。除此之外，也對耳朵障礙、小腿抽筋等症狀有效。

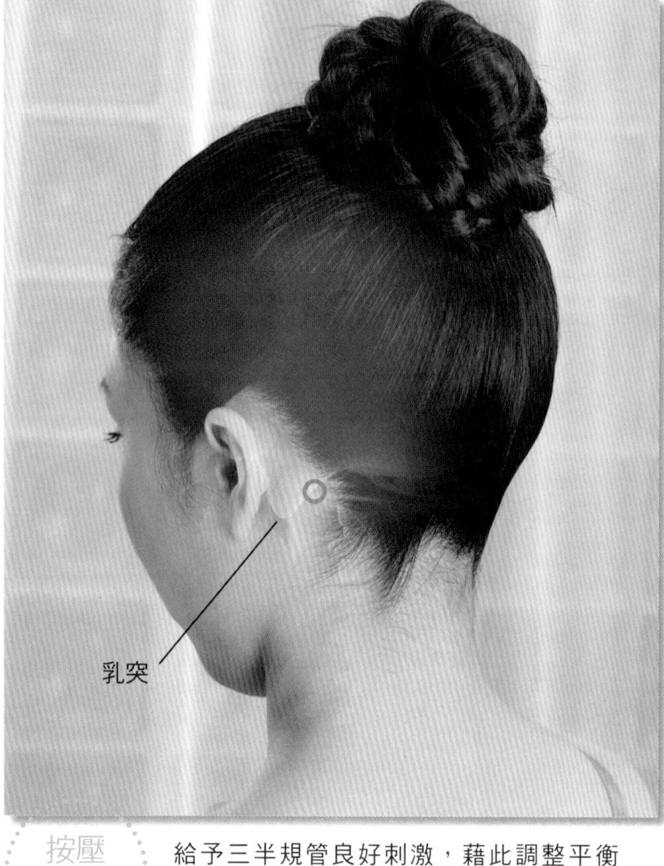

按壓 3～5次

給予三半規管良好刺激，藉此調整平衡感。當有重聽症狀時也頗為有效。

尋找穴道的方法

以乳突這塊耳後的突起骨骼之前端為起點，位於其後上方的凹窩處。

穴道按摩的訣竅

抓握住頭部，以雙手拇指抵於穴道上。由後往前按壓，就像是讓拇指勾於骨骼上一般。左右同時進行。

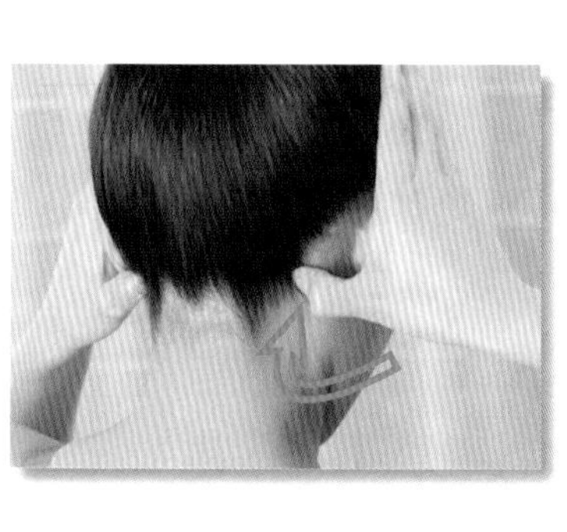

調整平衡感，令其恢復正常

人體具有一種構造，當身體傾斜時，淋巴液將會傾斜至耳朵深處的三半規管當中，進而令腦部產生「身體傾斜」的感受。而當負責調整平衡感的三半規管失常時，我們就會產生天旋地轉的「暈眩感」。

而按壓頭竅陰這個位於耳後的穴道能夠幫助舒緩暈眩症狀。當有重聽症狀時，按壓此穴道也頗為有效。淋巴結遍布於耳後，若是能夠配合以「頭竅陰」為起點，朝向下顎進行淋巴按摩，就可以令效果更佳。

耳鳴

穴道

耳門

「耳門」代表耳朵的門戶，除了對諸般耳朵問題有效之外，也對顏面神經麻痺、牙痛有效。

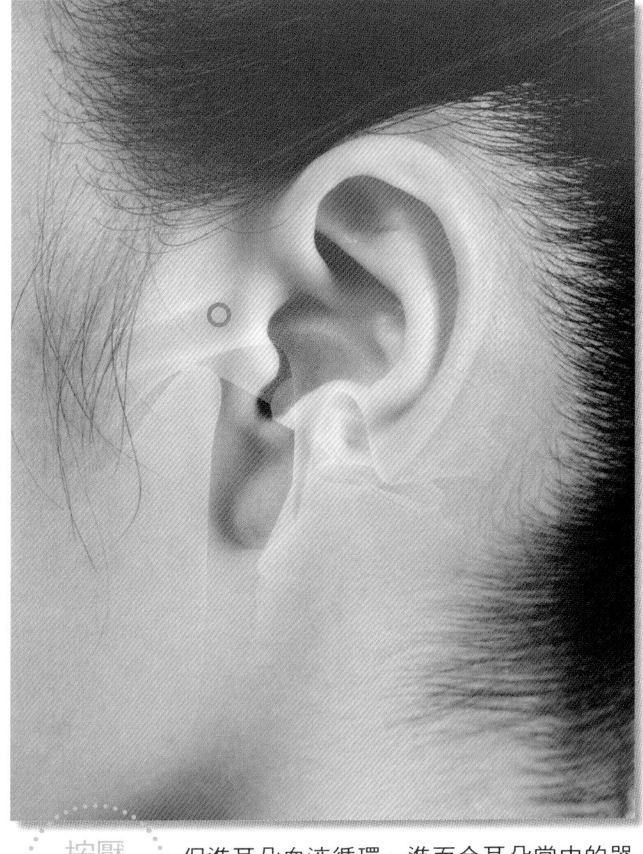

按壓 3～5次

促進耳朵血液循環，進而令耳朵當中的器官正常運作。是幫助改善耳鳴的最佳穴道。

尋找穴道的方法

耳孔前有一凸起軟骨，此穴道位於其稍微偏上的凹窩處。

穴道按摩的訣竅

以食指指腹抵於穴道，與皮膚呈垂直狀往上戳壓。

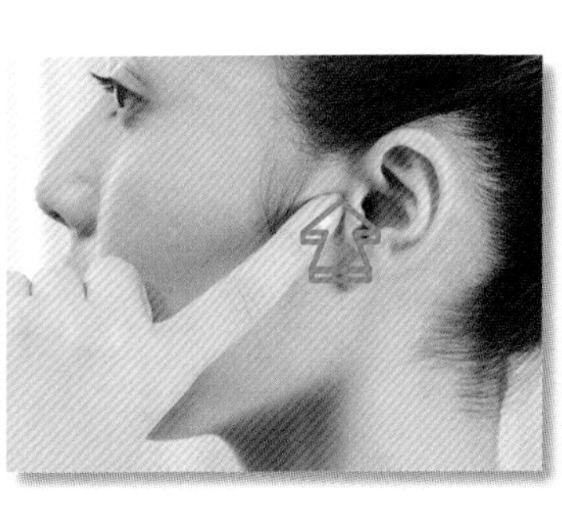

促進耳朵血液循環，對耳朵問題有效

造成「耳鳴」的原因因人而異，有些人是罹患了中耳炎或內耳炎等耳疾，有些人則是因為血壓、氣壓異常、疲勞、壓力過大等原因出現耳鳴。而其應對方法也不能一概而論，首先應先接受耳鼻喉科的專科醫師診斷。

研究指出，若是並非罹病而導致的耳鳴，原因則大多出在壓力、疲勞所導致的精神負荷。而按壓耳門這個位於耳孔前的穴道能夠幫助促進血液循環，進而令各種位於中耳與內耳裡的器官恢復正常運作。

鼻塞、花粉症

穴道

迎香

「迎香」的意思是迎接香氣，能夠幫助改善鼻塞、嗅覺遲鈍、流鼻血等鼻子問題。

一處特效穴道，能幫助擺脫令人不快的鼻塞

嗅覺可說是五感當中與人體本能最為息息相關的感覺器官了。

指壓迎香這個位於鼻翼兩側的穴道能夠促進鼻子周遭的血液循環，進而改善鼻塞、鼻水、花粉症等鼻子不適。

而淋巴按摩也能幫助有效改善血液循環。在「迎香」稍微偏上處有一處名為「鼻通」的穴道，讓我們以「迎香」為起點，朝向位於其上方的「鼻通」進行指壓按摩吧。

尋找穴道的方法

位於鼻翼外擴處之根部的凹窩處。

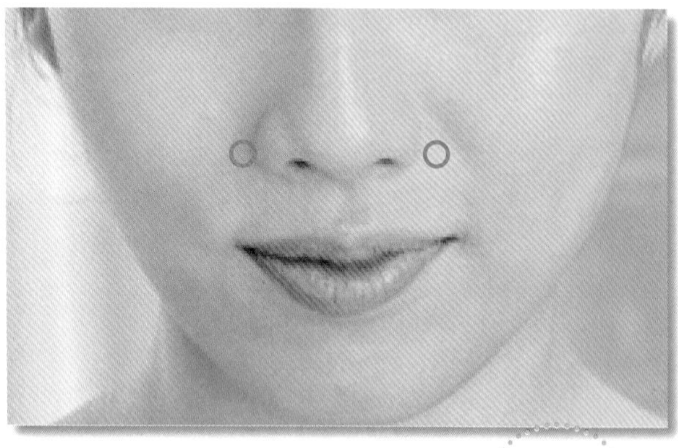

按壓 5秒

穴道按摩的訣竅

食指指腹抵於穴道，朝向鼻子中心按摩。左右同時進行。

淋巴按摩

促進鼻子淋巴流動

按摩過程中通過「迎香」與「鼻通」，一路按摩至眼頭附近。按摩時須通過鼻肌。

1分鐘

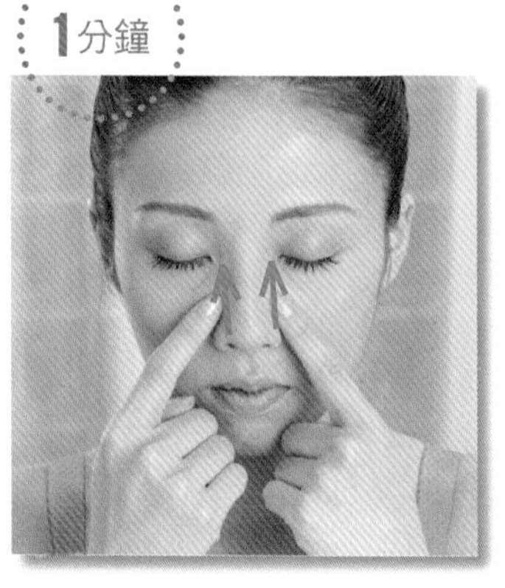

按摩的訣竅

以擤鼻子的力道按摩，按摩到穴道時稍微加強力道。

過敏

穴道

大椎

「大椎」代表大塊的椎骨，指的是頸椎第7節的骨骼，對抱有過敏體質的人特別有效。

尋找穴道的方法

低頭時，脖頸根部會有一塊突起的骨骼，大椎即位於其下的凹窩處。

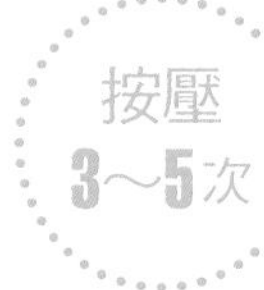

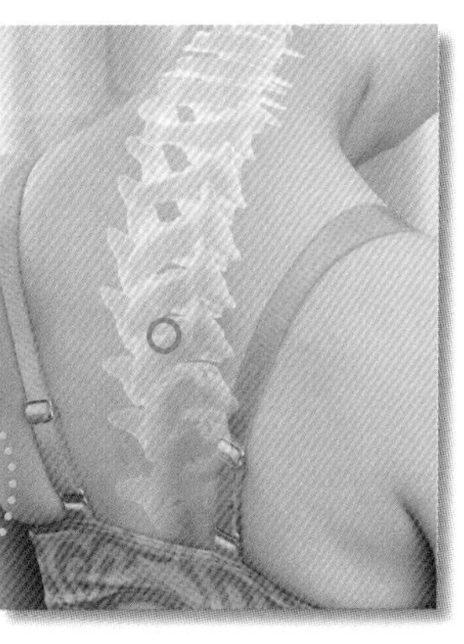

穴道按摩的訣竅

手繞到背部，食指抵於穴道上，朝向身體中心按壓。

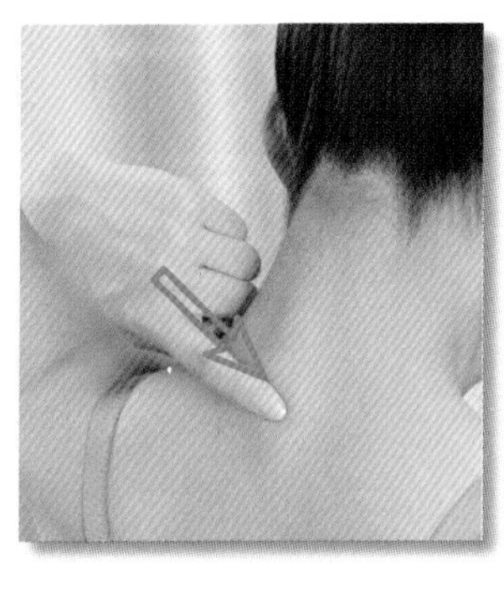

淋巴按摩

摩擦脊椎

沿著背部曲線按摩。以「大椎」為中心輕輕摩擦也相當有效。

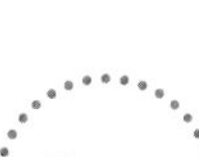

按摩的訣竅

以溫熱的毛巾、吹風機溫暖穴道，或是以蓮蓬頭水柱沖洗穴道約30秒也能獲得效果。

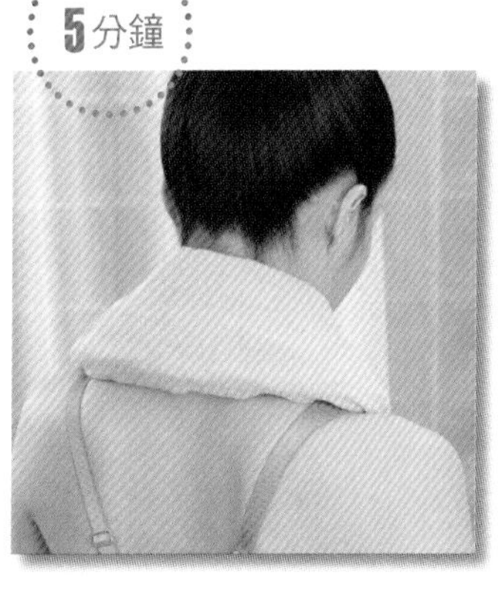

提高人體免疫功能，打造不易過敏的體質

為了舒緩氣喘、皮膚搔癢等「過敏」症狀，我們必須透過保養自己的穴道與淋巴，藉此提高人體免疫功能，並對自律神經產生作用以獲得不易過敏的體質。

大椎位於頸椎，是作用於自律神經的主要穴道。這是能改善諸般症狀的「萬能穴道」，能讓皮膚恢復正常狀態。在別人身體狀態欠佳時「以手摩擦對方背部」其實可以幫助整頓對方的自律神經。所以因過敏感到身體不適時，就快點進行「背部淋巴按摩」吧。

宿醉

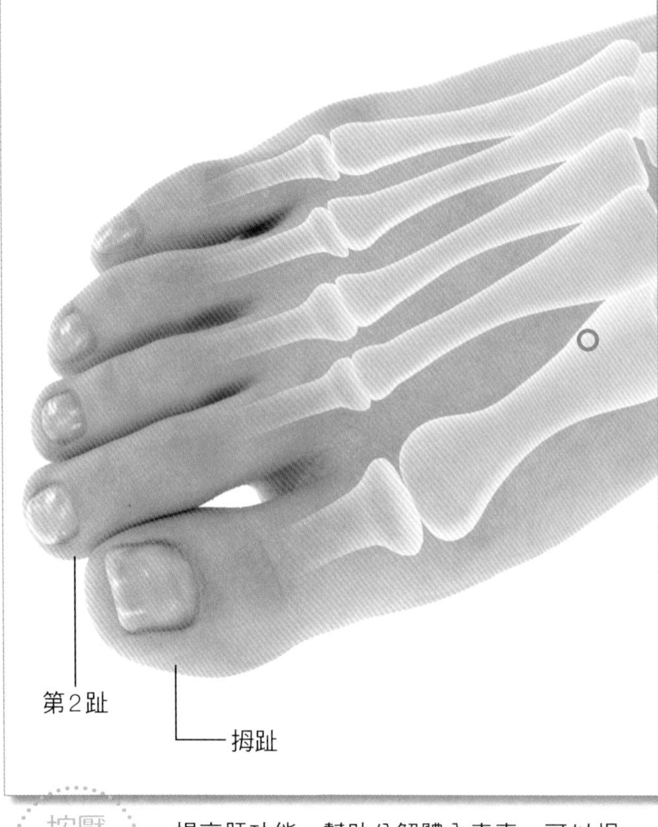

穴道

太衝

「太衝」指的是動脈跳動處。是一處能夠幫助舒緩精神問題的腳部穴道，此外也能夠幫助改善生殖器官、泌尿器官、視力減退等症狀。

按壓 5秒

提高肝功能，幫助分解體內毒素。可以根據按壓時的疼痛程度掌握症狀嚴重度。

尋找穴道的方法

沿著拇趾與第二趾之間朝向腳踝摸索，兩趾趾骨接壤處的V字凹窩即為太衝。

穴道按摩的訣竅

抓握住腳背，食指抵於穴道上。沿著骨骼邊緣朝向腳踝按壓。按摩時食指的第二指節彎曲，就向是往身體方向拉扯般。

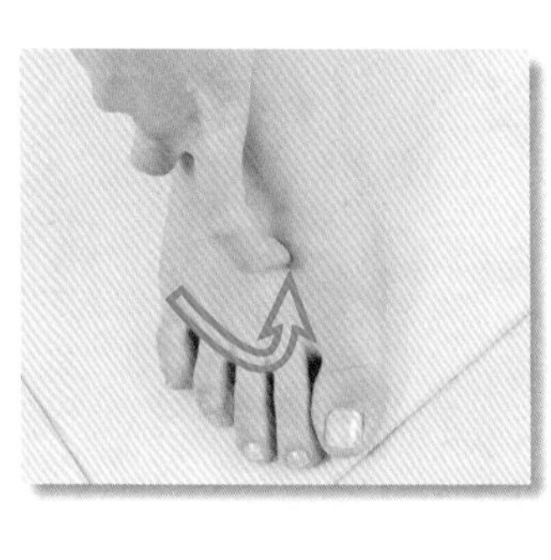

提高肝功能，對宿醉相當有效

太衝這處穴道能夠幫助舒緩因飲酒過量而於隔天出現的「宿醉症狀」，諸如頭痛、頭部沉重、嘔吐感、脫力感等。此外也具有提高肝功能的效果。

而對「太衝」進行指壓也能夠幫助預防宿醉呢。

除此之外，對「太衝」進行指壓也能夠改善因自律神經暫時失調而導致的「暈動病」。而位於頭部的「百會」、位於頸部的「天柱」與「風池」也能夠幫助改善宿醉。

心悸、喘不過氣

穴道 郄門

「郄門」位於骨骼與肌肉的間隙，能夠幫助舒緩手臂麻痺與疼痛等症狀。

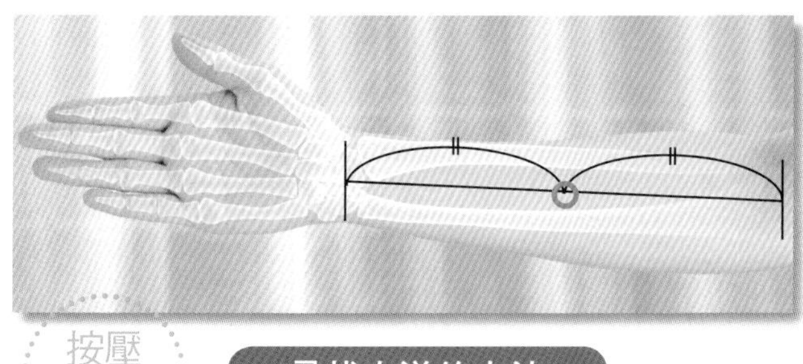

按壓 3～5次

尋找穴道的方法

位於手臂內側，手腕與手肘連線的中央。

穴道按摩的訣竅

抓握住手臂，拇指指腹抵於穴道，朝向手臂中心按壓。

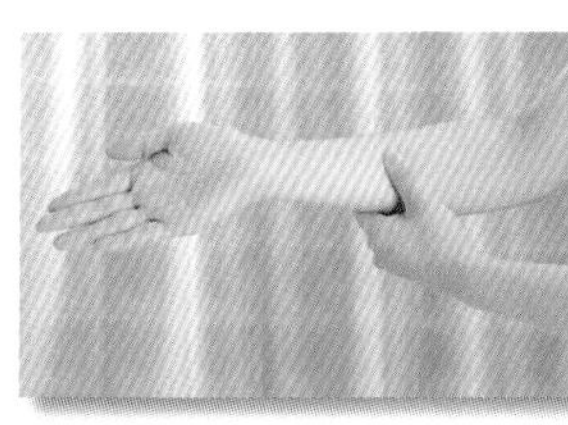

穴道 中脘

「中脘」能夠整頓自律神經，並令胃腸道正常運作。

尋找穴道的方法

小拇指抵於肚臍中央偏上，朝上算去4指寬處即為中脘。

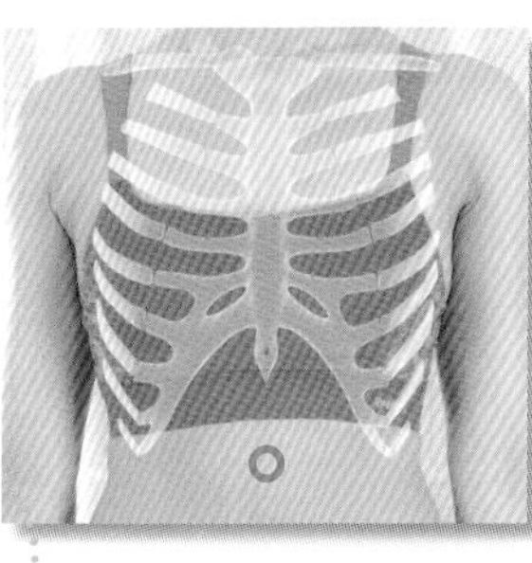

按壓 3～5次

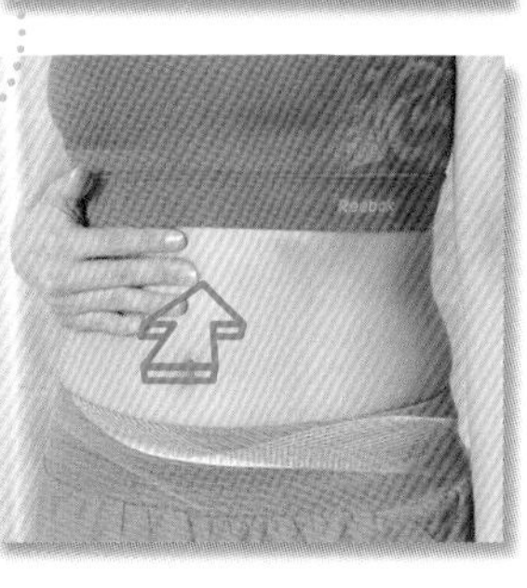

穴道按摩的訣竅

中指指腹抵於穴道，朝向身體中心輕輕地按壓。

穩定自律神經，打造不易感到壓力的體質

當各位僅從事輕度運動就出現嚴重心悸、喘不過氣等症狀時，就必須接受心臟內科的醫師看診。但是針對因壓力、更年期障礙所導致的心悸，按壓能夠作用於自律神經的穴道則可以發揮效果。

郄門這處穴道能夠幫助舒緩情緒，作用於心靈層面。此外也能夠幫助穩定精神，改善循環系統方面的問題。

而位於太陽神經叢匯聚處的中脘也能夠幫助整頓自律神經，舒緩身體狀況。

搔癢

穴道 肩髃

「肩髃」代表肩膀上的穴道，能夠幫助改善五十肩等肩膀問題。

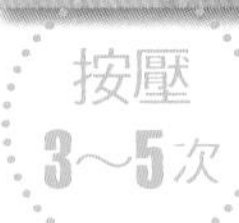

除了能夠鎮定肌膚狀態之外，也對四十肩、五十肩、肩膀痠痛、風濕、痛風等症狀有效。

尋找穴道的方法

上臂呈水平時，肩膀上會形成兩處凹窩，肩髃即位於前側凹窩處。

穴道按摩的訣竅

食指指腹抵於穴道上，與皮膚呈垂直狀仔細按壓。左右交替進行。

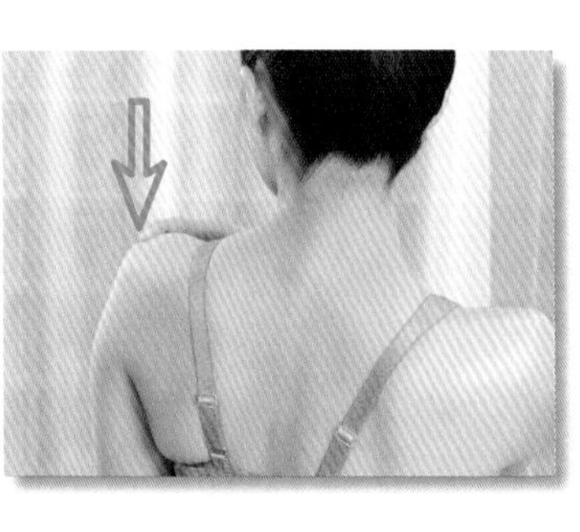

鎮定皮膚不適，令其恢復正常狀態的穴道

除了紅腫、濕疹、蕁麻疹等皮膚疾患會導致搔癢之外，因血液循環不良所造成的膚質問題、肌膚乾燥也會產生搔癢。

穴道按摩雖說無法立刻消除搔癢，但是至少能夠幫助舒緩其症狀。位於肩膀上的肩髃是一處代表性的穴道。緩緩地按壓此穴道能夠幫助鎮定皮膚狀態。而除了肩髃之外，「曲池」、「合谷」、「足三里」等穴道也能幫助舒緩搔癢。

打鼾

穴道

上星

令鼻腔暢通，讓人容易呼吸的穴道。也能幫助改善鼻竇炎。

尋找穴道的方法

以額頭髮際線為起點，往上1指寬處。位於臉部的中心線上。

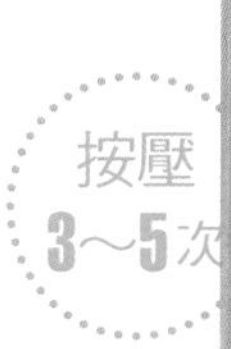

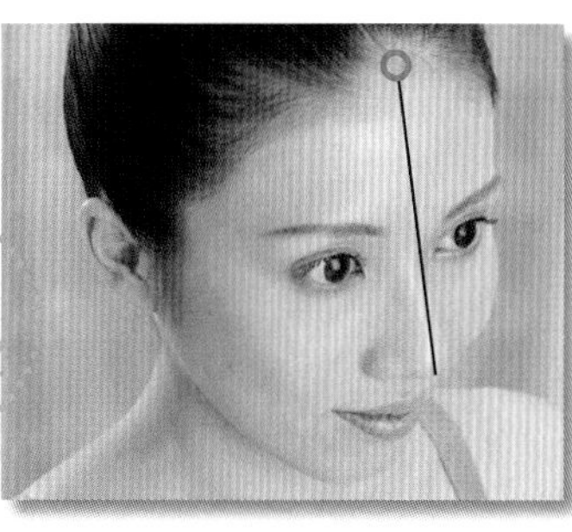

穴道按摩的訣竅

手繞到背部，食指抵於穴道上，朝向身體中心按壓。

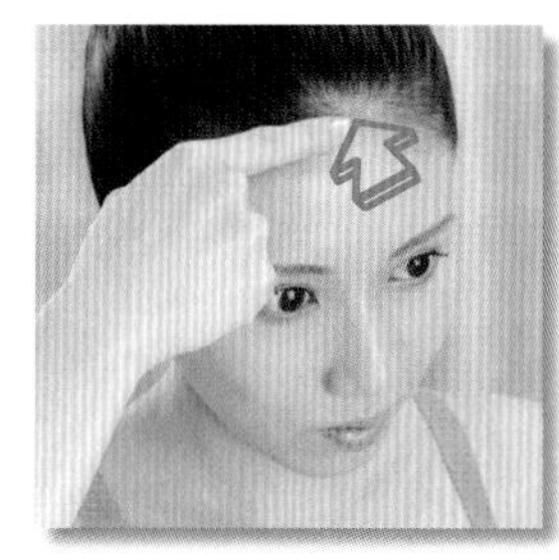

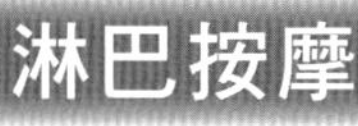

按摩頸部周遭

按摩的訣竅

按摩時以耳下為起點，朝向下顎處，呈螺旋狀畫小圓。雙手在畫小圓的同時，由後往前移動。

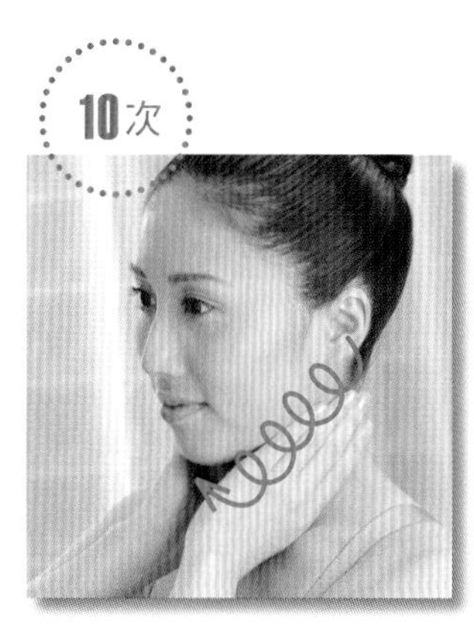

令鼻腔暢通，並改善下顎功能

當事人無法自行控制是否打鼾。當舌頭與喉嚨的張力於睡眠中降低，以致舌頭向後移動堵住喉嚨而令呼吸道變窄時，當事人就會打呼。而喉嚨與鼻子狀態欠佳也常常會造成打鼾，因此各位應透過穴道按摩提高喉嚨與鼻子的功能。

上星這處穴道位於頭頂前側，能夠促進鼻腔的血液循環，令人感到神清氣爽。而喉嚨肌肉肌力衰退也是導致打鼾的原因之一。各位可以透過「下顎淋巴按摩」暢通呼吸道，藉此擺脫打鼾。

所謂的撫摸

當我們肚子痛時，就會不由自主地撫摸肚子；而發現身邊有人不舒服時，也會自然而然地撫摸對方背部。而這種以手「觸摸（撫摸）」的行為本身其實就具有療癒效果。

我的沙龍融合了諮詢、穴道按摩、淋巴按摩等三種服務。之所以會這麼做，是因為我希望「親手」提供服務，藉此同時照顧到顧客的身心靈。

而「手」在其中起到了至關重要的作用。所謂刺激五感（觸覺、視覺、嗅覺、味覺、聽覺），其實就是刺激人類的本能。而觸覺乃是位於體表的感覺器官，因此較容易予以刺激與療癒。

本書當中所介紹的淋巴按摩與穴道按摩都可以由各位「親手」進行，特別是淋巴按摩能夠刺激位於皮下的淋巴，進而獲得療癒效果，可說是最強的撫摸保養。

只要身處能夠放鬆的環境，並搭配自己的「雙手」，就可以開始進行最棒的自我保養了。

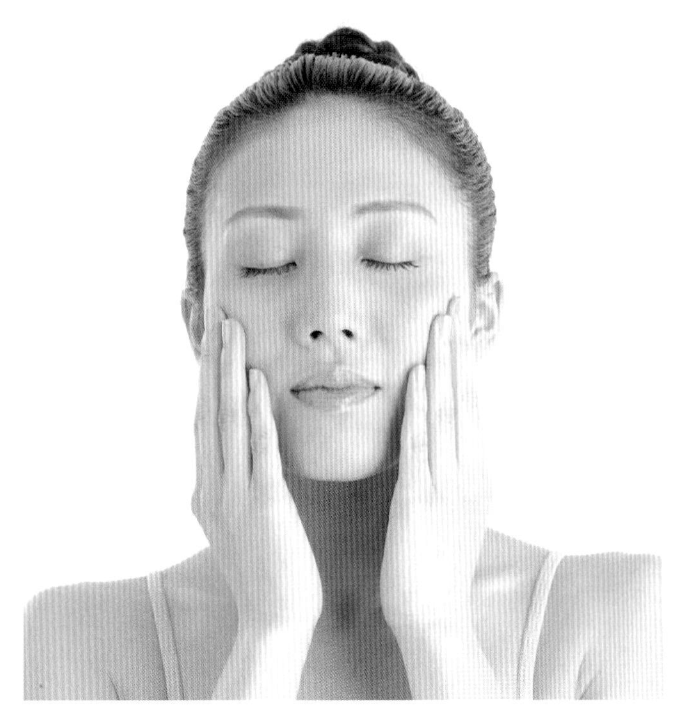

Chapter 4

舒緩疼痛

穴道按摩也可以對急性疼痛、慢性疼痛發揮效果。
人體存在有大量穴道，而本書則根據症狀類別，
揀選出其中效果較大，且容易按摩的穴道。

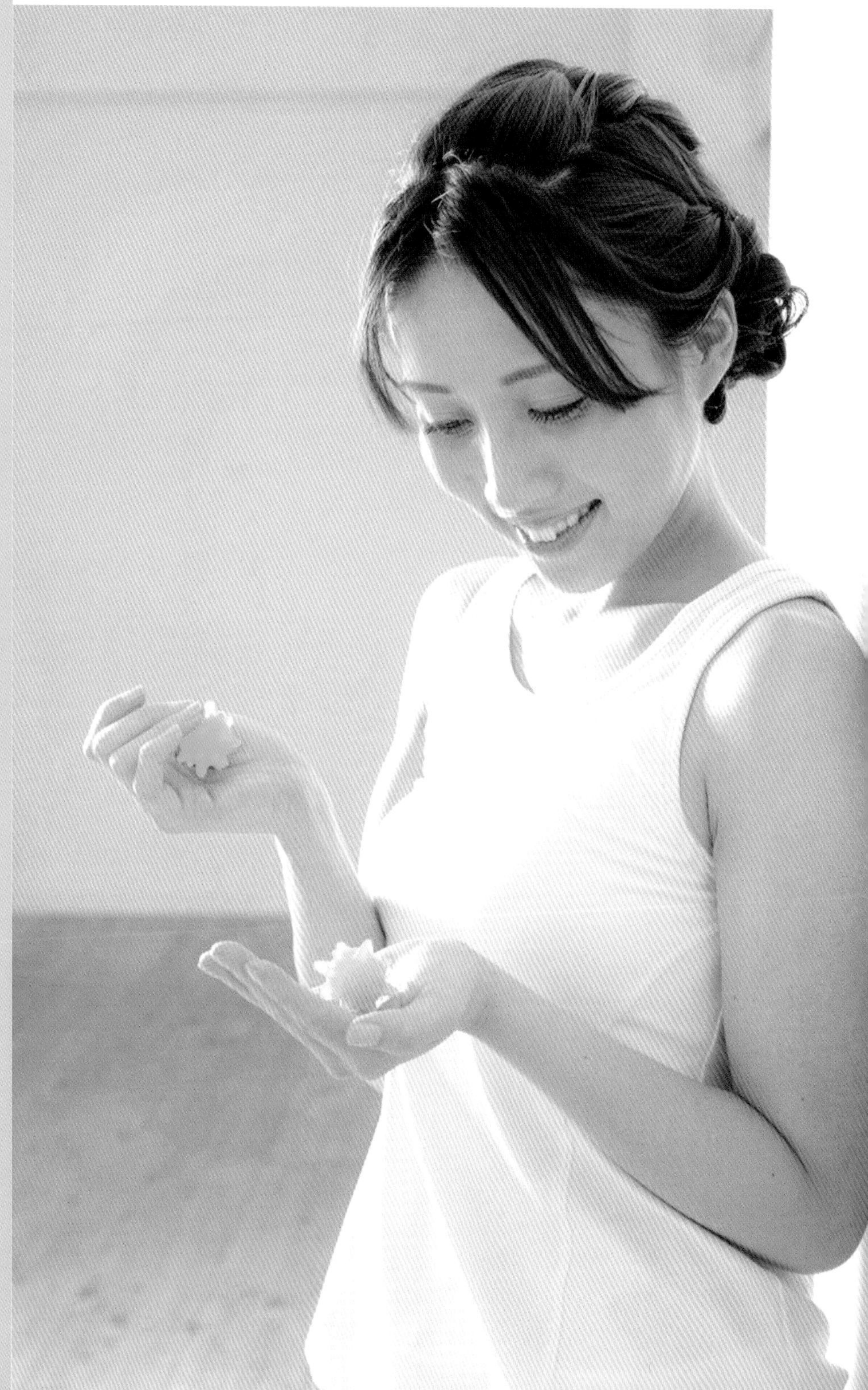

頭痛

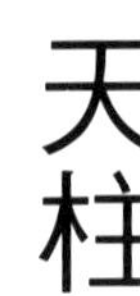

天柱

「天」代表鎖骨往上的部位，而「柱」則代表支撐重要部分。此穴道除了對頭部疾病有效，也對暈眩、頭痛、眼睛疲勞有效。

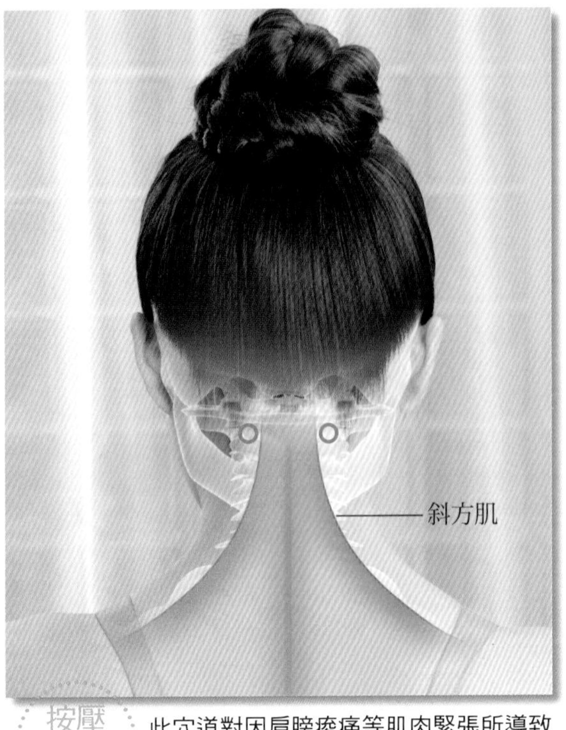

按壓 3～5 次

此穴道對因肩膀痠痛等肌肉緊張所導致的緊張性頭痛有效。能夠幫助舒緩令人感到頭部緊繃的疼痛。

尋找穴道的方法

斜方肌位於頸部中心，此穴道位於後腦髮際線上與斜方肌的外側。

穴道按摩的訣竅

雙手由後方包覆頭部，拇指朝向頭部中心往上按壓。左右同時進行。

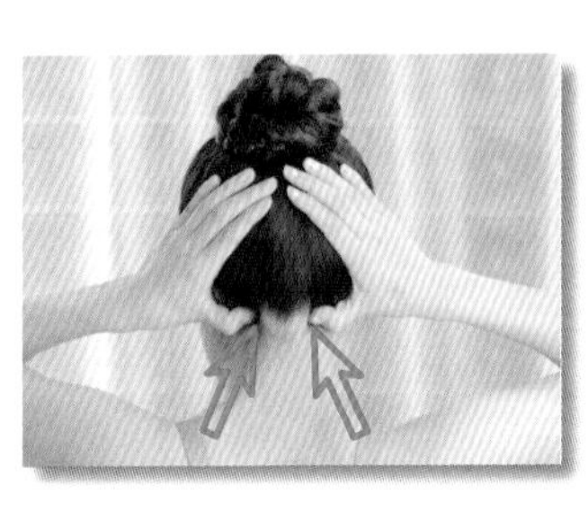

諸般頭痛症狀都是腦部傳來的求救訊號

頭痛令人感到不快，像是：突如其來的疼痛、持續不停地鈍痛等。而其中又以因頭部、肩頸等處肌肉痠痛僵硬所導致的「緊張性頭痛」數量最多。因腦部血管擴張，以致頭部某側刺痛不已的「偏頭痛」也令人備感煎熬。

除此之外，過度使用理性腦區或感性腦區，以致神經運作高昂，大量釋放血清素這種神經傳導物質而造成血管擴張時，擴張的血管也有可能擠壓到知覺神經，導致疼痛產生。

穴道

內關

「內」代表外側，「關」則代表體內能量出入的關卡，能夠穩定自律神經運作，並去除腦部緊張。

按壓
3～5次

對因壓力、精神疲累等原因所導致的頭痛特別有效的穴道。

尋找穴道的方法

無名指抵於手腕內側的橫紋中心，朝向手肘算去約3指寬處即為內關。

穴道按摩的訣竅

拇指指腹抵於穴道上，與皮膚呈垂直狀按壓穴道。

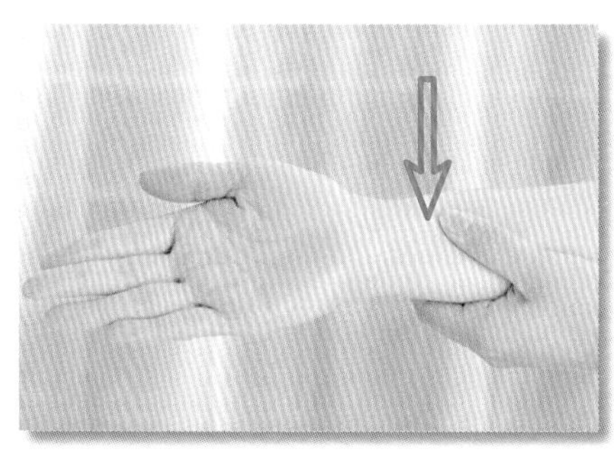

諸般頭痛症狀都是腦部傳來的求救訊號，雖說其原因各有不同，諸如感冒、肩頸痠痛、壓力等都有可能造成頭痛，但是各位還是快點透過穴道按摩來消除疼痛吧。

天柱這處穴道位於後頸，是一處幫助舒緩緊張性頭痛的特效穴道。而位於手臂的內關則能夠幫助有效舒緩因壓力等原因所導致的頭痛。

淋巴穴道小事典

危險的頭痛？

所謂危險的頭痛，指的是與生命直接相關的頭痛，諸如腦出血、蜘蛛膜下腔出血、腦梗塞等。如果出現像是遭到重物敲擊的劇痛時，則應立即前往醫院接受檢查。

腰痛

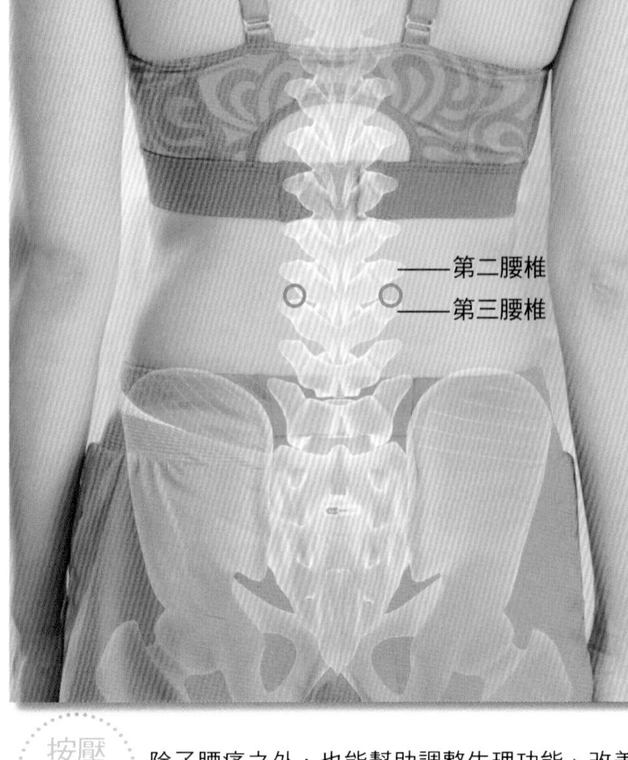

穴道

腎俞

「腎」代表腎臟，「俞」則代表穴道。此穴道除了能幫助改善腰部問題之外，也對水腫與倦怠感等腎功能、生殖功能障礙有效。

按壓 3～5次

除了腰痛之外，也能幫助調整生理功能、改善婦女病。

尋找穴道的方法

以位於腰部最為內凹處的背脊（第二腰椎與第三腰椎之間）為中心，向左右算去2指寬處即為腎俞。

穴道按摩的訣竅

指腹抵於穴道，朝向身體中心按壓。左右同時進行。

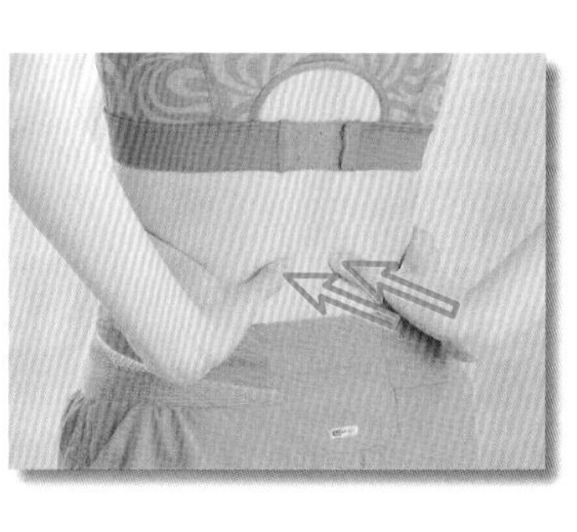

腰痛時，就按壓腹部與腰部的穴道吧

腰痛令人感到腰部沉重苦悶，或是突然出現刺痛等症狀。肌肉疲勞、年齡漸長所造成的經痛、姿勢不良乃是導致腰痛的原因所在。而令人意外地，許多人都不知道腹肌與背肌強度失衡也是導致腰痛的原因之一。當這兩處負責支撐身體的重要肌肉有其中一方肌力較弱，以致令一方負擔加重時，即會導致腰痛。

而穴道按摩則能夠直接幫助改善這類腰痛。

腎俞這處穴道對腰部問題有效，而大腸俞則比腎俞更

穴道

大腸俞

代表對「大腸」有效的「俞（穴道）」。除了幫助改善腹部問題之外，也對腰痛、痔瘡、背部痠痛等症狀有效。

按壓 3～5次

這處特效穴道除了腰痛之外，也能促進腸道運作，進而改善便秘、腹瀉等腸道不適。

尋找穴道的方法

沿著背脊往下摸索，碰觸到骨盆線條時，其左右邊緣即為大腸俞所在位置。

穴道按摩的訣竅

拇指指腹抵於穴道上，朝向身體中心按壓。左右比照辦理。

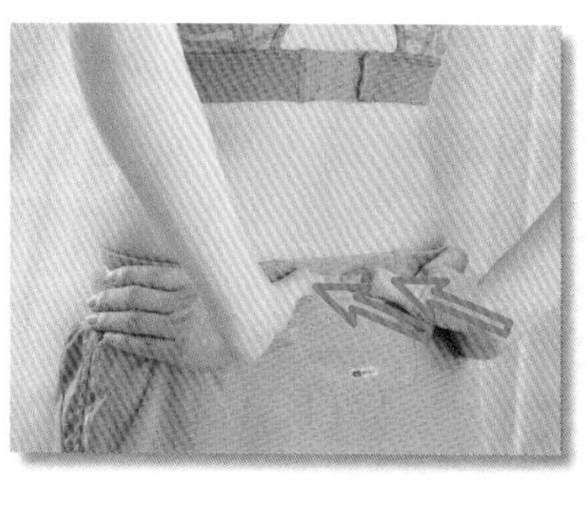

接近臀部，是對腹部問題有效的穴道，同時也能幫助改善腰部的血液循環。

按壓上述穴道可以幫助維持腹部與腰部平衡。

如果對腰部疲勞置之不理，就容易閃到腰，因此應在症狀尚輕時確實予以保養。

淋巴穴道小事典

令人意外的腰痛原因

很少人知道「腹肌與背肌強度失衡」也是導致腰痛的原因之一。各位應讓腹肌與背肌維持1：1.4的比例平衡，因此在鍛鍊時應配合鍛鍊腹肌與背肌。

背痛

穴道 俞穴

在做為疾病入侵的入口之餘，也能夠幫助擊退諸般障礙。各個臟器皆具備相對應的俞穴，譬如肺俞、心俞、肝俞等，俞穴則為這些穴道的總稱。

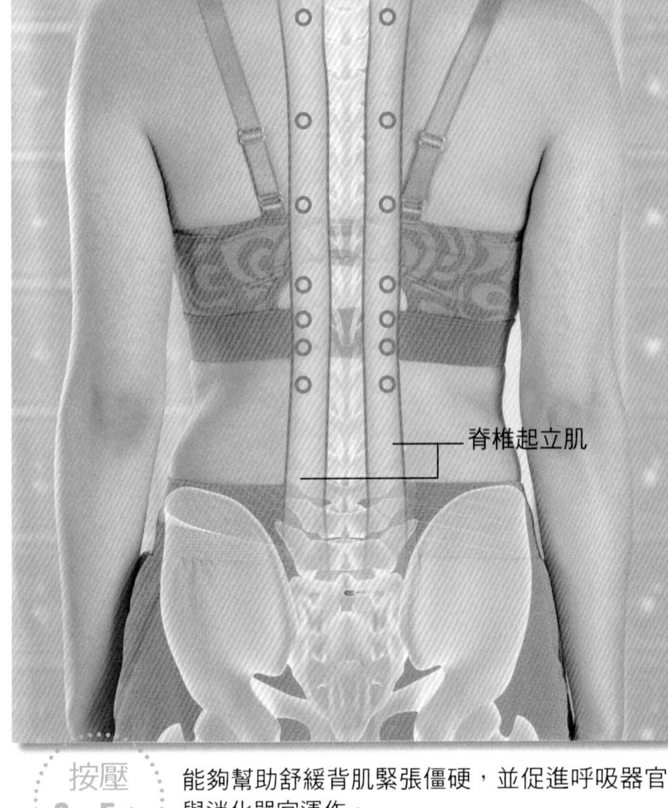

按壓 3～5次 能夠幫助舒緩背肌緊張僵硬，並促進呼吸器官與消化器官運作。

尋找穴道的方法

縱向排列於背脊沿線的「脊椎起立肌」兩側。

穴道按摩的訣竅

將高爾夫球放置於背部下方，上下刺激脊椎起立肌。

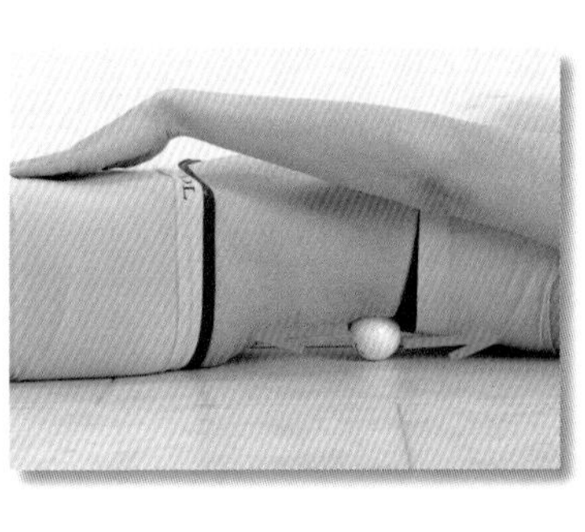

使用高爾夫球或是器具進行自我保養

背痛與肩膀痠痛、腰痛並列最容易出現的疼痛。長時間維持相同姿勢、姿勢不自然、體寒、頸部問題、壓力等都是造成背痛的原因。

各位應在疼痛尚輕時多加予以保養，藉此避免演變為慢性背痛。使用穴道按摩用具按摩背部穴道，或是以溫熱毛巾熱敷以穴道為中心的背部範圍都具有改善背痛的效果。

俞穴是肺俞、心俞、隔俞、肝俞、膽俞、脾俞、胃俞等複數穴道的總稱，各位可以使用高爾夫球等器具予

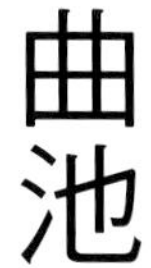

曲池

「曲」代表彎曲，「池」則代表致病因素累積於該處，就像是個池塘一般。除了手部問題之外，也對五十肩、肩膀痠痛等症狀有效。

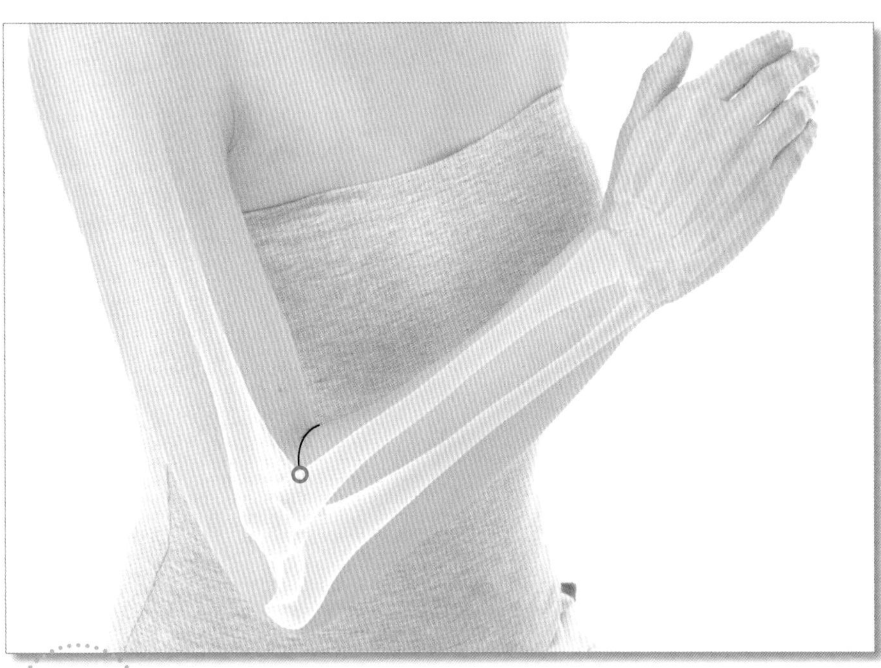

按壓 3～5次 改善手臂血液循環，促進手臂血液循環。此外也能夠緊實上臂曲線。

尋找穴道的方法

位於肘關節邊緣的穴道。手肘彎曲時將形成一條橫紋，曲池即位於其外側端點凹窩處。

穴道按摩的訣竅

手肘彎曲，手掌抓握手肘，拇指抵於穴道上，按壓骨骼邊緣。左右比照辦理。

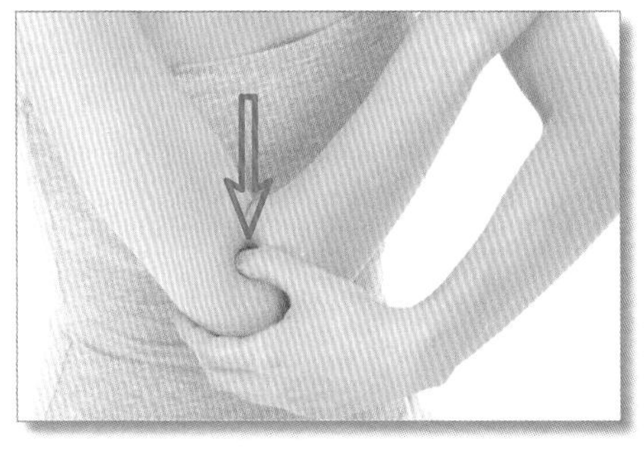

以按摩。

如此一來即可促進呼吸器官與消化器官的運作，並提高自癒力，進而舒緩背痛與背肌緊繃僵硬等症狀。而位於手肘的曲池也能夠幫助舒緩肩膀與背部的疼痛。

淋巴穴道小事典

白天與晚上的身高會有差異？

一整天的生活會對椎間盤造成壓迫，以致脊椎縮短1公分以上。而身高則會在睡眠中恢復原狀。我們的身體將會在一整天當中重複「變矮與變高」。

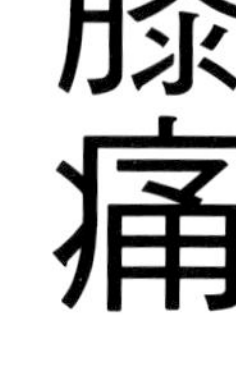

膝痛

穴道

曲泉

位於膝蓋彎曲處的凹窩，能量湧現的穴道。對腳部問題有效，能夠幫助改善淋巴與血液循環。

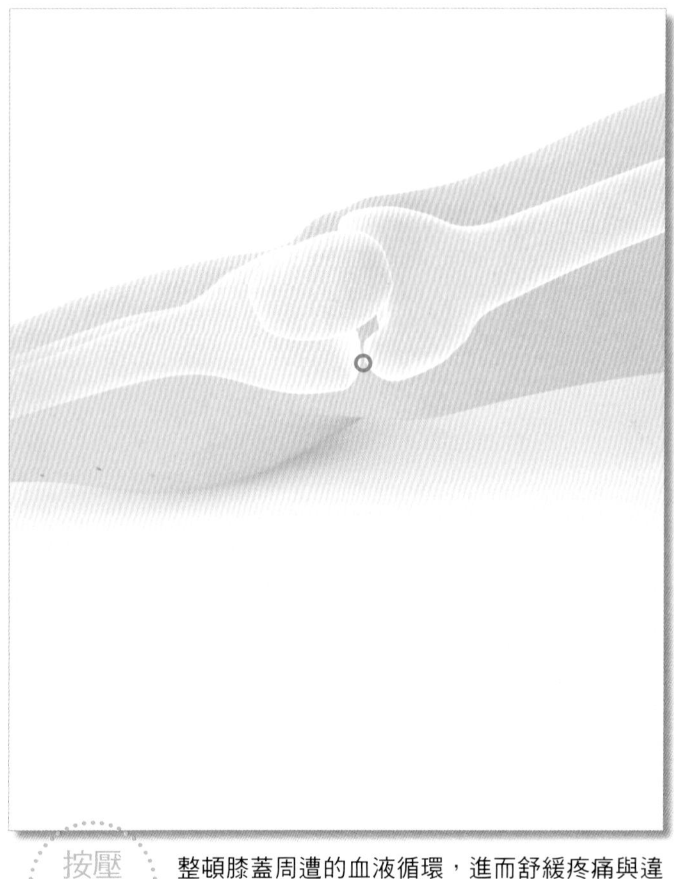

按壓3～5次

整頓膝蓋周遭的血液循環，進而舒緩疼痛與違和感。

尋找穴道的方法

雙腳打直，並出力時，將於膝蓋內側形成一凹窩，曲泉即位於該凹窩靠近腳尖側。

穴道按摩的訣竅

抓握住膝蓋，拇指抵於穴道，向內側按壓。左右同時進行。

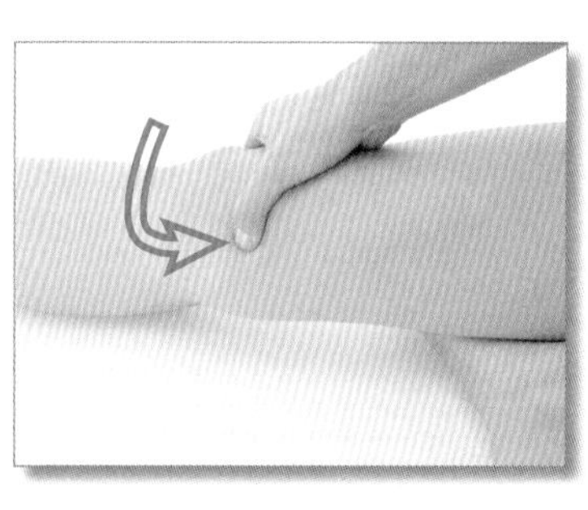

促進血液循環，藉此舒緩疼痛

膝蓋軟骨磨損而導致膝關節變形，或是大腿肌肉衰退都是造成膝痛的原因。而穴道按摩則可以促進膝蓋周遭的血液循環，藉此舒緩疼痛。

曲泉與陰陵泉這兩處穴道對膝痛有效。名稱當中的「泉」則代表淋巴、血液、神經等組織的匯聚處。按壓上述穴道有助於舒緩疼痛，並消除倦怠感與水腫。僅需

穴道

陰陵泉

位於膝蓋下方能量湧現處。除了腳部、膝蓋、腰部問題之外，也對胃腸道、泌尿系統等有效。

按壓 3～5次

對膝蓋以下的疼痛、水腫、倦怠感、小腿緊繃感等症狀有效。

尋找穴道的方法

手指沿著雙腳背側、膝蓋下方之粗壯骨骼的內側摸索，陰陵泉即位於粗壯骨骼的邊緣處，觸碰到此穴道時會略感疼痛。

穴道按摩的訣竅

拇指關節彎曲，立指尖沿著骨骼內側朝內按壓。左右比照辦理。

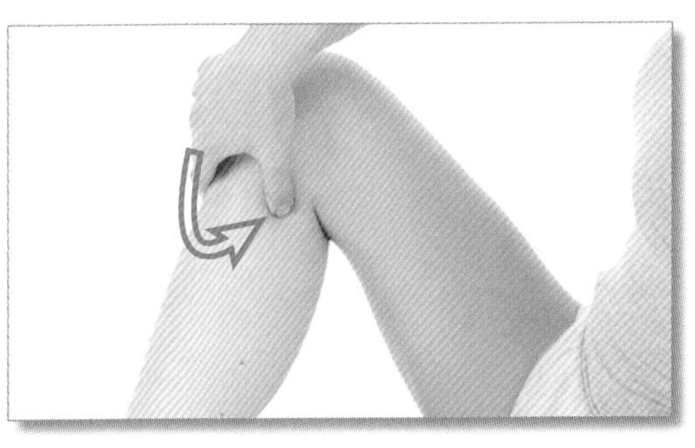

輕輕按壓穴道周遭，即可獲得淋巴按摩的效果，令膝蓋與腳部輕盈無負擔。

但是穴道按摩卻無法治好骨骼與肌肉損傷。而有時風濕與痛風也會導致膝痛，因此當各位出現劇痛時，請務必接受醫師診斷。

淋巴穴道小事典

從食材攝取膠原蛋白

膠原蛋白、彈性纖維蛋白、胺基酸、硫酸軟骨素等營養素與膝蓋痛發生與否有關，而攝取單一的營養補給品並無法獲得充足效果，建議各位應多吃滷豬肉、雞翅等含有上述營養素的食材。

坐骨神經痛

穴道 風市

為能量匯聚處，幫助消除疼痛與麻痺感，令人感覺腳部輕盈自在。

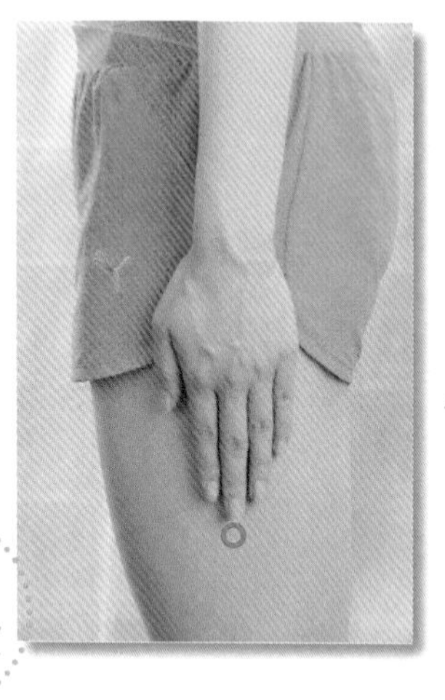

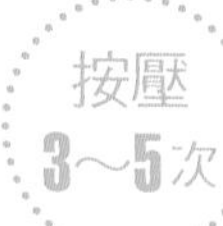

尋找穴道的方法

以「立正」姿勢雙手貼大腿站立時，中指指尖將抵於大腿外側中央，此處即為風市。

穴道按摩的訣竅

中指抵於穴道上後，直接朝向身體中心按壓。左右比照辦理。

穴道 承扶

對背部、腰部疼痛、坐骨神經痛、膀胱炎等症狀有效的穴道。

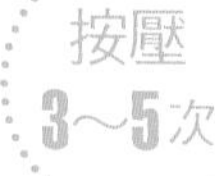

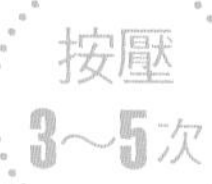

尋找穴道的方法

位於左右臀部隆起處的中心位置往下延伸的線條，以及臀部下方橫紋交叉處。腳骨與臀骨的凹窩處即為承扶。

穴道按摩的訣竅

中指指腹抵於穴道上，在按壓的同時將臀部往上捧。左右比照辦理。

對下半身麻痺與疼痛有效的特效穴道

當縱貫腰椎至腳尖的坐骨神經受到壓迫時，就會出現「坐骨神經痛」這種神經痛症狀。此時患者的腰下、大腿內側、脛骨、小腿等處將會出現麻痺或是疼痛。患者可以透過敲打臀部所產生的聲響來區分「坐骨神經痛」與「腰痛」之間的差異。敲打臀部時若產生較大的聲響者，則有罹患「坐骨神經

淋巴按摩

按摩大腿內側至腰部

按摩的訣竅

對大腿至臀部，臀部至腰部的部位進行淋巴按摩，藉此舒緩肌肉，並促進淋巴流動與血液循環。按摩時就像是讓手掌纏繞於按摩部位一般。

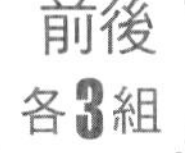

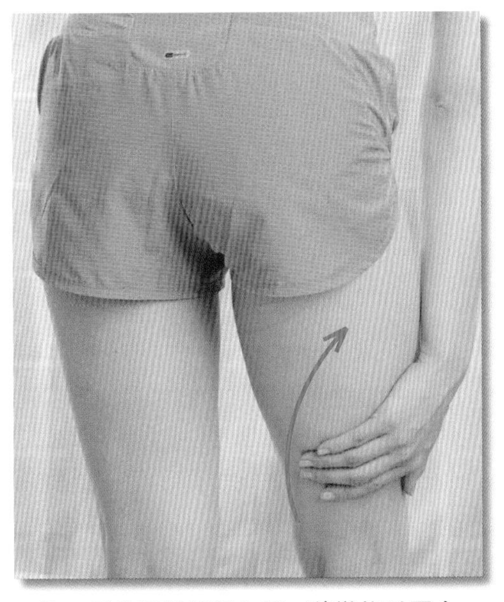

1 手掌置於膝蓋內側，稍微施以壓力，並按摩膝蓋內側至臀部下方的部位，過程中就像是要將按摩部位由內往外扭轉一般。

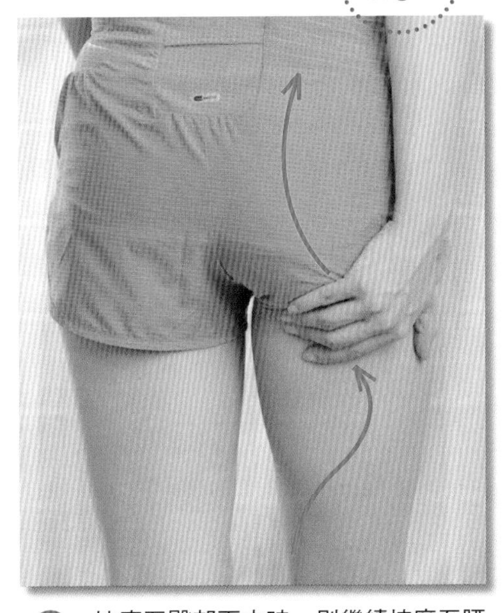

2 按摩至臀部下方時，則繼續按摩至腰部，就像是要以手掌將臀部往上捧一般。

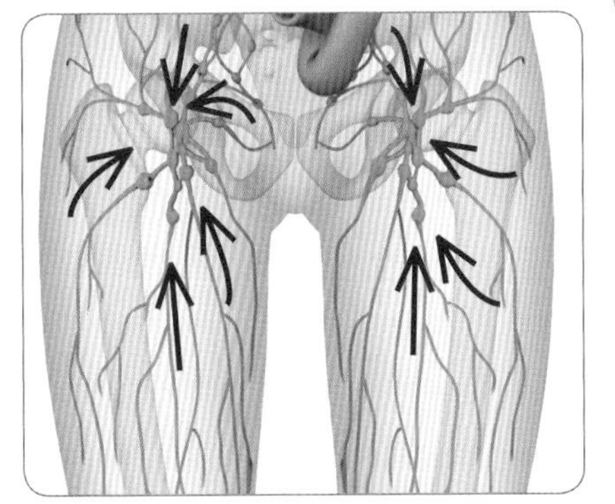

大腿淋巴　讓淋巴液通過腳尖至膝蓋的淋巴結之後匯聚為大腿淋巴，並進一步流往鼠蹊部淋巴結。

痛」的疑慮。而風市這處穴道可以幫助舒緩坐骨神經痛所造成的疼痛與麻痺。承扶則位於坐骨神經的通道上，有助於收縮、伸展臀部與大腿的肌肉。

淋巴的保養對於坐骨神經痛有很好的緩和效果。注意輕輕的按摩，不要對處於過於敏感狀態的神經造成強烈的刺激。

肘痛

穴道

曲池

「曲」代表彎曲，「池」則代表致病因素累積於該處，就像是個池塘一般。除了手部問題之外，也對五十肩、肩膀痠痛等症狀有效。

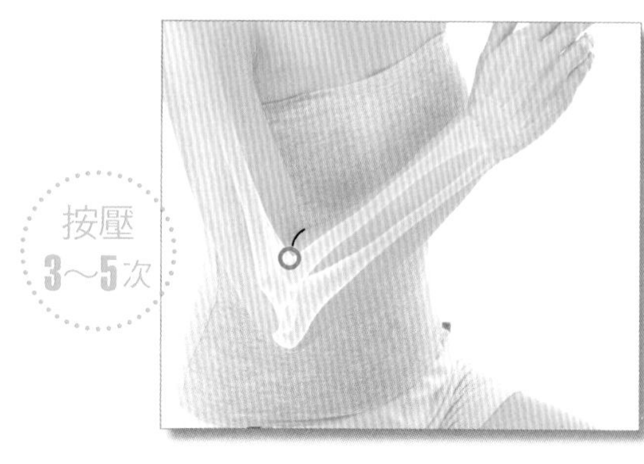

尋找穴道的方法

位於肘關節邊緣的穴道。手肘彎曲時將形成一條橫紋，曲池即位於其外側端點凹窩處。

穴道按摩的訣竅

手肘彎曲，手掌抓握手肘，拇指抵於穴道上，按壓骨骼邊緣。左右比照辦理。

穴道

肘髎

位於手肘內側的穴道，能夠幫助舒緩手臂、膝蓋的風濕，以及神經痛、麻痺等症狀。

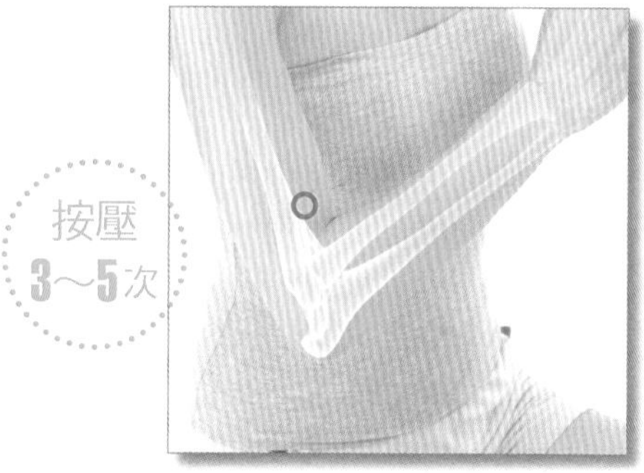

按壓
3～5次

尋找穴道的方法

位於「曲池」往上算去1根拇指寬處。

罹患網球肘時，就進行淋巴按摩吧

包覆肘關節的肌肉發炎乃是導致肘痛的原因所在。進行各種對手肘造成極端負荷的動作，譬如打網球殺球，或是扭轉手部、手提重物等動作時，可能會導致手肘出現疼痛症狀，該症狀被稱做網球肘。

當患部有發熱的情形時，則應使用冰毛巾冰敷；若是沒有發熱的情形，則可以使用熱毛巾或是暖暖包等物熱敷。而手肘、膝蓋等關節都存在有淋巴結，可說是淋巴的航廈。

淋巴按摩

按摩手肘

按摩的訣竅

沿著淋巴流動路徑，按摩手腕到手肘，由手肘到肩膀的部位。按摩時須通過位於手部的特效穴道「曲池」與「肘髎」。按摩力道應輕柔，就像是以手掌包覆住疼痛部位一般。

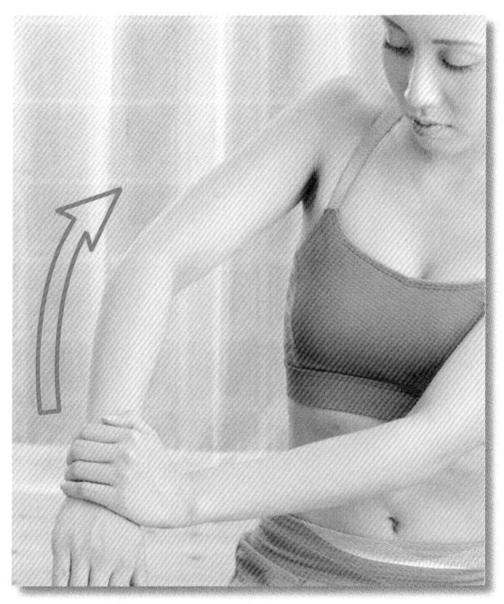

1 手臂稍微彎曲，以手背為起點，朝向手肘輕輕地按摩。

左右各10次

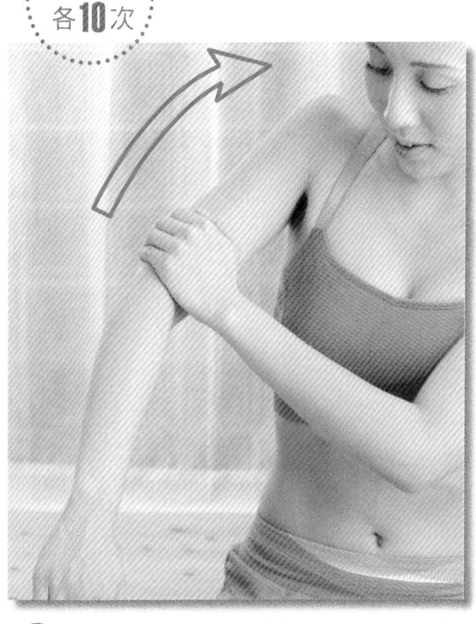

2 也要按摩上臂至肩膀，就像是以手掌包覆住手肘周遭一般。

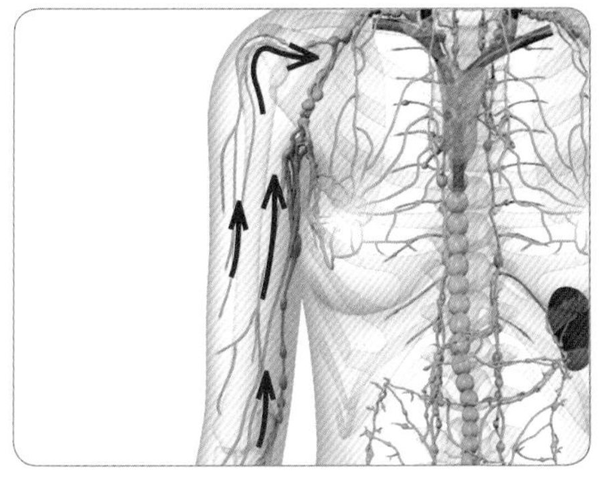

手臂淋巴　淋巴結集中於手肘與腋下。按摩時就像是在令淋巴液由手腕流往手肘，再流往肩膀一般。

而對關節周遭進行「淋巴按摩」則可以幫助舒緩疼痛。由於此時肌肉已經發炎，因此在按摩時以輕柔的力道摩擦即可。

這兩處穴道是對手部問題有效的特效穴道，因此當各位有肘痛症狀時，就快點按壓曲池與肘髎吧。

牙痛

穴道 合谷

由於凹窩形狀酷似山谷，故名合谷。這是一處具有優異鎮痛效果的特效穴道，對頸部以上的疼痛相當有效。

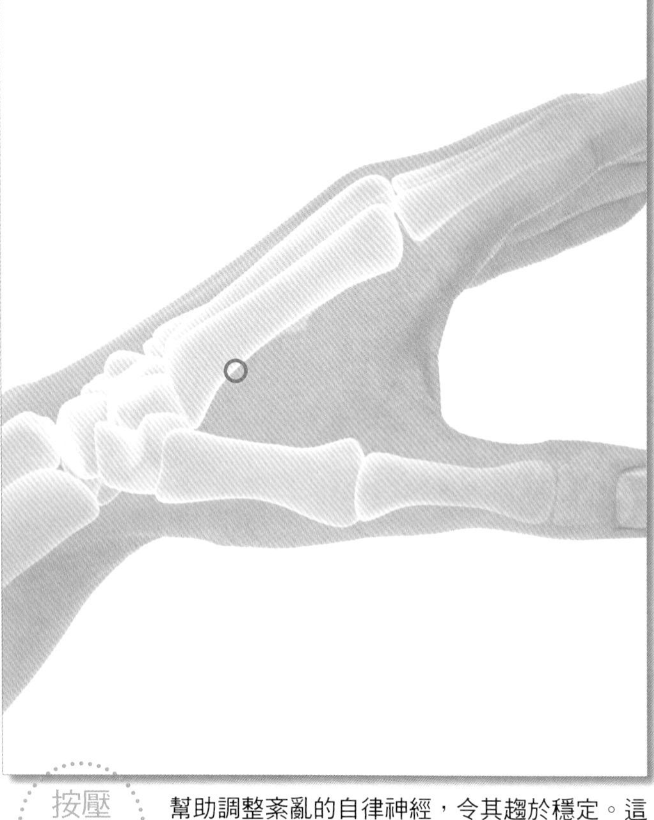

按壓 3～5次

幫助調整紊亂的自律神經，令其趨於穩定。這是一處方便按壓的穴道。

尋找穴道的方法

位於手背側的食指指骨邊緣。手背朝上，手指張開，拇指與食指指骨的接壤處即為合谷。

穴道按摩的訣竅

拇指抵於穴道上，由下往上按壓，就像是讓拇指勾於食指指骨邊緣一般。左右比照辦理。

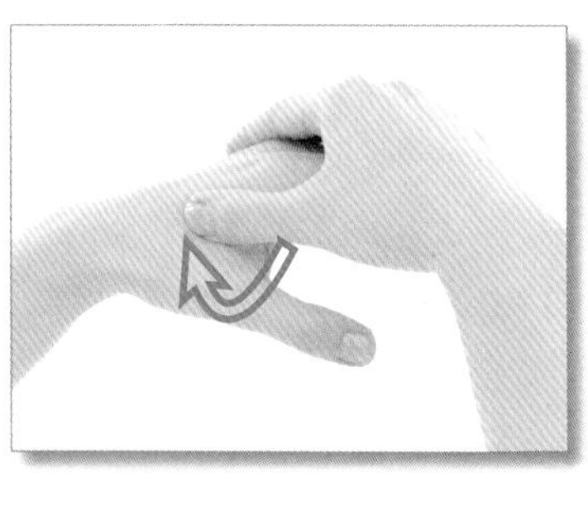

對突發牙痛有效的特效穴道

牙痛時，當事人會感到刺痛感，或是在喝冷飲時感到疼痛。而蛀牙是造成大多數牙痛的原因所在。穴道按摩則可以幫助抑制牙痛。

合谷與溫溜是兩處具備優異鎮痛效果的穴道，對牙痛也相當有效。特別是「合谷」更是一處能夠改善豬般疼痛的萬能穴道。由於按壓上述穴道具有即效性，因此當各位突然出現頭痛、胃

穴道

溫溜

「溫」代表溫暖，「溜」則代表能量流動。除了牙痛之外也對手臂至肩膀的問題有效。

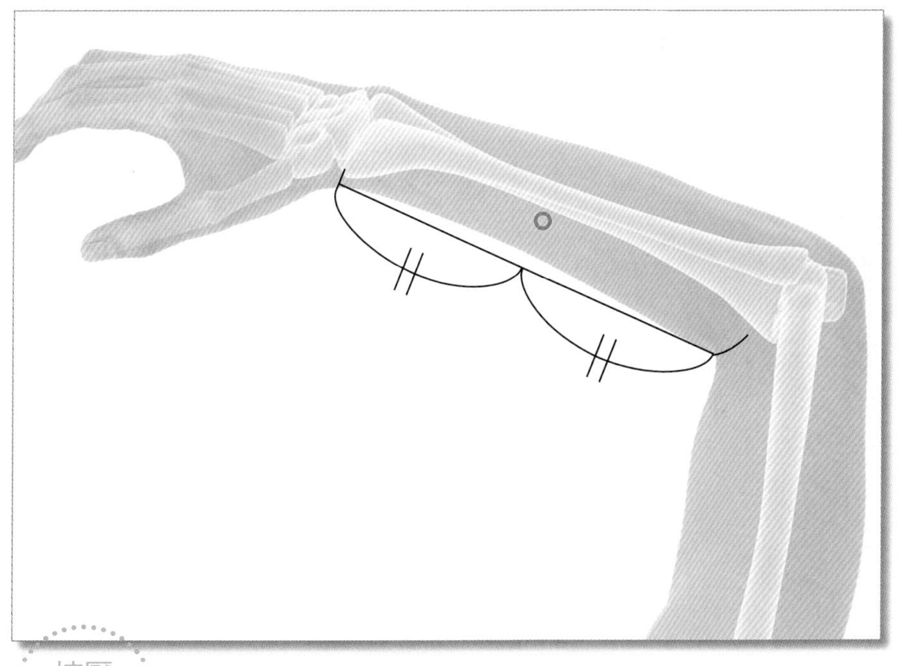

按壓
3～5次

具有優異的鎮痛效果，且具有即效性，能夠做為緊急處理手段。

尋找穴道的方法

手腕彎曲時與手肘之間形成的橫紋中心，骨骼邊緣靠近身體側處即為溫溜。

穴道按摩的訣竅

由上方抓握手臂，拇指抵於穴道，並緩緩地由骨骼邊緣往上推壓。左右比照辦理。

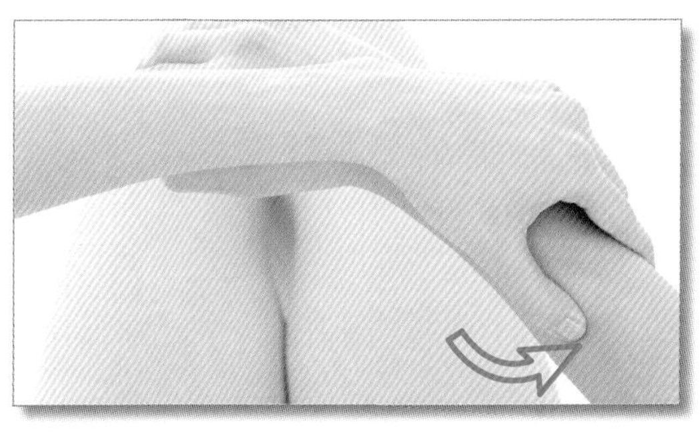

痛、喉嚨痛等症狀時，即可透過按壓上述穴道進行緊急處理。

當疼痛劇烈時，則以穴道稍感疼痛的力道按壓5秒，並重複進行3組。右側牙齒疼痛即按壓右側穴道；反之左側牙齒疼痛即按摩左側穴道，兩處穴道皆比照辦理。

淋巴穴道小事典

沒有臼齒就無法用力？

用力時緊咬臼齒，如此一來就可以給予交感神經刺激，藉此進入戰鬥模式，並讓肌肉開始匯聚能量。各位可以試著在嘴巴張開的情況下拿起重物，相信這樣子就可以理解臼齒是多麼重要的存在了。

變美麗的生活習慣小提醒

淋巴按摩與穴道按摩這兩種自我保養能夠輕而易舉地為我們帶來美麗與健康。但若是因為酗酒過量、抽菸、睡眠不足等錯誤習慣而導致生活節奏紊亂，可就浪費掉難得的自我保養了。因此建議各位要配合均衡飲食與適當運動，同時過著規律生活。除此之外，以下還有幾個小提醒能夠讓各位變得更加美麗與健康。

- 避免受寒
- 避免蓄積壓力
- 攝取充足水分
- 攝取充足睡眠
- 笑口常開

「笑口常開」是令人變美麗的重要行為。研究指出，腦部的血清素分泌量低落時，當事人就容易感到情緒低落、壓力纏身。而笑出聲音來則可以促進腦部分泌血清素，令人感到心情愉悅。

因此當各位感到情緒低落時，則應試著嘴角上揚。即便是假笑也沒有關係，由於腦部仍然會判斷主人正在笑，進而分泌血清素，因此當事人將逐漸感到心情愉悅。笑容可以讓我們的表情變得開朗而充滿活力呢。

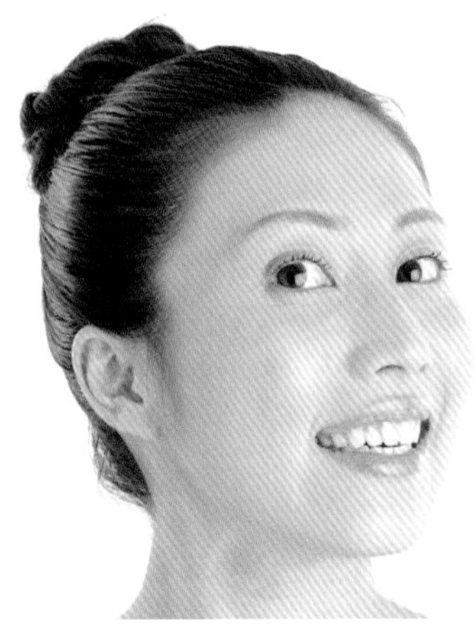

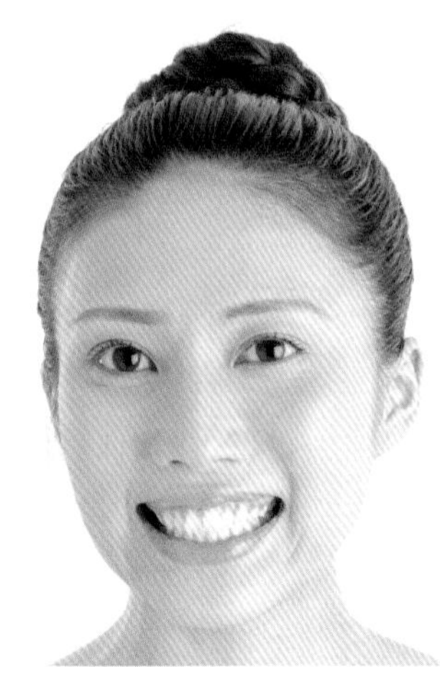

活動眼睛、嘴巴、臉頰等處的肌肉來訓練怎麼笑吧。

Chapter 5

整理心境

淋巴按摩與穴道按摩也對心靈層面的煩惱有效。

由於對身體、腦部、神經皆會產生作用，因此能夠幫助消除身心疲倦。以下就讓我來介紹幾項對心靈問題特別有效的療癒系保養菜單吧。

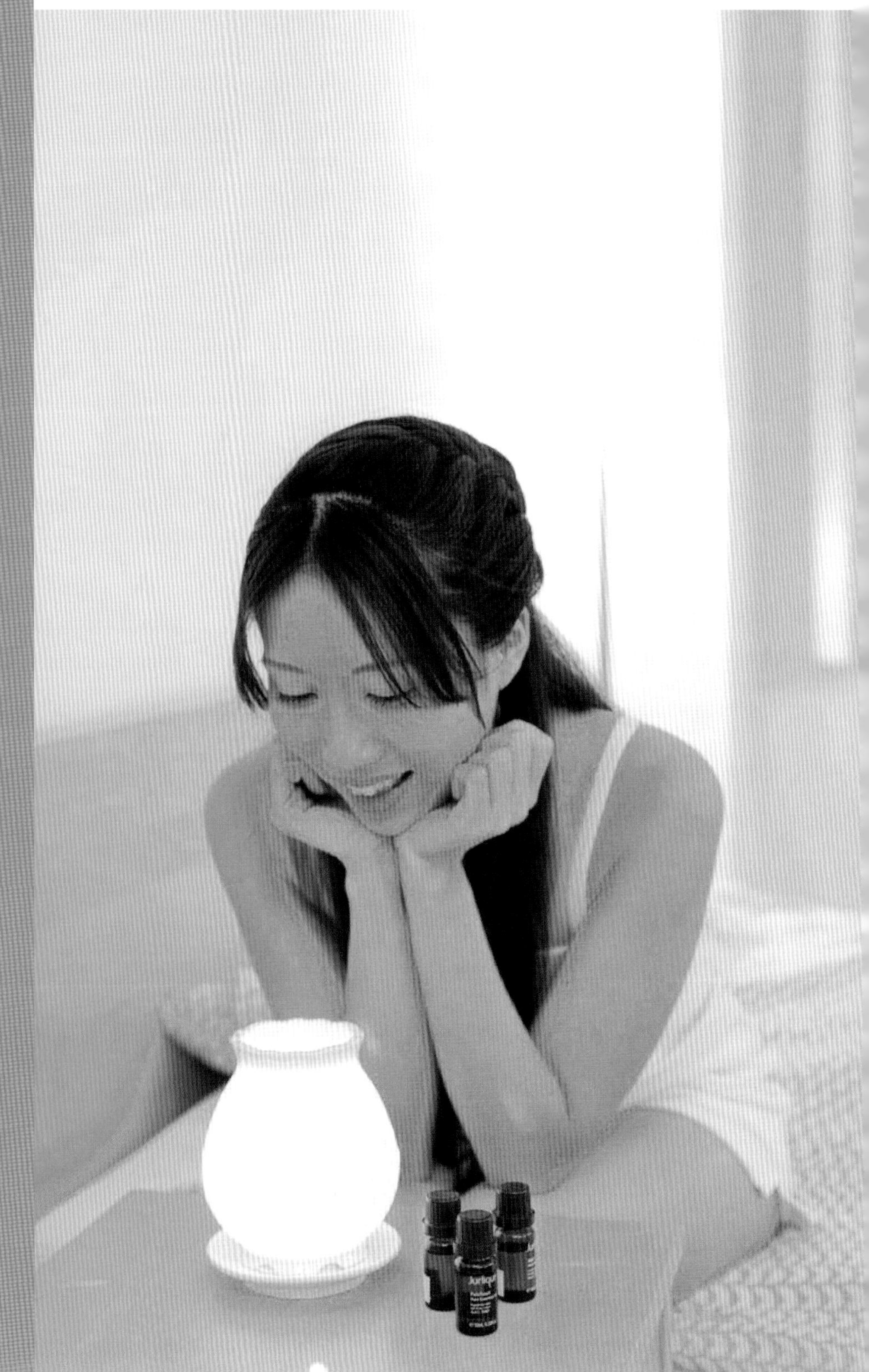

陷入憂鬱時

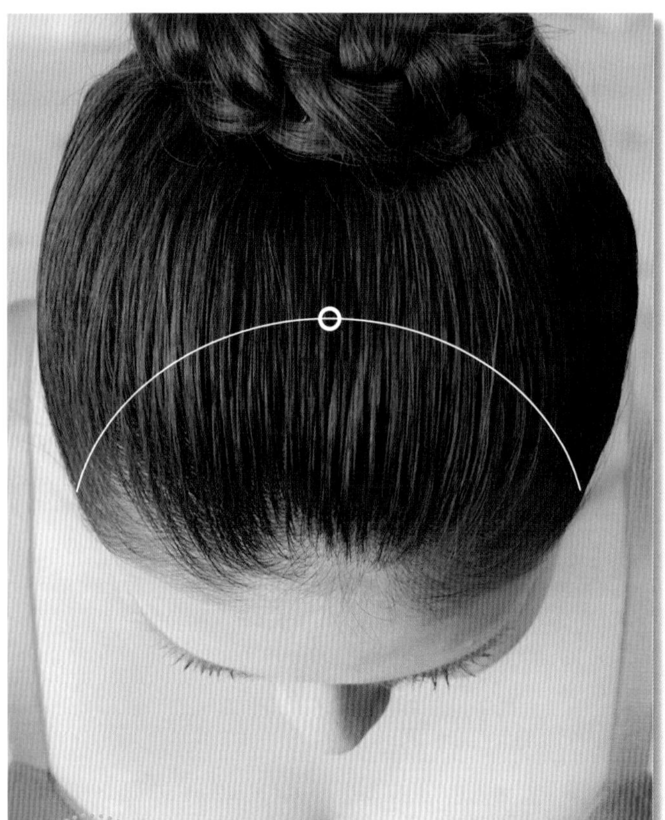

穴道

百會

此穴道名為「百會」，其中的「百」代表它具有諸般效果。百會位於頭頂中央，能夠幫助改善暈眩、突然站起時頭昏、頭痛、落枕等症狀。

按壓 3～5次

這是一處應用範圍廣泛的「萬能穴道」，也能夠幫助提振精神，因此在宿醉時按摩此穴道也頗為有效。

尋找穴道的方法

百會位於雙耳上端連線的正中央，亦落在眉心往上延伸的線上。

穴道按摩的訣竅

豎中指抵於穴道上，緩緩地朝正下方按壓。

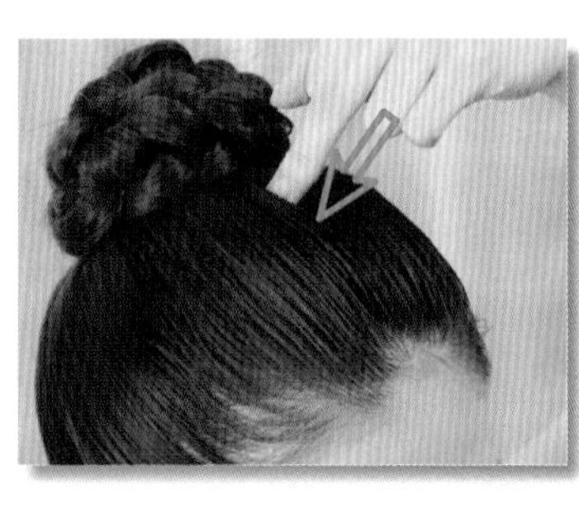

血清素令情感趨於穩定

當腦內的血清素分泌量減少時，我們就會出現憂鬱症狀。血清素是一種使情感處於穩定狀態的神經傳導物質。由於能夠幫助抑制人體興奮時所分泌的多巴胺，以及恐懼時所分泌的正腎上腺素等激素，因此當血清素分泌量不足時，我們就容易陷入憂鬱狀態。

血清素也被稱為節律荷爾蒙，研究指出當腦部感受到特定節律時，就會釋放血清素。譬如有些人聽到電車行駛的聲音，或是唸經的聲音時會感到情緒放鬆，原因就是出在血清素的釋放上。

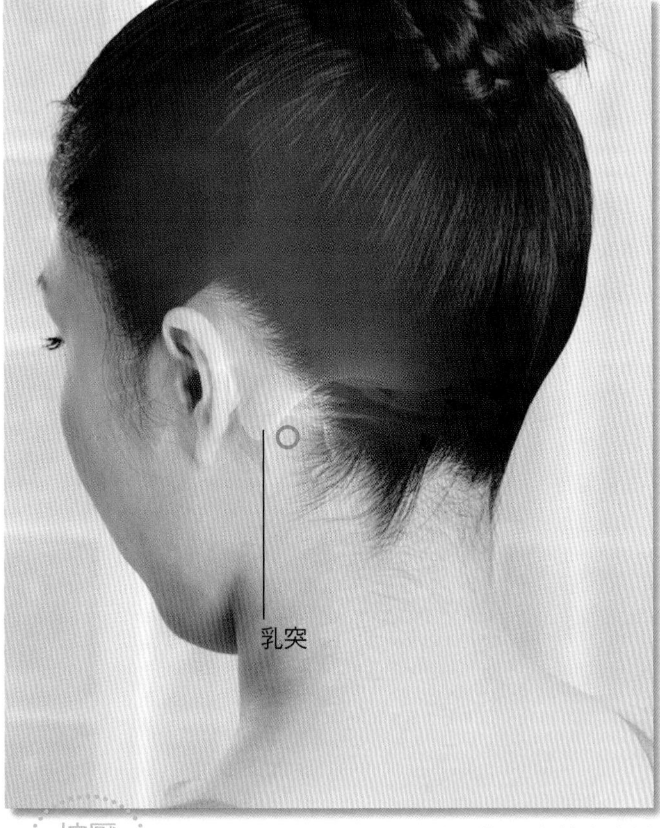

穴道

完骨

位於耳後凸起骨骼（乳突）下方的穴道。對偏頭痛、暈眩、失眠等症狀也頗為有效。

按壓 3～5次

促進頭部血液循環的穴道，能夠改善血液循環，並令血清素的循環趨於穩定。

尋找穴道的方法

以耳後的突起骨骼（乳突）頂端為起點，以手指向後摸索至凹窩處，此處即為完骨。

穴道按摩的訣竅

拇指抵於穴道上，從骨骼邊緣往上按壓。左右比照辦理。

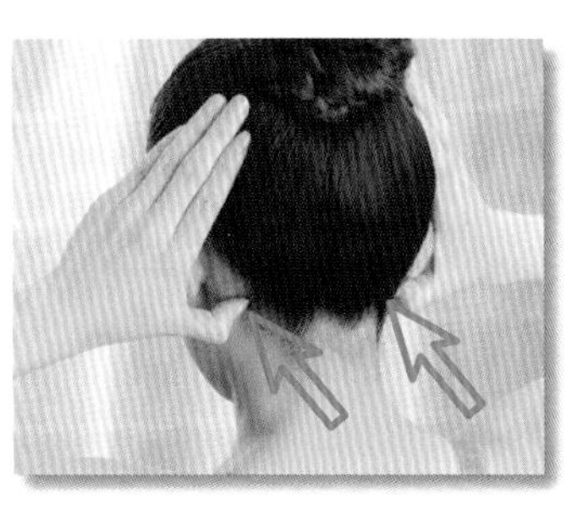

除此之外，富節奏地進行穴道按摩或頭部按摩也相當有效。百會這處穴道能夠幫助整頓自律神經；而完骨這處穴道則能促進頭部血液循環。按壓上述兩處穴道能夠令精神放鬆，進而令衰弱的活力盡復舊觀。

淋巴穴道小事典

不吃肉會導致憂鬱？

人體必需具備色氨酸、維生素B6等營養素，腦部才能夠製造幫助維持情感穩定的神經傳導物質—血清素。人體無法自行製造上述營養素，僅能夠從飲食攝取。而「豬肉」當中則同時含有上述營養素。

想要提高專注力時

穴道

手三里

「三里」具有整頓身體狀態的意涵，按壓此穴道能夠幫助改善消化系統方面的問題，同時也對牙痛、口腔炎等症狀有效。

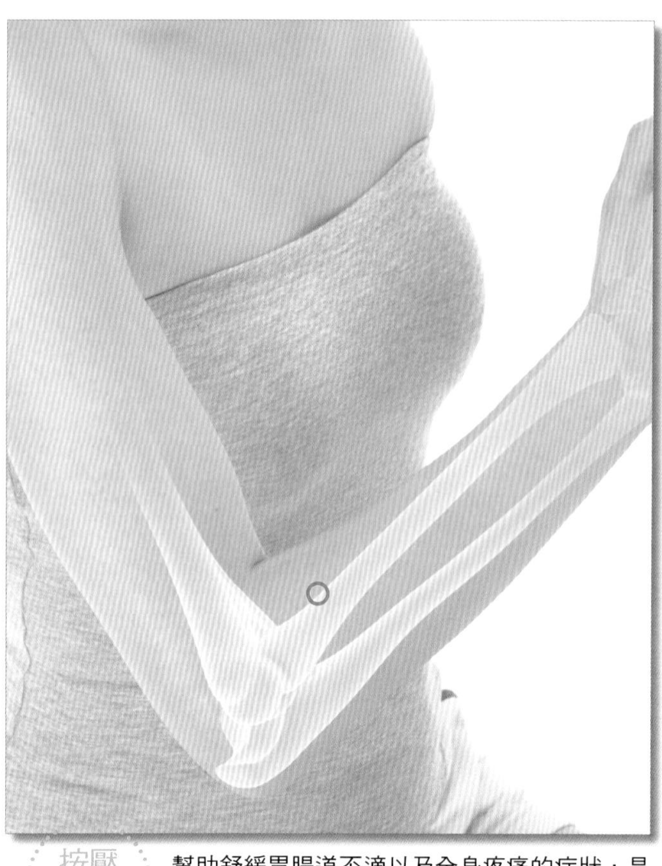

按壓 3～5次

幫助舒緩胃腸道不適以及全身疼痛的症狀，是一處位於手臂的穴道。除此之外也對肩頸、手肘等部位的疼痛、痠痛、倦怠感有效。

尋找穴道的方法

食指指尖抵於手肘橫紋上，朝手腕方向算去3指寬處即為手三里。

穴道按摩的訣竅

以指頭下陷至骨骼內側的力道按壓。左右比照辦理。

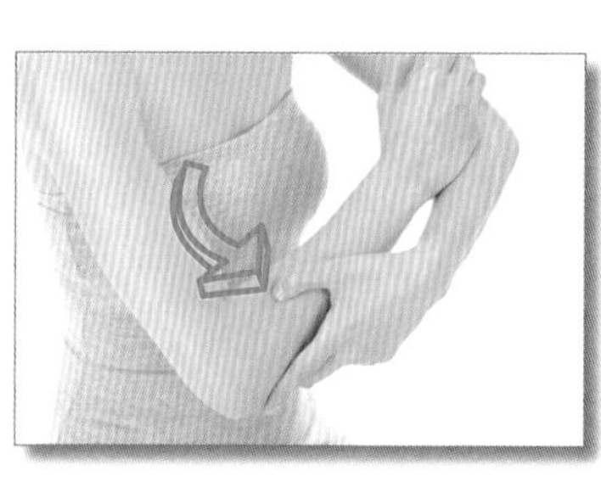

位於手掌與手臂上的穴道能夠幫助有效轉換心境

過勞、壓力、長期睡眠不足將會導致自律神經紊亂，進而令心靈逐漸感到疲倦不堪。

有時候我們會對穿衣打扮、閒話家常等理應相當開心的事情感到厭煩不已，此時就可以試著按壓位於手臂與手掌上的穴道，藉此提高精力。

手三里這處萬能穴道則能夠穩定精神，令人重獲元

穴道

合谷

由於凹窩形狀酷似山谷，故名合谷。這是一處具有優異鎮痛效果的特效穴道，對頸部以上的疼痛相當有效。

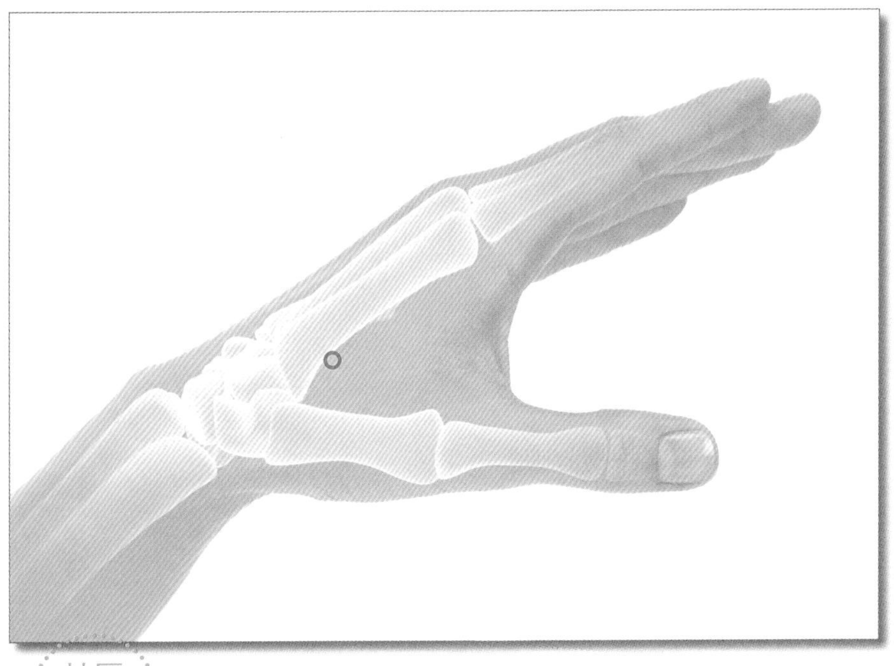

按壓 3～5次

幫助調整紊亂的自律神經，令身心放鬆。對頸部以上的問題相當有效。

尋找穴道的方法

位於手背側的食指指骨邊緣。手背朝上，手指張開，拇指與食指指骨的接壤處即為合谷。

穴道按摩的訣竅

拇指抵於穴道上，由下往上按壓，就像是讓拇指勾於食指指骨邊緣一般。左右比照辦理。

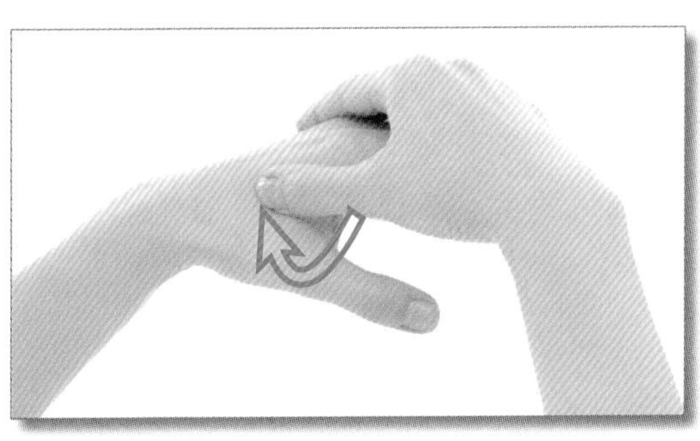

氣。而胃腸道是人體的能量來源，按壓手三里也能夠令其維持正常運作，進而獲得由內而外的幹勁。

合谷位於手背上，能夠幫助消除壓力與頭痛，並消除內臟不適，藉此恢復人體活動所需的能量。

淋巴穴道小事典

「打呵欠」能夠提高專注力

有時候身處乏味課程等場合時，我們會「打呵欠」。這是一種因為腦部缺氧所產生的生理現象，可不是因為我們感到無聊喲。因此當各位想要提高專注力時，就可以刻意打呵欠，藉此提供給腦部大量氧氣吧。

感到不安時

穴道

膻中

「膻中」具有抑制邪氣，守護胸口（心靈與心臟）的意涵。按壓此穴道能夠幫助舒緩壓力，消除不安。

肋骨——1
2
3
4
5

按壓 3～5次

突然感到壓力時，則可以試著按壓此穴道。

尋找穴道的方法

位於第四肋骨與第五肋骨之間。

穴道按摩的訣竅

中指抵於穴道上，朝向身體中心按壓。

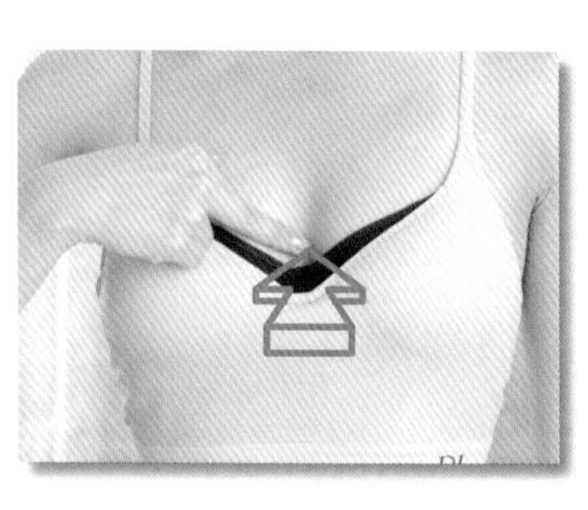

打造放鬆的身心靈

每個人都會感到「不安」。有時候即便沒有特殊理由，我們仍會感到莫名不安，這代表我們的心靈已經快要被壓力擊敗了。此時我們就要進行穴道按摩，藉此令精神趨於穩定。

膻中可說是與精神狀態息息相關的穴道，有時我們會因為壓力蓄積而感到胸口壓迫不適，此時予以膻中這處穴道刺激則可以幫助消除心靈緊繃，進而感到神清氣爽。

穴道

天容

此穴道能幫助穩定紊亂的自律神經，並放鬆情緒。此外也具有消除壓力的效果。

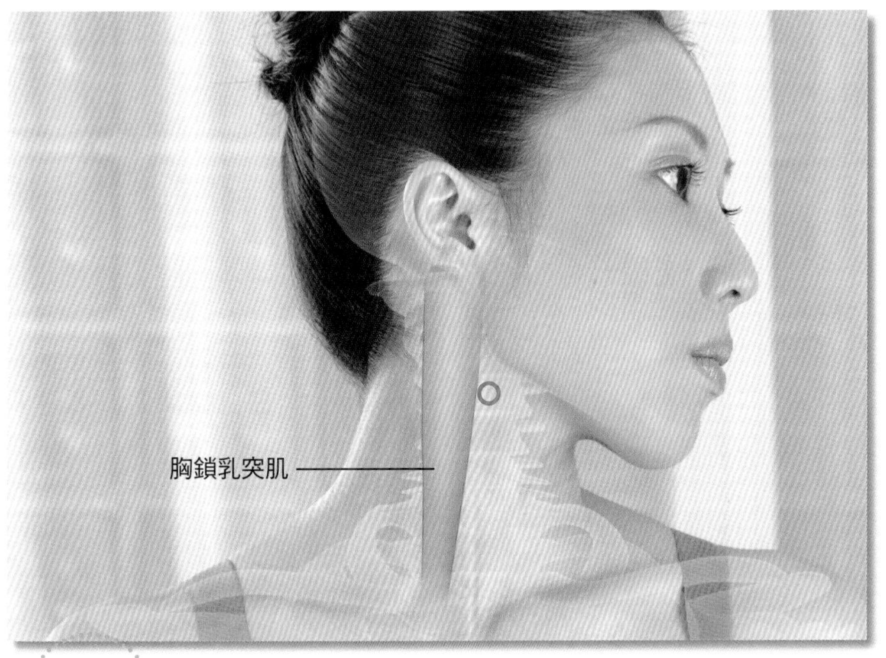

按壓 3～5次

對耳朵、喉嚨、頭部等鎖骨以上的問題有效。

尋找穴道的方法

位於兩耳下方，下顎兩角後方。耳下至頸部連結有一條粗大肌肉（胸鎖乳突肌），此穴道即位於其前緣。只要向兩側轉動頸部，胸鎖乳突肌即會凸起，因此相當容易尋找。

穴道按摩的訣竅

中指抵於凹窩處，向內側推壓。左右比照辦理。

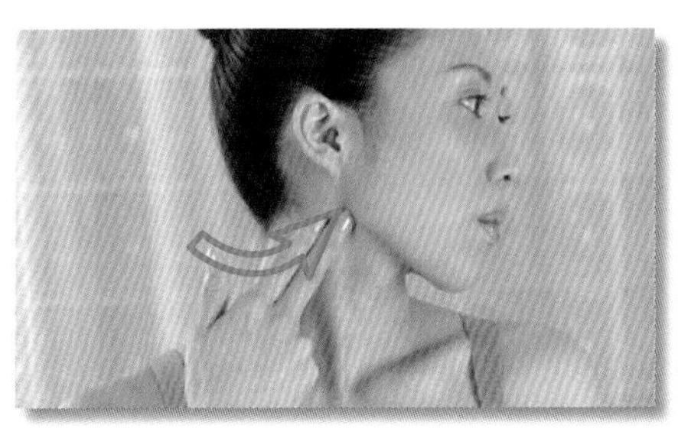

除此之外，天容這處穴道則可以令自律神經恢復平衡，進而放鬆心靈。

感到不安時，我們必須優先令身心放鬆。因此可以對頸部至肩膀、鎖骨的淋巴進行按摩，藉此消除身體緊繃，同時也令情緒趨於穩定。

淋巴穴道小事典

感到不安代表心靈健康

感到不安證明我們的心靈健康。當人體不再分泌「正腎上腺素」這種不安物質，則當事人即便面對死亡也不會感到恐懼。正腎上腺素分泌量也是導致「憂鬱」的原因之一。希望各位能夠與不安和平相處，藉此維持心靈平衡。

輾轉難眠時

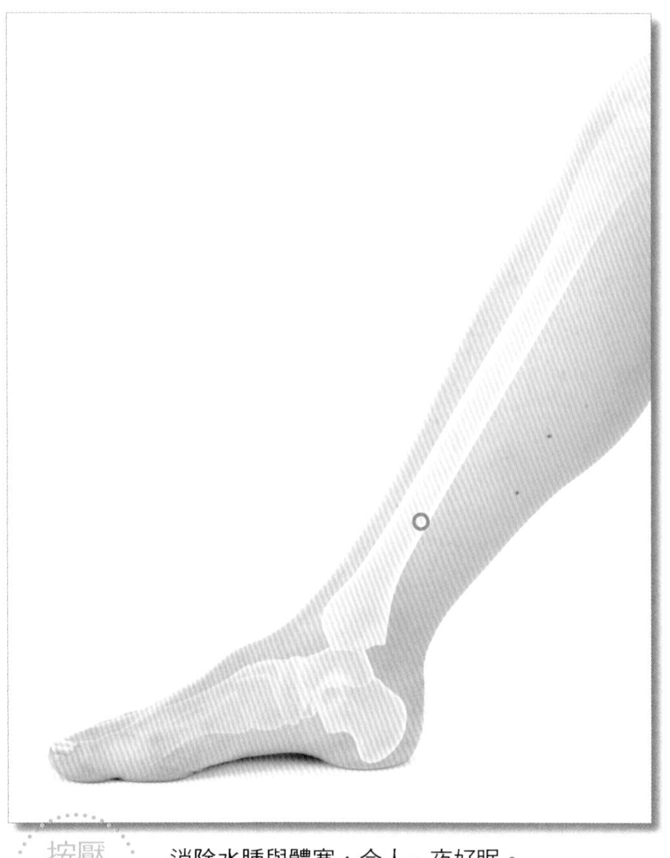

穴道

三陰交

三條陰經交會處。除了能夠改善暈眩、水腫之外，也能促進手腳血液循環，進而令身心放鬆。

按壓 3～5次　消除水腫與體寒，令人一夜好眠。

尋找穴道的方法

小指指尖抵於內踝骨，朝向膝蓋算去4指寬處即為三陰交。

穴道按摩的訣竅

手抓握腳部，拇指抵於腳骨內側，以指頭下陷至腳骨內側的力道按壓。左右比照辦理。

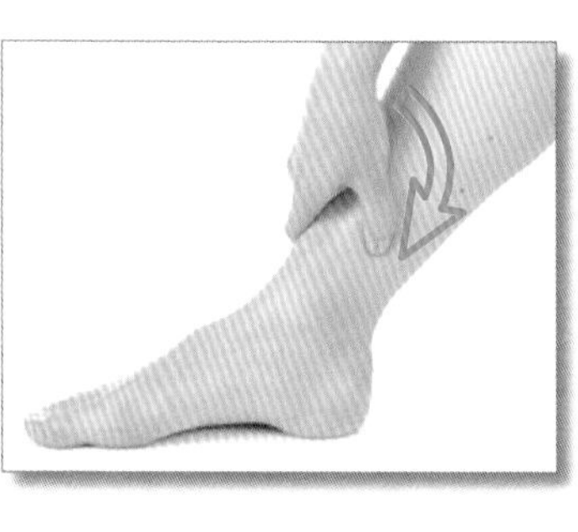

打造放鬆的身心靈

睡眠狀況是心靈健康與否的測量器。當腦部疲勞時就會輾轉難眠，而失眠又會令腦部變得更加疲勞……。為了避免陷入「失眠」的輪迴當中，我們應該設法在就寢前放鬆身心。

而穴道按摩能夠作用於自律神經，令自律神經活躍運作，進而提高放鬆效果。三陰交位於小腿內側，失眠則位於腳踵，這兩處穴道乃是

穴道

失眠

此穴道有助於「改善失眠」，對失眠、腳底疼痛、腳部倦怠感、腳部水腫等症狀有效。

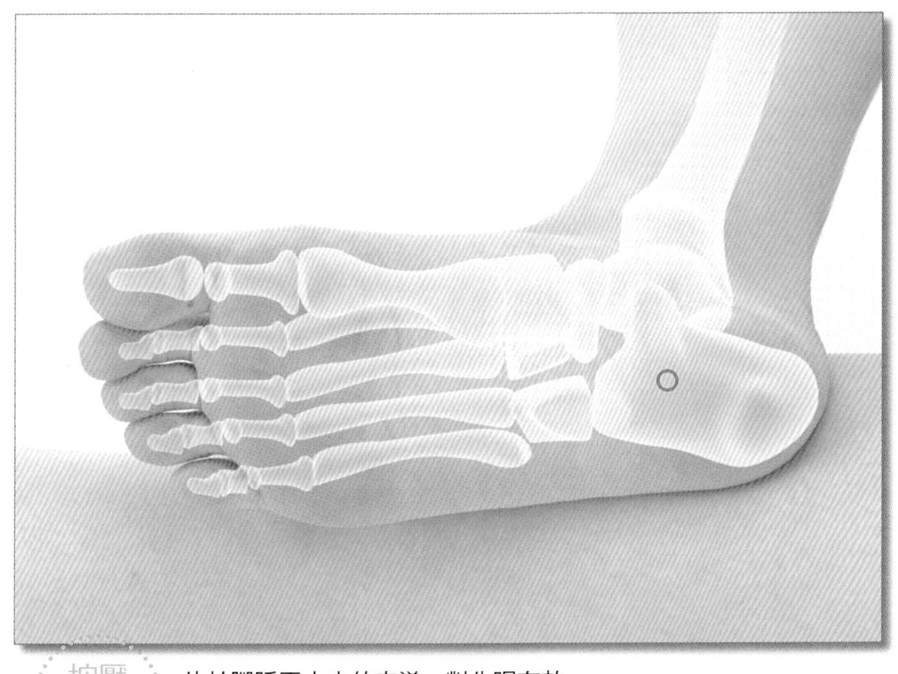

按壓 3～5次

位於腳踵正中央的穴道，對失眠有效。

尋找穴道的方法

位於腳踵中心肉多而隆起處。腳部水腫時按壓此穴道則會感到一股鈍痛。

穴道按摩的訣竅

拇指放置於腳踵中心，以將全身重量落在腳踵上的感覺按壓。

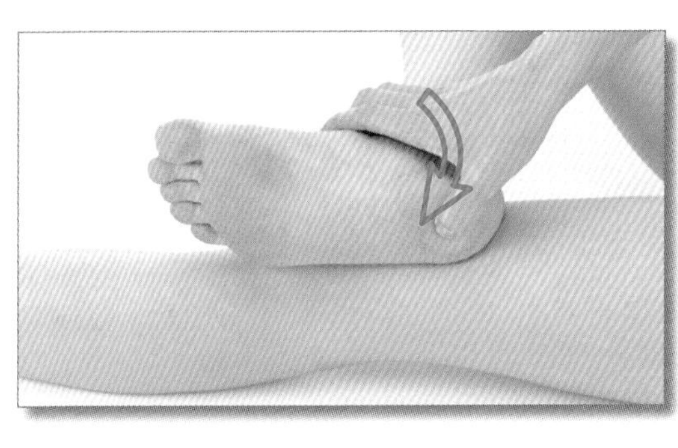

令人一夜好眠的特效穴道。按壓上述穴道能夠促進全身血液循環，進而獲得放鬆。

泡澡與淋巴按摩幫助身體放鬆的效果也頗為優異。

各位可以在睡前泡個溫水澡，或是在床上緩緩地按摩腹部等等，藉此促進全身血液循環，令身心靈放鬆。

淋巴穴道小事典

為什麼會做夢？

睡眠由「深層睡眠（非快速動眼睡眠）」、「淺層睡眠（快速動眼睡眠）」所構成，兩者將會於睡眠過程當中交替出現。而我們只有在淺層睡眠時才會做夢。假設有個人每天睡8小時，則他會在睡眠過程當中做4次夢。

想要舒緩緊張時

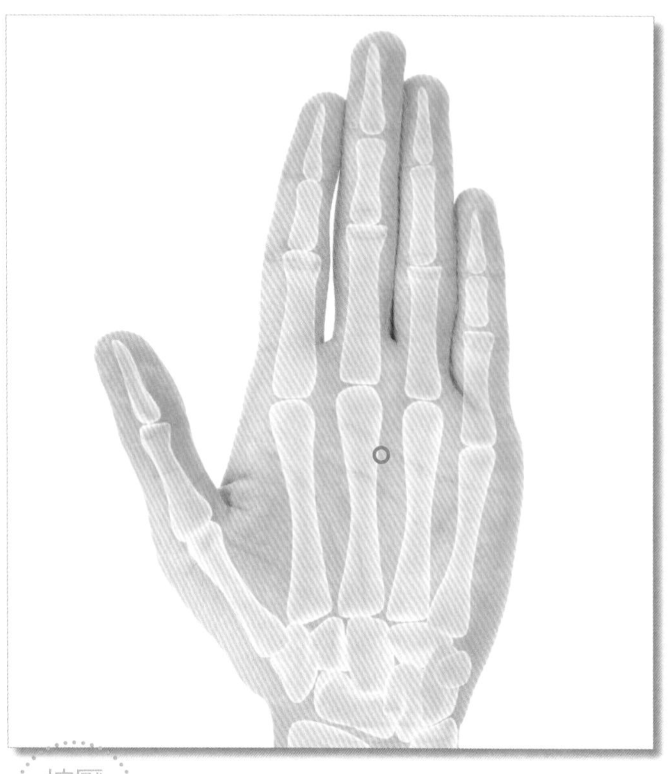

穴道

勞宮

令自律神經趨於穩定平衡的穴道。對情緒低落、焦慮不安等因心靈疲倦所導致的症狀有效。

按壓 3～5次

位於掌心的穴道。以此穴道為中心按摩手掌能夠幫助放鬆。

尋找穴道的方法

沿著中指指骨往下摸索會摸到一凹窩，勞宮即位於該凹窩稍偏無名指側。

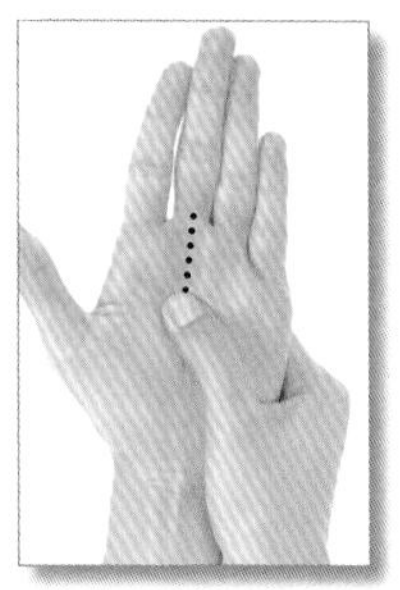

穴道按摩的訣竅

拇指抵於穴道，按壓時感覺就像是以拇指往上頂。

控制令人感到焦慮不安的因素吧

當事情不順遂時，我們有時就會感到焦慮不安，或是出現奇怪的緊張感，而且還無法自行控制上述情緒。

身體疲勞是導致緊張感纏身的原因之一。乍看之下兩者之間並無關連，但是由於當身體疲勞時，腦部就會向身體傳遞能量，因此會令交感神經處於優勢地位，以致持續處於緊張狀態。

穴道

巨闕

此穴道具有「大顆心臟」的意涵。對心悸、喘不過氣等心臟問題，以及胃腸道疾病、心臟疲勞等症狀有效。

劍突

按壓 3～5次　邊大口深呼吸邊按壓。

尋找穴道的方法

位於鳩尾中央。胸骨下方之劍突向下算去3指寬處即為巨闕。

穴道按摩的訣竅

中指指腹抵於穴道，朝向身體中心輕輕地按壓。

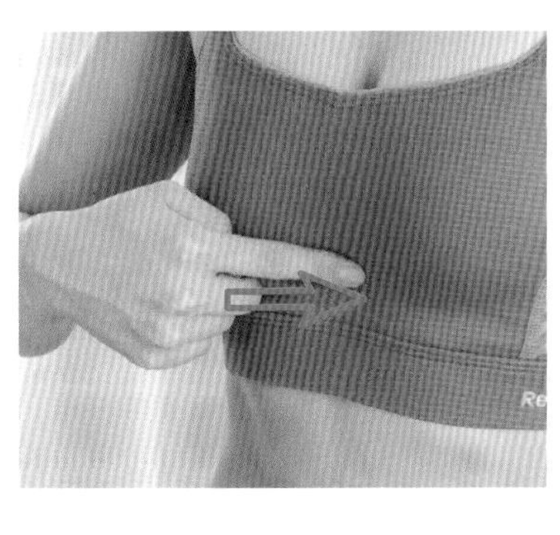

而按壓勞宮、巨闕這兩處穴道則可以幫助消除緊張，其中「勞宮」位於方便按壓的手掌上。

想要放鬆時就試著按壓此穴道吧。而「巨闕」則位於腹部，在緩緩地按摩此穴道時，亦須配合悠長吐氣，因為吸氣時是最作用於交感神經，吐氣時則是作用於副交感神經。

淋巴穴道小事典

狗不會流汗

人體感到溫度升高時，就會透過流汗來降低體溫，藉此調節體溫。狗跟人不一樣，負責排汗的「汗腺」並不發達。而由於狗很怕熱，因此會張嘴喘氣，藉此降低體溫。

透過豐富的飲食生活打造由內而外的美麗

攝取營養均衡的飲食才能夠每天都過得美麗又健康。

即便每天進行淋巴按摩與穴道按摩，若是沒有將營養送抵體內，同樣無法促進細胞新陳代謝，因此難以令肌膚恢復彈性與光澤。

而在攝取均衡飲食之餘，同時攝取諸般具藥效的成分也相當重要。譬如各位可以在烹飪過程中添加市售的辛香料、乾燥香草，或是搭配新鮮藥草茶一起享用，藉此清除體內髒污。

除此之外，所謂的漢方中藥乃是一種「食療」，能夠根據自身體質搭配不同生藥乃是其一大魅力。而若是對生藥的氣味與味道感到無法接受的人，也可以將生藥磨粉後裝入市售的膠囊當中服用。

各位在烹飪過程中常用的薑、山椒、芝麻等材料其實也都是漢方中藥。我們都不知不覺地在日常飲食當中吃下不少對身體有益的食物。而當各位掌握各種漢方中藥、香草、蔬菜等材料當中含有哪些營養之後，將會逐漸對營養產生興趣。豐盛的食物能夠豐盛我們的心靈，進而變得更加美麗。

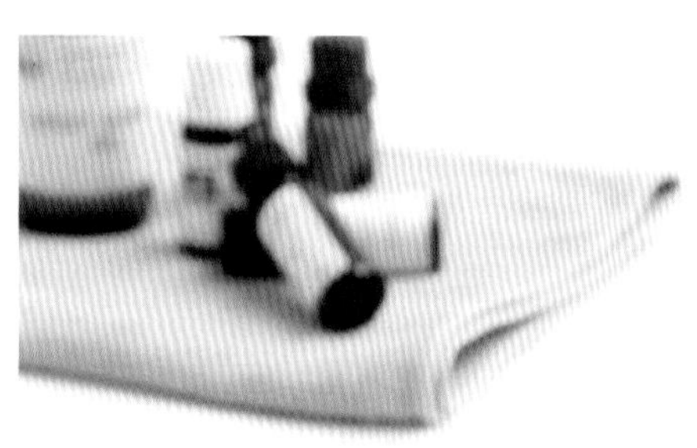

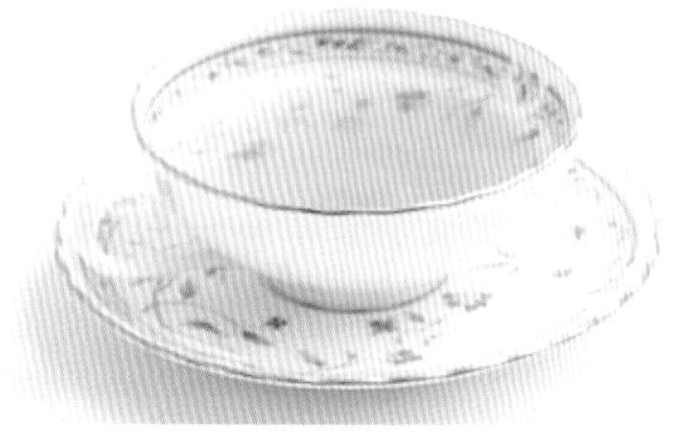

Chapter 6

解決女性煩惱！

下面所介紹的菜單能夠有效舒緩諸般因經期，乃至於賀爾蒙分泌等因素所導致的女性特有煩惱與問題。著手進行淋巴按摩（伸展操）與穴道按摩能夠幫助促進血液循環，並調整賀爾蒙平衡。讓我們建立起進行淋巴按摩（伸展操）與穴道按摩的習慣，藉此打造毫無身心煩惱的體質吧。

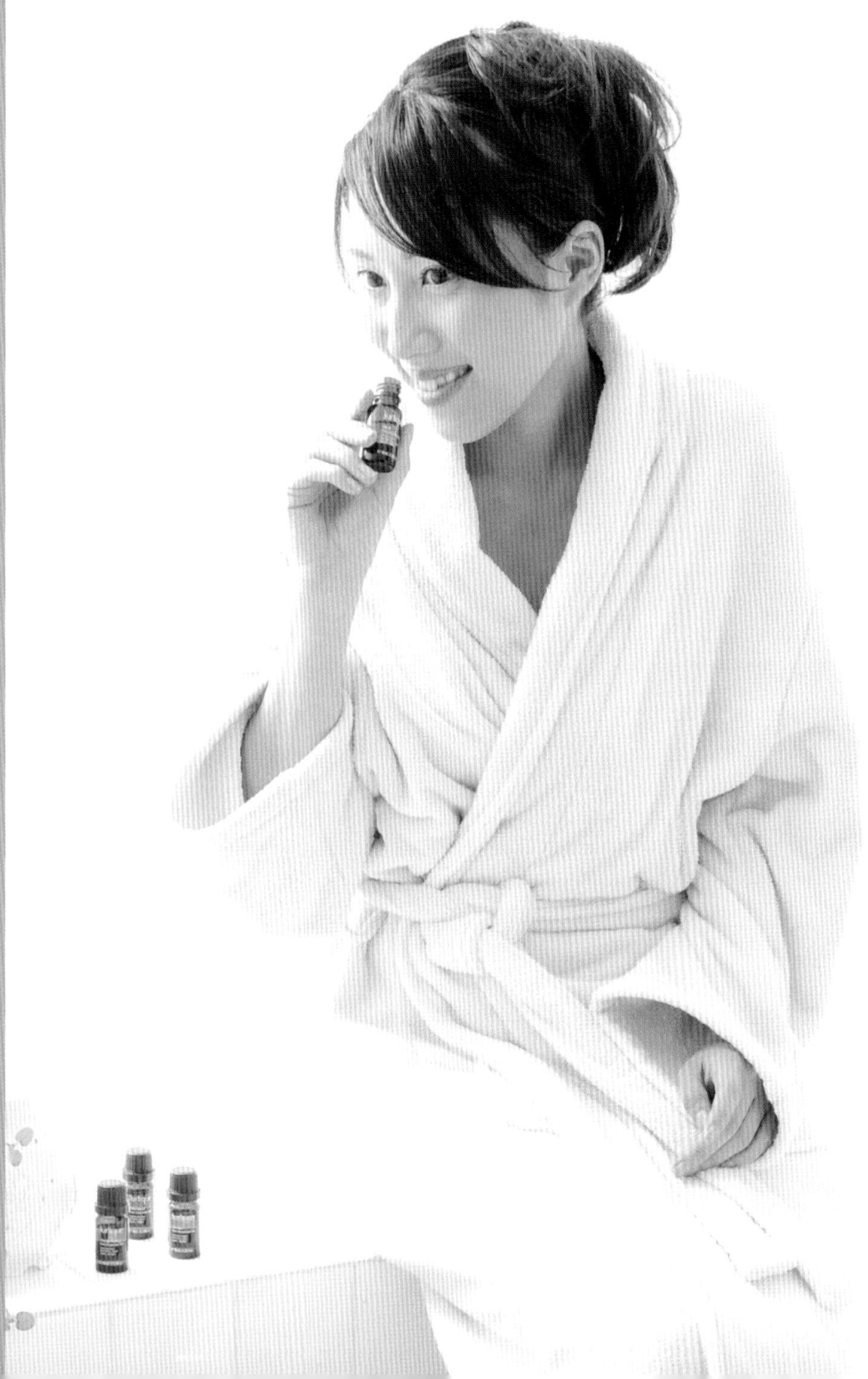

體寒

穴道 足井穴

為左右腳趾總共20處的穴道之總稱。能夠調整體內能量，並消除血液循環不良。

尋找穴道的方法

位於兩腳腳趾趾甲根部兩側。

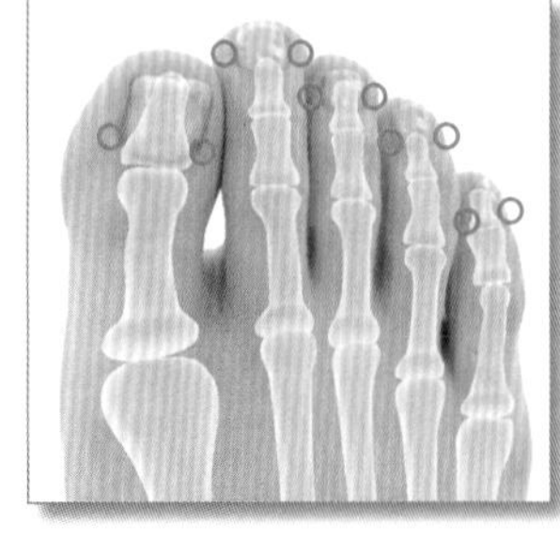

穴道按摩的訣竅

以拇趾為起點，依序抓握按壓趾甲邊緣。左右比照辦理。

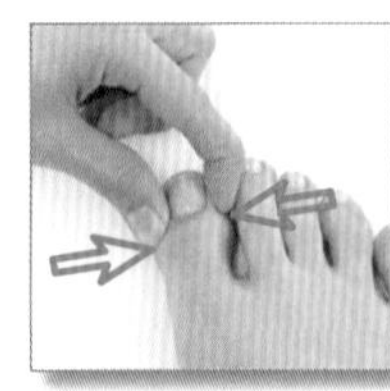

穴道 三陰交

對婦女病有效的穴道，能夠幫助改善暈眩、水腫，同時促進手腳血液循環，令其放鬆。

尋找穴道的方法

小指指尖抵於內踝骨，朝向膝蓋算去4指寬處即為三陰交。

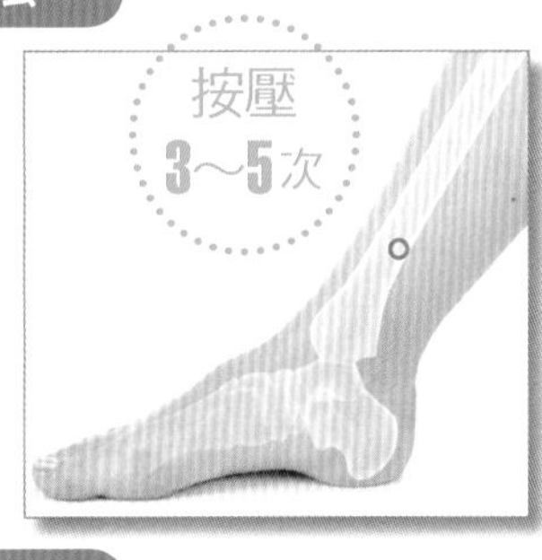

穴道按摩的訣竅

手抓握腳部，拇指抵於腳骨內側，以指頭下陷至腳骨內側的力道按壓。左右比照辦理。

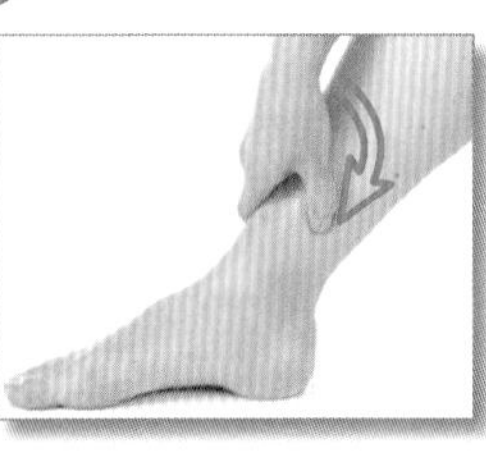

透過穴道按摩擴張血管，透過淋巴伸展操促進血液循環

許多女性都抱持有「體寒」的煩惱，而血液與淋巴液循環不良則是造成此症狀的原因所在。當體寒症狀深及內臟時，更會連帶引發諸般身體不適與疾病，因此希望各位能夠趁症狀尚輕時多加保養。

穴道按摩能夠有效促進血液循環。穴道按摩能夠給予副交感神經刺激，進而令血管擴張，讓人體釋放促進血液循環的神經傳導物質。如此一來血液循環將變得更加順暢。而足井穴對末梢的體

淋巴按摩

伸縮腳踝淋巴

按摩的訣竅

淋巴管本身具備幫浦功能，活動其周遭的骨骼與肌肉時可以令其活躍運作。由於腳尖是淋巴流動的起點，因此讓我們透過伸展腳踝，藉此活化其運作吧。

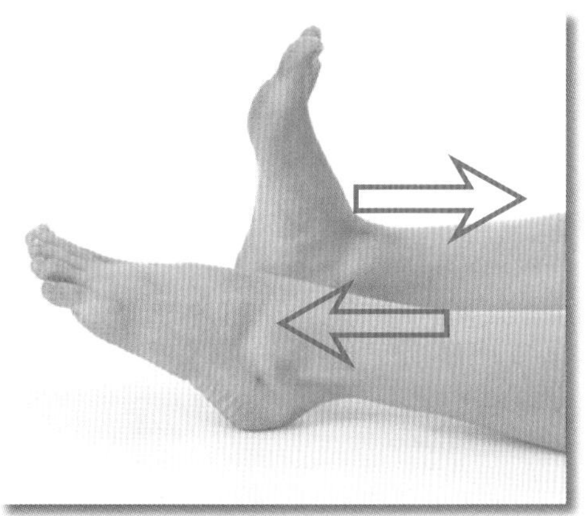

1 兩腳併攏伸直，右腳踝用力內縮，相反側的腳踝則用力伸直。

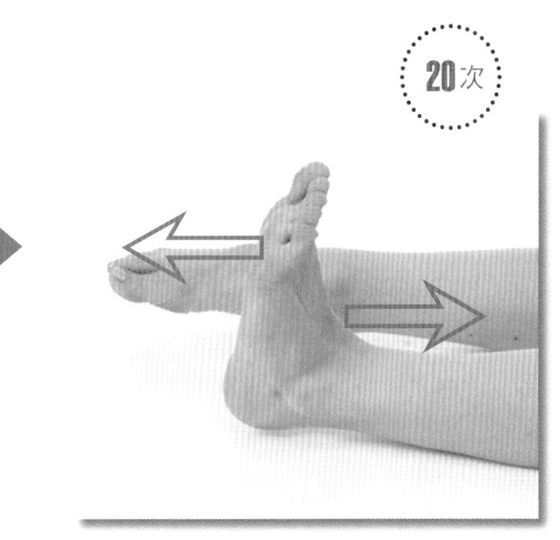

2 內縮的腳踝用力伸直，伸直的腳踝則用力內縮。以左右動作為1組，共重複約20次。

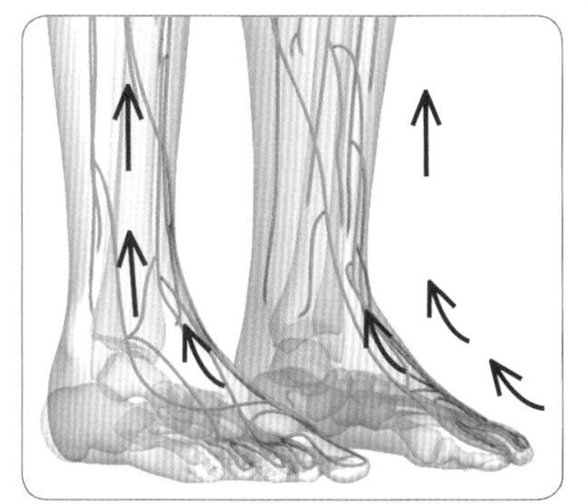

腳踝淋巴　位於淋巴流動的末梢。與靜脈相同，淋巴管當中也具備閥門的功能，能夠令淋巴液往上流動。

寒特別有效，三陰交則對下半身體寒特別有效。

「腳踝淋巴按摩」對血液與淋巴管產生作用，因此也能有效促進血液循環。而腳踝是淋巴流動的起點，伸展此部未能夠促進淋巴流動與血液循環，進而改善體寒，此外還能令腳踝輕盈無負擔。

經痛、經期不順

穴道 血海

能夠幫助改善經期問題、水腫、膝蓋疼痛等症狀。

尋找穴道的方法

以膝蓋內側上端為起點，朝上算去4指寬處即為血海。

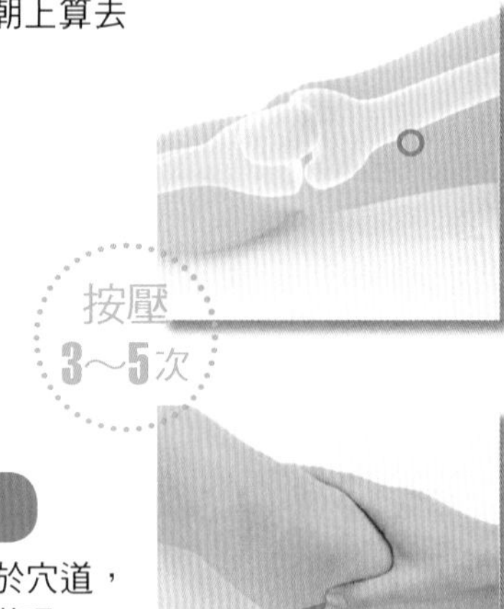

按壓3～5次

穴道按摩的訣竅

手抓握膝蓋，拇指指腹抵於穴道，按壓骨骼邊緣。左右比照辦理。

穴道 腎俞

能夠幫助改善腰部、生殖器的問題，以及水腫、腎功能、生理功能等。

尋找穴道的方法

以位於腰部最為內凹處的背脊（第二腰椎與第三腰椎之間）為中心，向左右算去2指寬處即為腎俞。

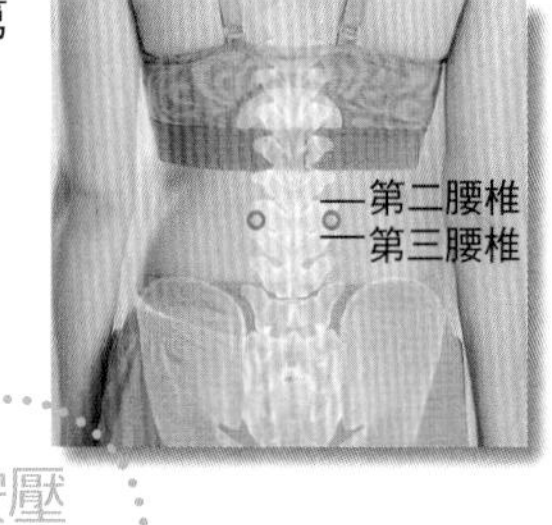

按壓3～5次

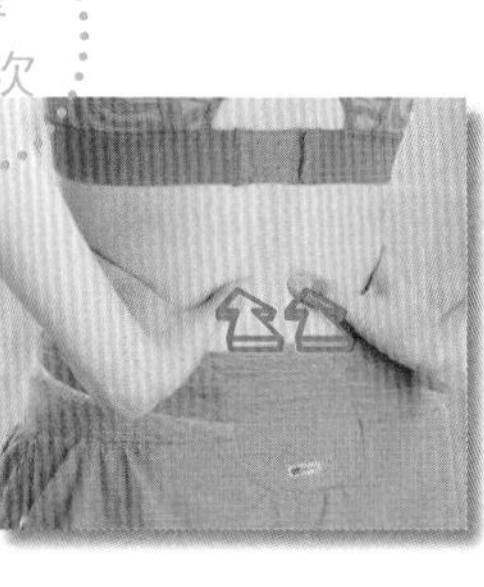

穴道按摩的訣竅

指腹抵於穴道，朝向身體中心按壓。左右同時進行。

促進子宮與卵巢的血液循環，令其功能維持穩定

人體將經血排出體外時，子宮會收縮，進而造成腹部、腰部、頭部疼痛，此種疼痛稱做「生理痛」。各位可以保持腹部與腰部溫暖，或是透過穴道按摩、鼠蹊部周遭淋巴按摩等方法促進子宮與卵巢的血液循環。血海這處穴道是與婦女病有關的穴道，能夠促進子宮與卵巢的血液循環，並穩定經期出血量。

「經期不順」代表經期不穩定，過勞、壓力、減重的影響是導致經期不順的主要

淋巴按摩

按摩肚臍下方至鼠蹊部

按摩的訣竅

泌尿器官與生殖器官位於鼠蹊部周遭，而腹部臟器的淋巴則匯聚於腹部。對腹部至鼠蹊部進行淋巴按摩能夠促進子宮與卵巢等女性器官的血液循環，令其穩定運作，進而改善婦女病。

20次

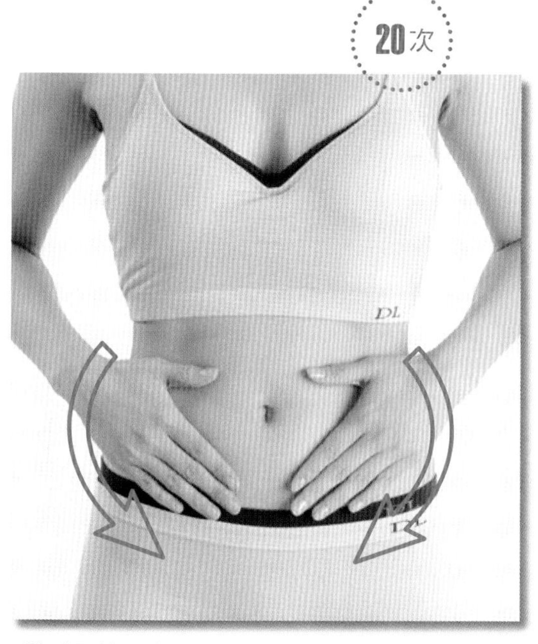

雙手置於肚臍斜下方，朝向鼠蹊部緩緩地按摩，藉此令腹部至鼠蹊部的淋巴流動變得順暢。

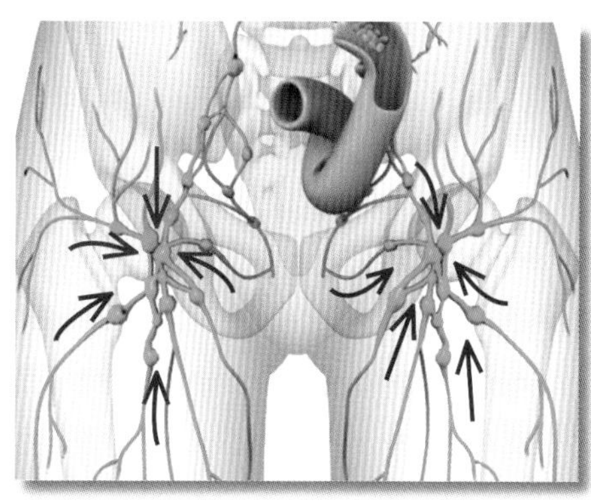

鼠蹊部淋巴

腳部與外陰組織的淋巴液皆匯聚於鼠蹊部淋巴。

原因，有時當事人的月經可能因此不來。

若是置之不理甚至會導致賀爾蒙失衡，以致出現無經、不孕等症狀。各位應養成一感到身體不適，就立即予以保養的習慣。而腎俞是一處廣為人知的腎臟穴道，但是卻也能對婦女病發揮效果。

淋巴穴道小事典

事前避孕藥原本是用來調經

事前避孕藥（低用量口服避孕藥）原本是以調經與減少經期出血量做為主要目的，若是有經痛煩惱的人能夠巧妙活用事前避孕藥，就能夠減輕經痛。各位也可以試著思考有效活用事前避孕藥的方法。

PMS（經前症候群）

促進賀爾蒙分泌，消除經前煩躁不安的情緒

我們將經期接近時出現的焦慮不安、情緒低落等精神層面的不快症狀，以及乳房腫脹、頭痛、水腫等身體層面的不快症狀稱做「PMS（經前症候群）」。各位可以按壓促進賀爾蒙分泌的穴道，以及穩定精神狀態的穴道，藉此舒緩令人難受的症狀。

百會與四神聰位於頭頂，皆是幫助穩定自律神經的穴道。按壓上述穴道能夠作用於自律神經，進而令心靈狀態趨於穩定。而在按壓上述兩處穴道之後，若是能夠進

穴道 百會

幫助穩定精神的穴道。對暈眩、站起時的暈眩感、頭痛等症狀有效。

尋找穴道的方法

位於雙耳上端連線的正中央，亦落在眉心往上延伸的線上。

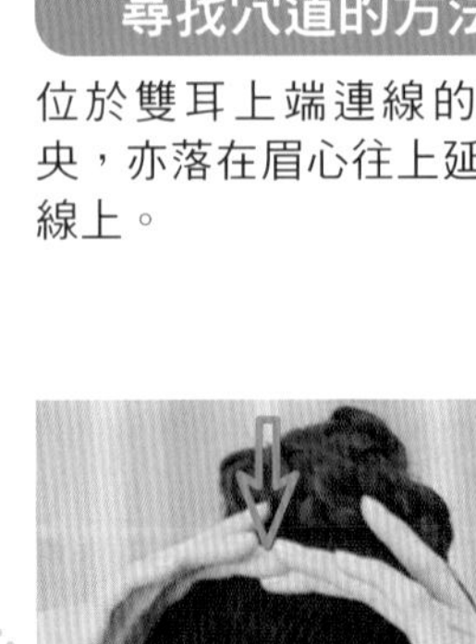

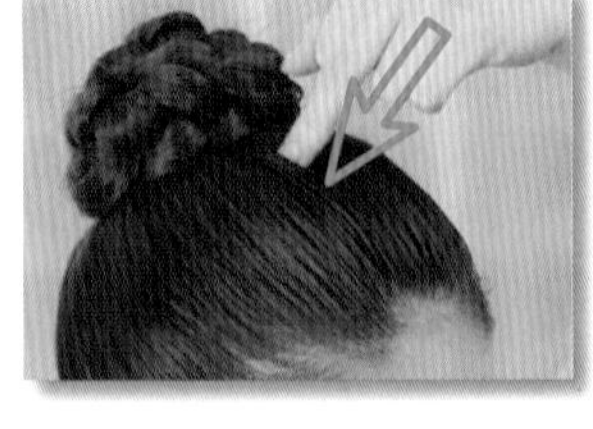

按壓 3～5次

穴道按摩的訣竅

豎中指抵於穴道上，緩緩地朝正下方按壓。

穴道 四神聰

幫助穩定情緒與賀爾蒙分泌的穴道。對身心症等有效。

尋找穴道的方法

以「百會」為中心，位於其前後左右1指寬處的4處穴道。

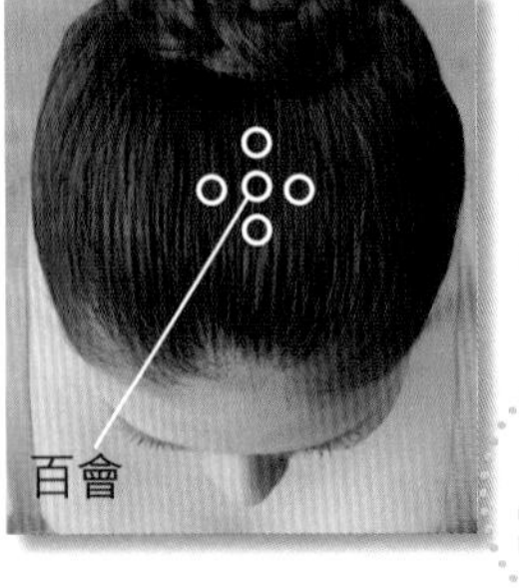

按壓 3～5次

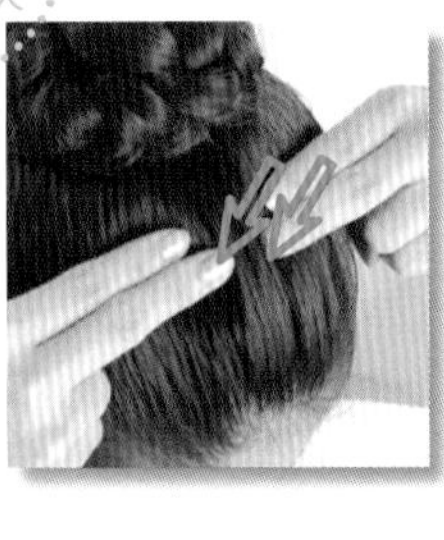

穴道按摩的訣竅

中指指腹抵於穴道，朝頭部中心按壓。前後左右同時進行。

淋巴按摩

按摩下顎至後腦杓

按摩的訣竅

血清素分泌量降低是造成經前煩躁的原因。手指豎立，時而按壓，時而離開，富節奏感地按摩額頭至後腦杓的頭部中線吧。

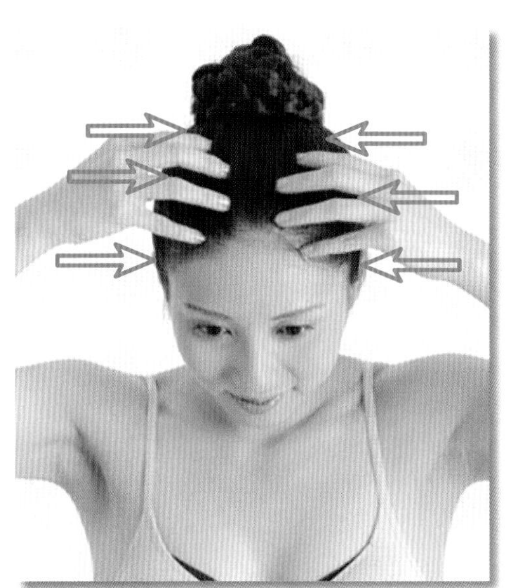

1 手指豎立，按壓頭部。

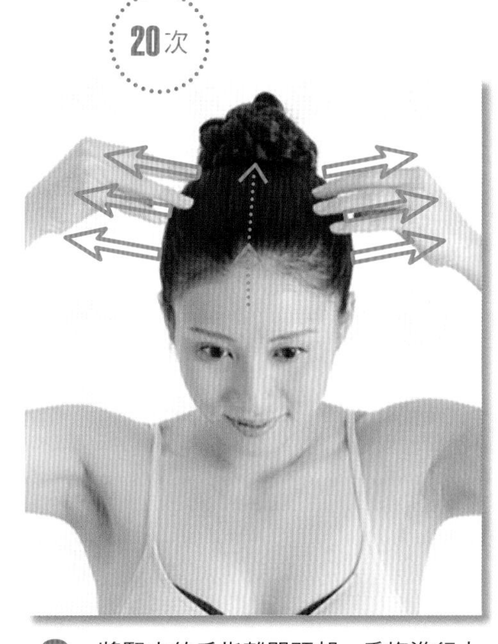

2 將豎立的手指離開頭部，重複進行上述動作，富節奏感地按摩頭部。宛如頭部SPA般的舒適感與節奏感將會令煩躁感煙消雲散。

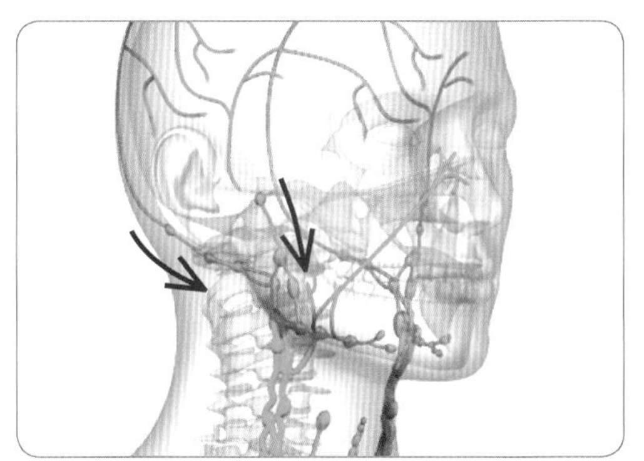

頭部淋巴　頭部淋巴管匯聚於頸部淋巴結。讓我們透過按摩來令頭部的血液循環與淋巴流動變得順暢無比吧。

行「頭部淋巴按摩」，並於過程中讓手部通過上述兩處穴道，就可以促進血液循環，令人感到神清氣爽。約在經期前一週開始進行上述保養，即可幫助舒緩症狀。

更年期障礙

穴道 足三里

一處萬能穴道，能幫助整頓胃腸道等消化器官，並消除全身問題。

尋找穴道的方法

食指抵於膝蓋骨下方，往下算去4指寬處即為足三里。

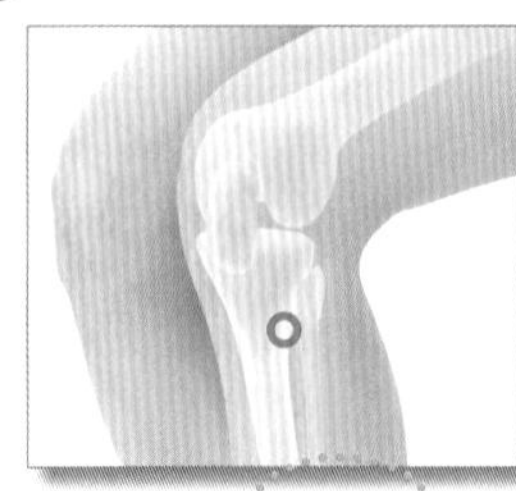

按壓 3～5次

穴道按摩的訣竅

雙手拇指重疊放置於穴道上，朝內按壓拉扯位於V字凹窩中的穴道。左右比照辦理。

穴道 三陰交

此穴道可以幫助改善婦女病。此外也對下半身體寒、水腫、失眠等症狀有效。

尋找穴道的方法

以內踝骨的中心為起點，朝膝蓋方向算去4指寬處即為三陰交。

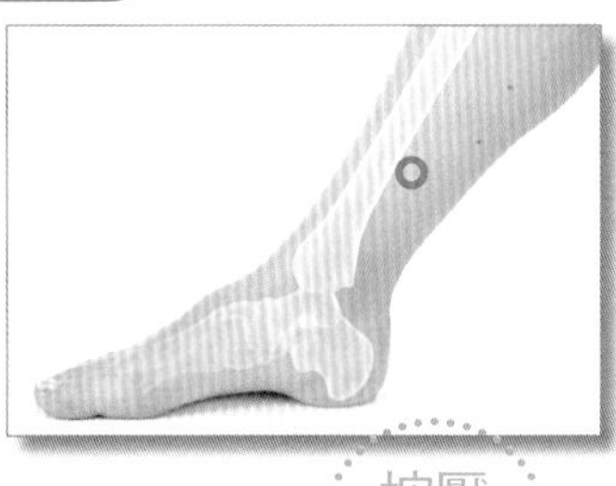

按壓 3～5次

穴道按摩的訣竅

手抓握腳部，拇指抵於腳骨內側，以指頭下陷至腳骨內側的力道按壓。左右比照辦理。

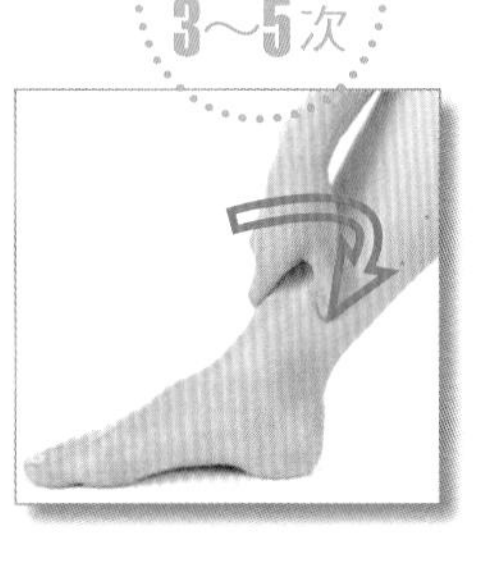

調整賀爾蒙平衡，藉此令血液循環變得順暢

我們將停經前後因賀爾蒙平衡變化而導致的身體問題稱做「更年期障礙」。除了會出現突然發汗、潮熱、潮紅、手腳麻痺等身體症狀之外，也有人會出現焦躁不安等精神層面的症狀。

東洋醫學將這類問題稱做「血道症」，原因乃是出在體內能量流動（循環）不良。而穴道按摩以及「腳部淋巴按摩」則對血道症有效。促進血液循環與淋巴流動，其實就代表促進體內能量流動（循環）。

有兩處特效穴道有助於改

淋巴按摩

沿著淋巴按摩腳部

按摩的訣竅

按摩的訣竅：更年期障礙的諸般問題會連帶導致體力下滑。在按摩時手部應通過「足三里」與「三陰交」等兩處穴道，同時避免施加過大壓力。

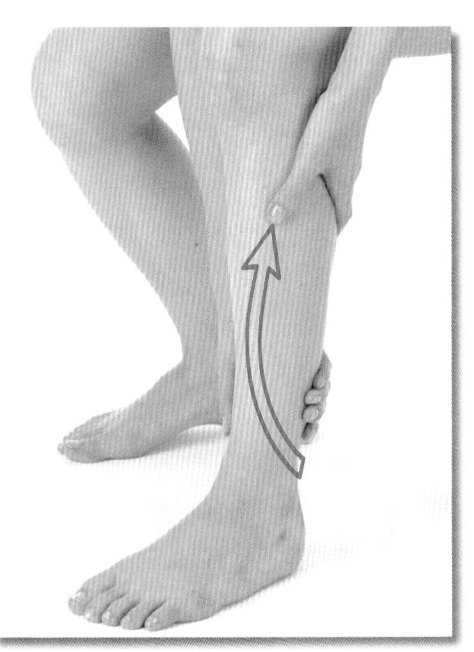

1 反手抓握小腿，朝向「足三里」進行按摩，就像是由內側向外側拉提腳部肌肉般。

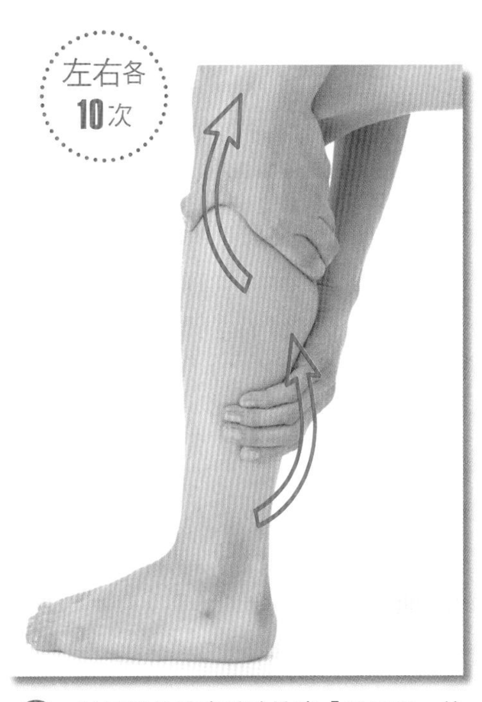

2 以同樣的按摩手法按摩「足三里」的所在位置—小腿，至「血海」的所在位置—膝蓋上方。

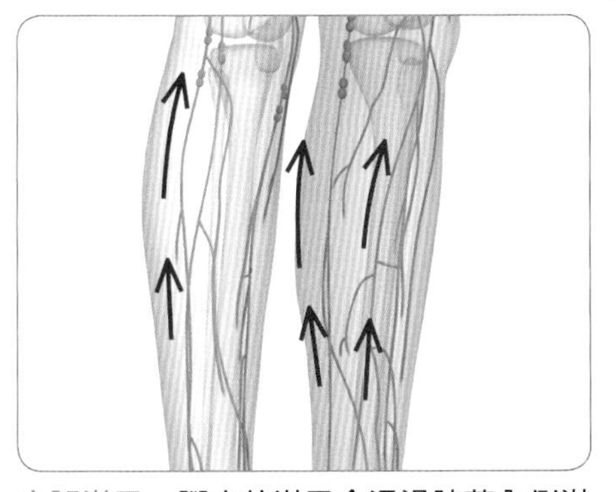

小腿淋巴　腳尖的淋巴會通過膝蓋內側淋巴結流往鼠蹊部。

善更年期障礙。它們分別是促進血液循環的足三里，以及對婦女病有效的三陰交，其中後者更可以促進女性荷爾蒙運作，並提高自癒力。

不孕

穴道 石門

研究指出有助於改善不孕，對婦女病有幫助的穴道。能夠促進血液循環。

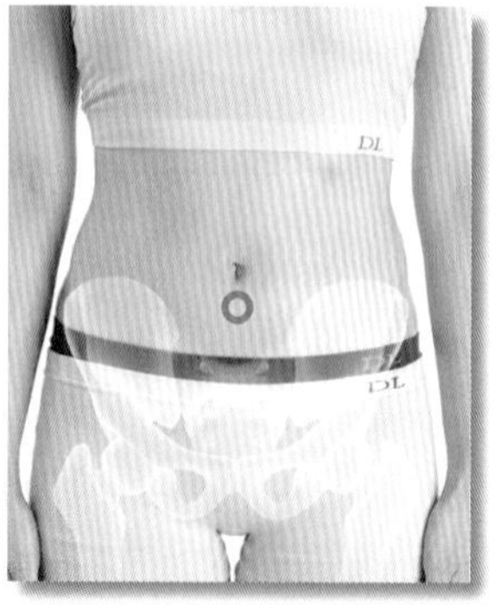

尋找穴道的方法

食指抵於肚臍正下方，朝下算去3指寬處即為石門。

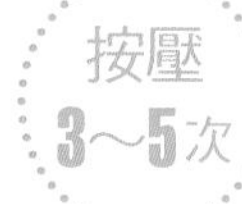

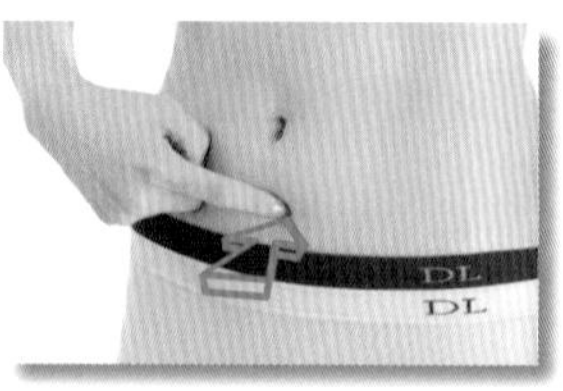

穴道按摩的訣竅

食指指腹抵於穴道，朝向身體中心按壓。

穴道 關元

代表活力之泉源。能夠提高卵巢功能，對不孕等婦女病都具有效果。

尋找穴道的方法

以肚臍中央為起點，朝下算去4指寬處即為關元。

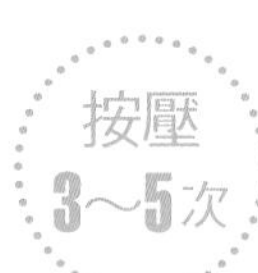

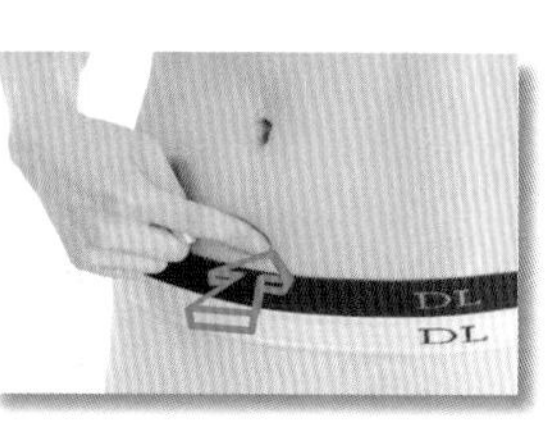

穴道按摩的訣竅

食指指腹抵於穴道，朝向身體中心輕輕地按壓。

提高卵巢與子宮的功能，藉此打造容易懷孕的體質

假若連續造人好幾年，仍遲遲未懷孕，則有罹患不孕的疑慮。虛弱、體寒、血液循環不良等因素都會導致內臟功能降低，以致連帶影響子宮與卵巢。而卵巢、子宮、女性荷爾蒙分泌異常也可能造成不孕。

雖說穴道按摩無法獲得立竿見影的效果，但是各位仍可逐漸提高卵巢與子宮的功能，慢慢打造容易懷孕的體質。建議各位可以按壓石門與關元這兩處穴道，前者可以促進骨盆周遭的血液循

淋巴按摩

按摩肚臍至鳩尾

按摩的訣竅

為了成功懷孕，首先各位必須設法提高卵巢的運作效率，這點相當重要。請各位上下按摩肚臍至鳩尾這片卵巢與子宮坐落其中的區域，過程中手部須通過石門與關元這兩處穴道。

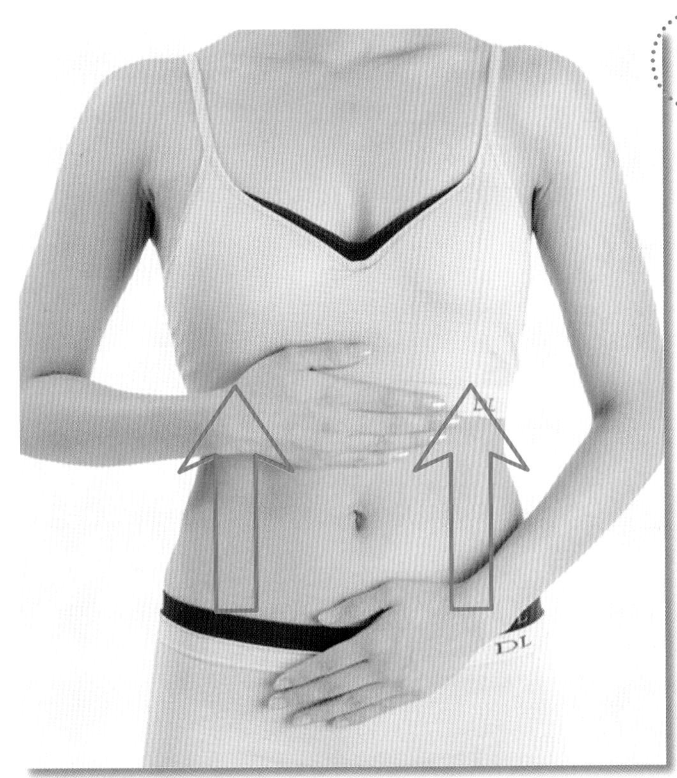

10次

按摩時須意識到卵巢與子宮的位置。雙手左右交替，上下按摩肚臍至鳩尾的區域，藉此促進該區域的淋巴流動。

環，後者則可以改善卵巢功能。

而「腹部淋巴按摩」也能夠促進內臟運作，進而幫助懷孕。此外也可以搭配添加有玫瑰精油的按摩油，研究指出玫瑰精油有助於改善不孕。

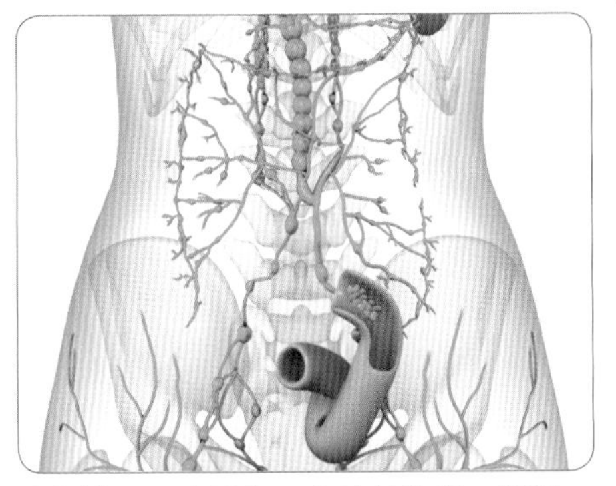

腹部淋巴　卵巢與子宮位於腹部，這是一個特別重要的部位。而淋巴亦遍布於內臟周遭。

打造勻稱的臉部與身體吧

請站在鏡子前，仔細觀察自己的臉部以及全身。各位覺得自己的臉部與身體是否取得平衡呢？

還是有某些部位歪曲呢？

當臉部水腫、身體歪斜，就會令淋巴流動與血液循環滯塞，導致老廢物質與毒素蓄積於體內。

請各位試著確認以下項目。

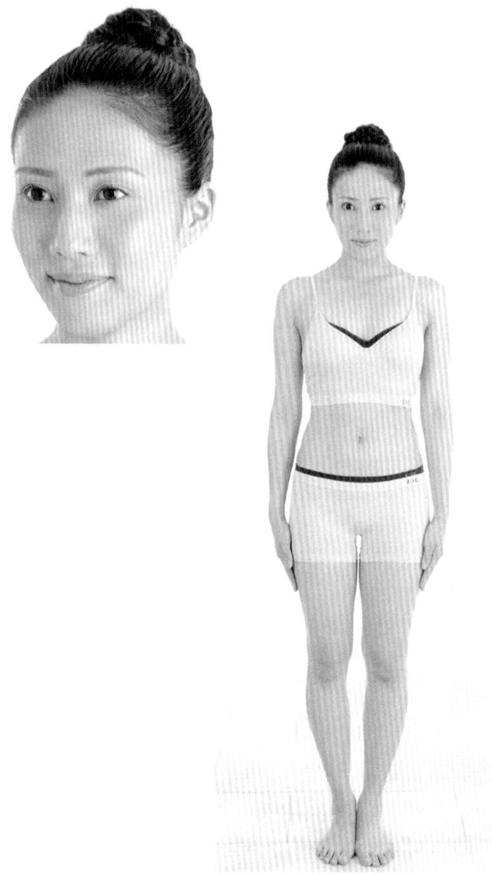

身體平衡度確認表

□ 兩肩高度是否左右不同？

□ 背部肌肉是否僵硬，有駝背症狀？

□ 下腹是否凸出？

□ 骨盆位置與高度是否左右不同？

□ 腳部是否常常水腫？

□ 手腳是否冰冷？

臉部平衡度確認表

□ 最近皺紋、鬆弛的情形是否增加？

□ 黑眼圈與暗沉情形的是否增加？

□ 早上起床後，臉部是否水腫？

□ 笑的時候是否有活用整臉肌肉？

□ 最近鼻子黑頭的情形是否增加？

□ 肌膚彈性是否變差？

Chapter 7

有助於養顏美容與減重

水腫與身體歪斜是打造輕盈身體曲線的最大阻礙。
讓我們以作用於淋巴、穴道的正確身體保養，
獲得美麗而兼具彈性的肌膚，
以及輕盈的身體曲線吧。

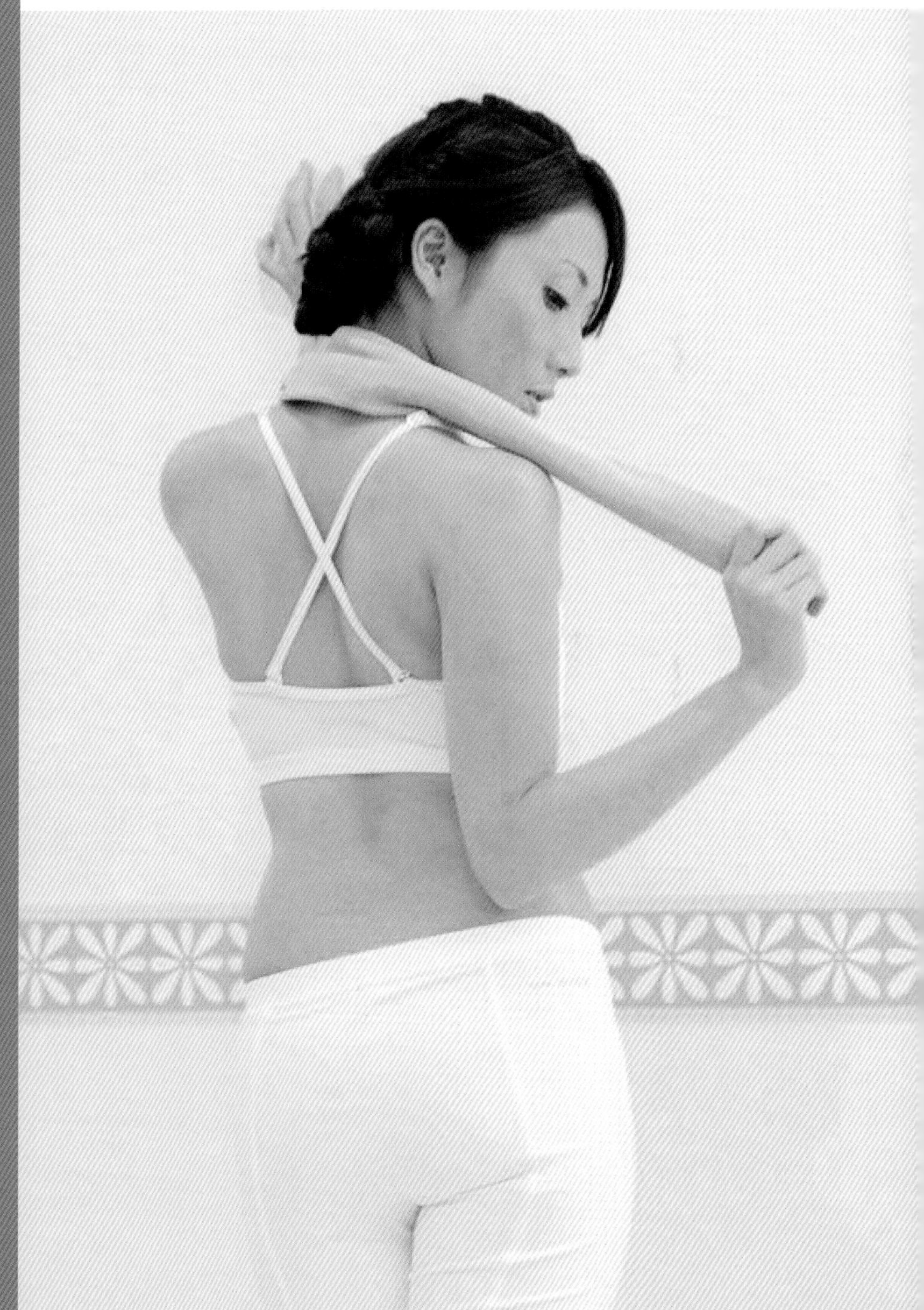

打造小臉①

穴道

天窗

東洋醫學當中的「天」代表鎖骨以上的部位，「窗」則代表耳朵。此穴道對耳部問題有效，同時也能夠促進臉部與頭部的血液循環。

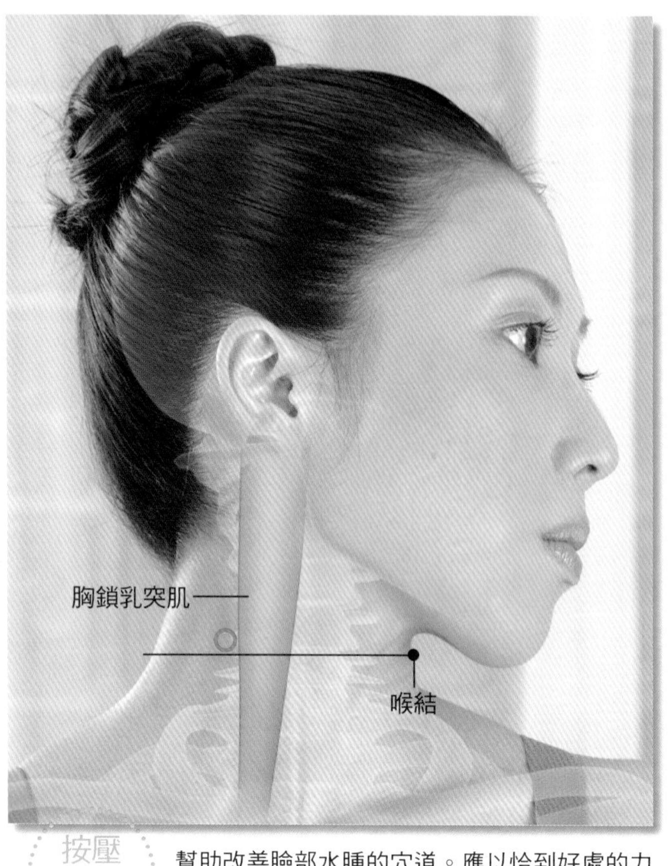

按壓3～5次　幫助改善臉部水腫的穴道。應以恰到好處的力道給予按壓刺激，避免用力過大。

尋找穴道的方法

以喉結為起點繪製一條水平線，天窗即位於該線上之「胸鎖乳突肌」的後方。臉朝兩側看能夠讓胸鎖乳突肌突出，比較容易尋找。

穴道按摩的訣竅

食指指腹抵於穴道上，以指頭下陷至肌肉的力道按壓。左右比照辦理。

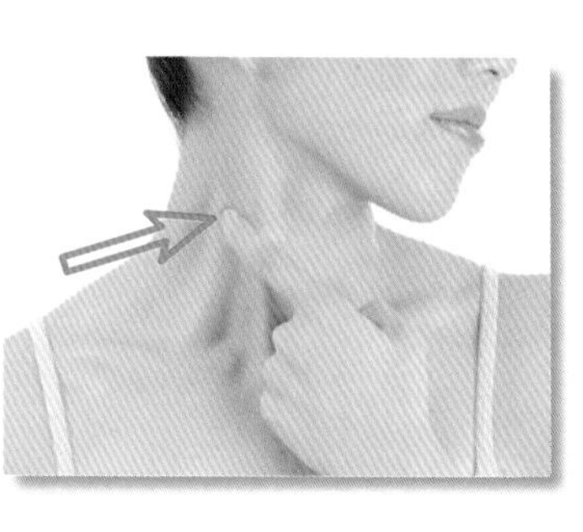

消除臉部水腫，幫助打造小臉的穴道

小巧精緻的「小臉」是女性的憧憬，而所謂的「小臉」，指的則是彈力十足，沒有水腫的臉蛋。建議對下顎至臉頰的臉部曲線感到在意的人可以設法去除臉部水腫的症狀。因為水腫正是打造清爽「小臉」的最大阻礙。

下面我將向各位介紹兩處位於頸部的穴道，它們能夠幫助打造清爽的臉部曲線。其中的天窗能夠促進臉部與頭部的血液循環，同時消除水腫。此穴道位於耳下至頸部的胸鎖乳突肌後側。

穴道

天容

與前頁的「天窗」相同，「天」代表鎖骨以上的部位，能夠幫助消除頸部肌肉緊繃的情形，同時對喉嚨問題有效。

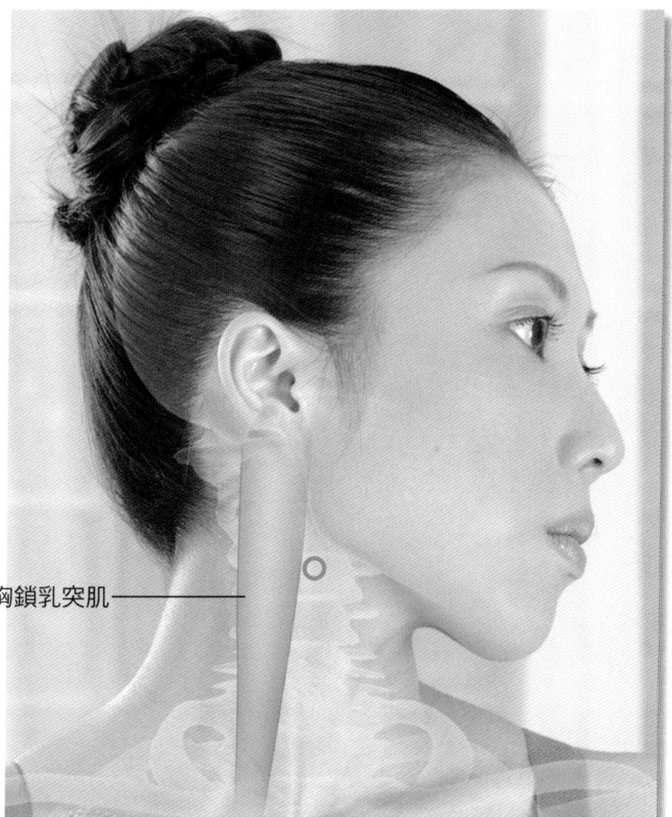

按壓 3～5次

也具有穩定自律神經紊亂的效果，想要放鬆情緒時就可以按壓此穴道。

尋找穴道的方法

位於下顎骨角後方之「胸鎖乳突肌」的前側邊緣，臉朝兩側看能夠讓胸鎖乳突肌突出，比較容易尋找。

穴道按摩的訣竅

食指按壓天容所在的凹窩處，左右比照辦理。

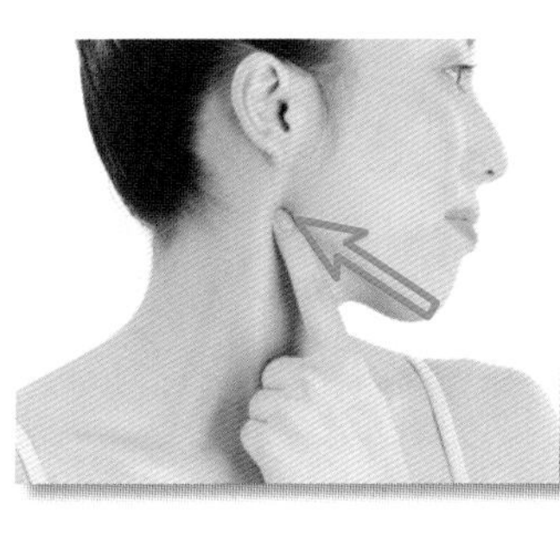

天容這處穴道位於胸鎖乳突肌前側，能夠幫助消除臉部水腫，調整自律神經紊亂的情形。這兩處「幫助打造小臉的穴道」皆相當容易尋找，且方便按壓，希望各位可以把它們給記下來。

淋巴穴道小事典

人類會無意識地看向左臉！

照鏡子時，或是看別人的臉時，我們往往都會無意識地看向左臉。這是因為我們是以右腦來「辨別臉部」。而之所以「斜角45度」會是自己最喜歡的臉部角度，是因為人類都有讓自己看起更好看的本能。

打造小臉②

淋巴按摩

速效小臉運動

按摩的訣竅

對早上有宿醉的情形時，淋巴按摩相當有效。淋巴按摩能夠令滯塞的臉部淋巴正常流動，進而獲得清爽的小臉。而除了水腫之外，也對肌膚鬆弛有效，能夠令臉部至鎖骨周遭變得更加美麗。力道為輕輕摩擦。

3組

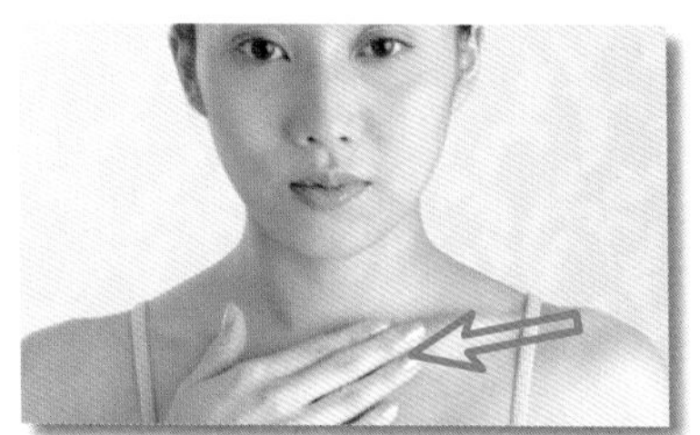

1 4指併攏，按摩做為淋巴匯聚處的「左鎖骨淋巴」。右側也比照辦理。

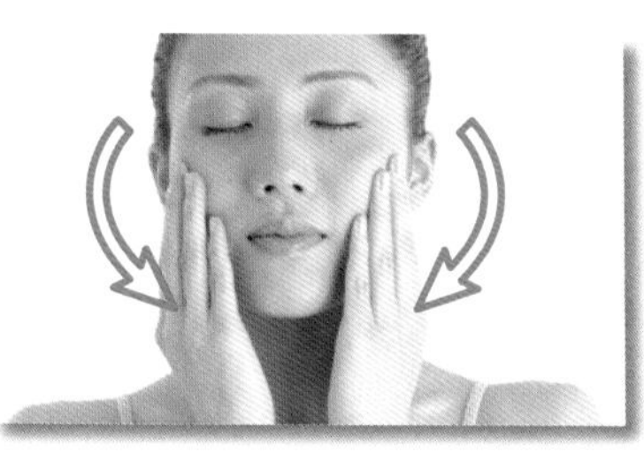

2 以手掌包覆臉部，朝向左右鎖骨按摩臉部曲線。

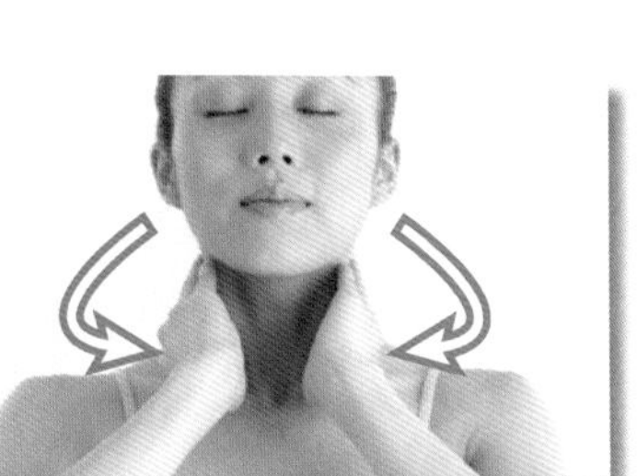

3 雙手包覆頸部，由後向前輕輕地按摩。

透過按摩擺脫蓄積於皮下的水分

為什麼早上起床時會有臉部水腫的情形呢？那是因為淋巴流動停滯。由於淋巴較難於睡眠過程中正常代謝，因此容易導致老廢物質與水分蓄積於皮下。

而進行「臉部至鎖骨的淋巴按摩」能夠有效改善臉部水腫。所以讓我們透過按摩來排出蓄積於皮下的老廢物質與水分吧。

不管是宿醉，或是早上起床時感覺有臉部水腫的情形，都可以進行淋巴按摩。

除此之外，生動活潑的表情能夠讓各位的臉蛋更富魅

伸展眼睛、嘴巴、臉頰的肌肉

按摩的訣竅

數處表情肌讓臉部得以做出表情。而臉蛋漂亮的人都會常常使用表情肌。讓我們盡情活動眼睛、嘴巴、臉頰等處的肌肉，藉此鍛鍊臉部肌肉吧。

3組

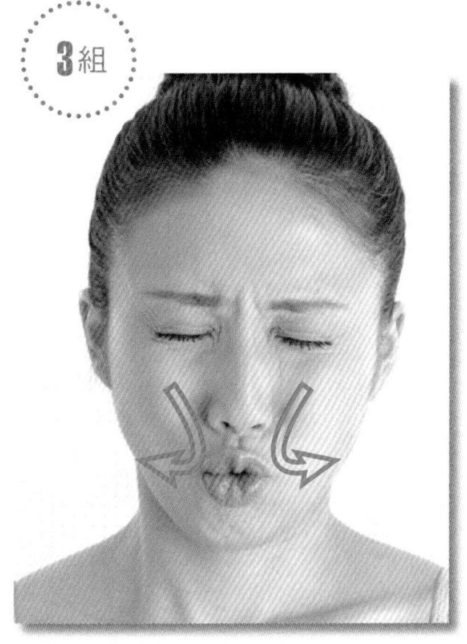

1 嘴巴張大、縮小，盡情活動臉部肌肉。各位應仔細鍛鍊嘴巴周圍的「口輪匝肌」，以及嘴下的肌肉。

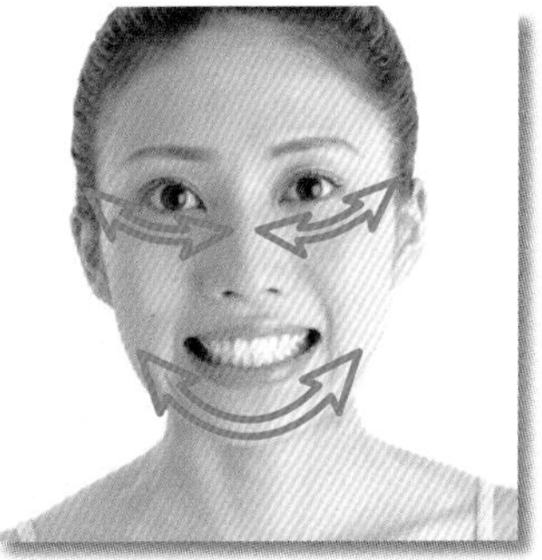

2 嘴巴向兩側裂開，藉此伸展臉頰下方的「笑肌」與「頰肌」等兩處肌肉。當上述肌肉衰弱，臉部線條也會隨之走樣。

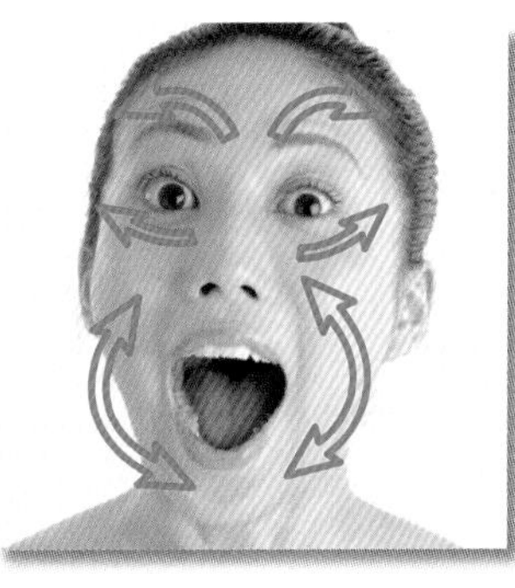

3 嘴巴與眼睛張大，活動眼睛周遭的「眼輪匝肌」。如此一來就可以阻斷眼皮下垂與眼尾皺紋等問題。

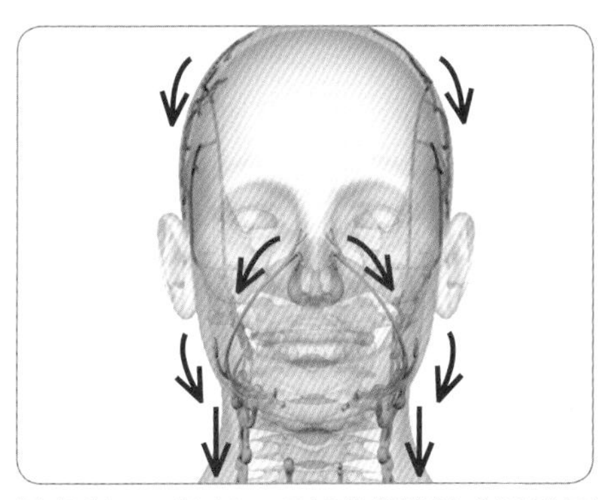

臉部淋巴　臉部、頭部的微淋管會通過耳下至頸部，流往鎖骨淋巴結。

力。各位可以透過「臉部伸展操」鍛鍊表情肌，藉此讓臉部肌肉的活動變得更加柔軟，表情也會更富變化。

打造美麗的胸口至鎖骨曲線

穴道

膻中

穴道名稱具有包覆並守護心臟之意。對呼吸器官、循環器官的問題有效，也能夠舒緩壓力、消除不安。

按壓 3～5次

由於此穴道位於肋骨上，因此按壓力道應輕柔。

尋找穴道的方法

位於第四肋骨與第五肋骨之間的胸骨中線上。

穴道按摩的訣竅

食指抵於穴道上，朝向身體中心按壓。

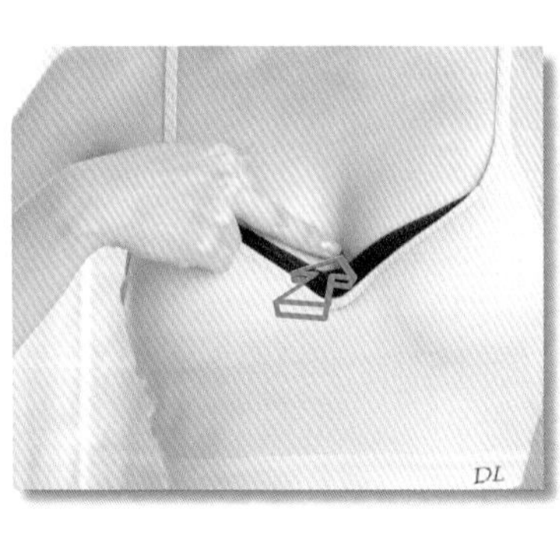

令人意外地，許多人都沒注意到胸口至鎖骨曲線的水腫

可不是只有腳部與臉部會出現水腫症狀。令人意外地，許多人的胸口至鎖骨曲線都有水腫症狀。

除了小臉之外，頸部挺直，鎖骨線條清晰可見，還有弧度滑順的胸口至鎖骨曲線也是女性的一大憧憬。而「胸部淋巴按摩」則能夠有效打造清爽的胸口至鎖骨曲線。建議各位養成於起床

淋巴按摩

促進胸部淋巴流動

按摩的訣竅

鎖骨周遭是打造美麗胸口至鎖骨曲線的重點所在，同時也是全身淋巴的匯聚處。因此各位要沿著縱貫身體中心的胸管，由下而上進行按摩。

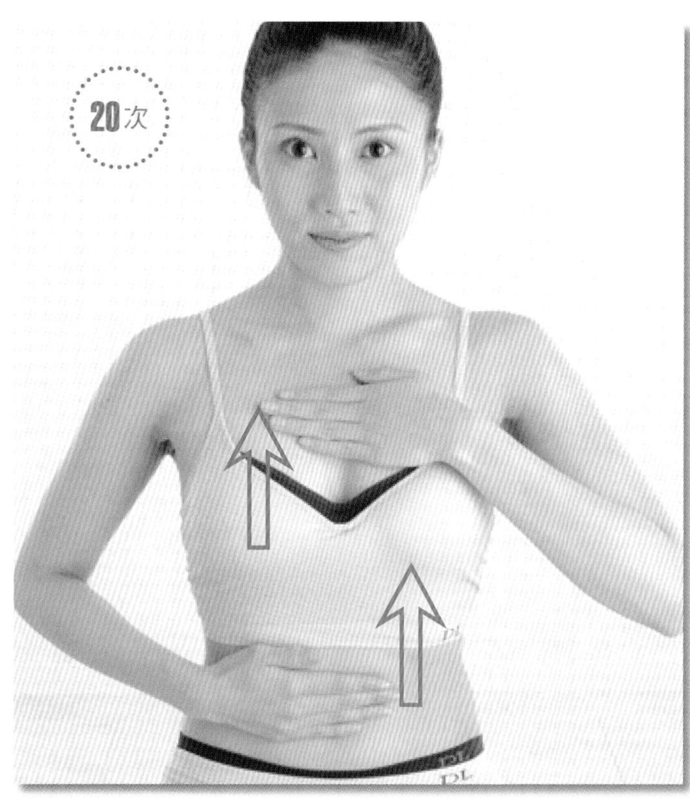

雙手置於腹部，手掌與五指指尖由下而上朝向鎖骨淋巴按摩。輕輕地以雙手分別按摩左右胸部。

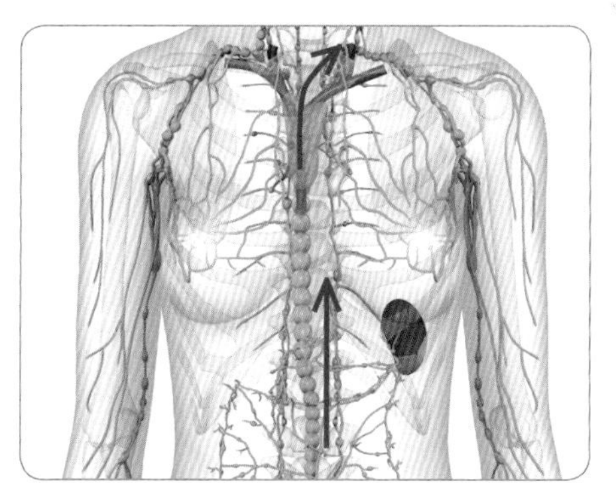

胸部淋巴　位於身體中心的粗大淋巴管「胸管」一路延伸至左鎖骨。

後、就寢前等特定時間進行胸部淋巴按摩的習慣。如此一來不僅是胸部至鎖骨曲線，就連臉部曲線也會變得清爽無負擔。

若是能在按摩前按壓穴道，就能夠進一步提高刺激自律神經的效果，因此建議各位在按壓膻中之後再開始按摩。

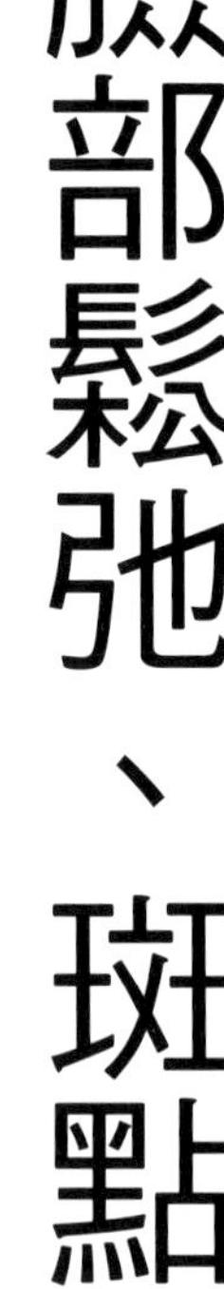

臉部鬆弛、斑點

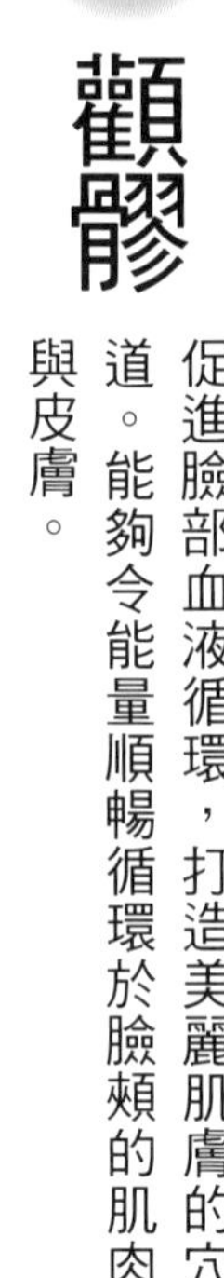

穴道

顴髎

促進臉部血液循環，打造美麗肌膚的穴道。能夠令能量順暢循環於臉頰的肌肉與皮膚。

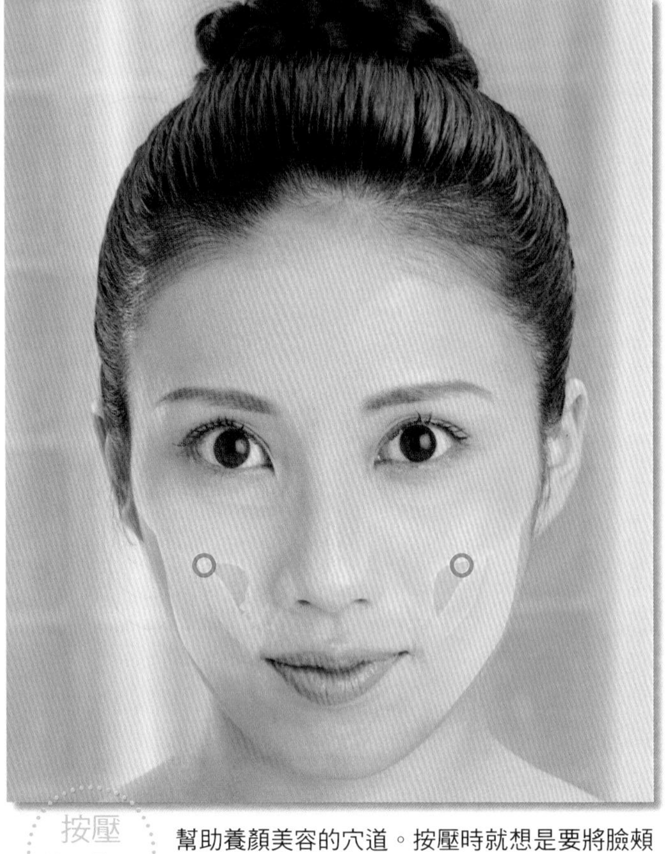

按壓3～5次 幫助養顏美容的穴道。按壓時就想是要將臉頰肌肉抬起。

尋找穴道的方法

位於頰骨最下方的突出處。以眼尾為起點，朝向頰骨摸索，將會摸到呈三角狀突起的骨骼（頰骨隆起部分），該骨骼稍微偏下的邊緣處即為顴髎。

穴道按摩的訣竅

食指指腹抵於穴道，往上按壓骨骼邊緣，同時抬起肌肉。左右同時按壓。

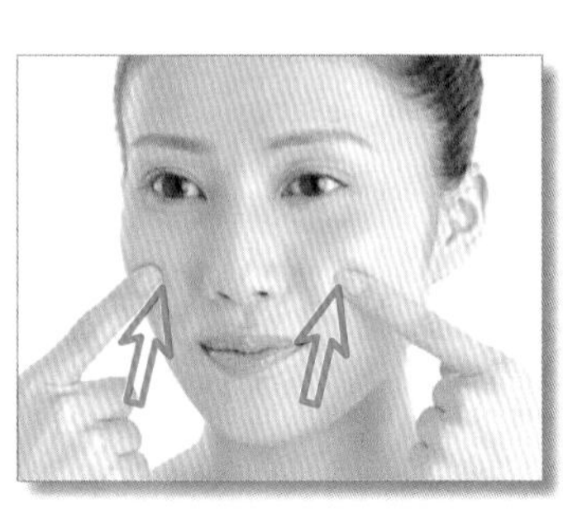

預防皺紋與鬆弛，幫助肌膚抗老

無可避免地，隨著年齡漸長，肌膚也會隨之衰老。但是我希望各位仍能不忘努力抑制皺紋與鬆弛，以期肌膚能繼續維持彈性。

為了避免「斑點」纏身，首先我們必須做好防曬。除此之外，顴髎也能夠促進老廢物質排泄，進而打造不易長斑的膚質。

而肌膚「鬆弛」的原因大抵都是皮下的表情肌隨著年齡漸長而衰退。預防肌膚鬆

淋巴按摩

按摩臉部曲線

按摩的訣竅

表情肌負責拉提整張臉。微笑時嘴角上揚讓人看起來相當美麗而年輕。在按摩時要由下而上抬高下顎至鬢骨的臉部曲線。

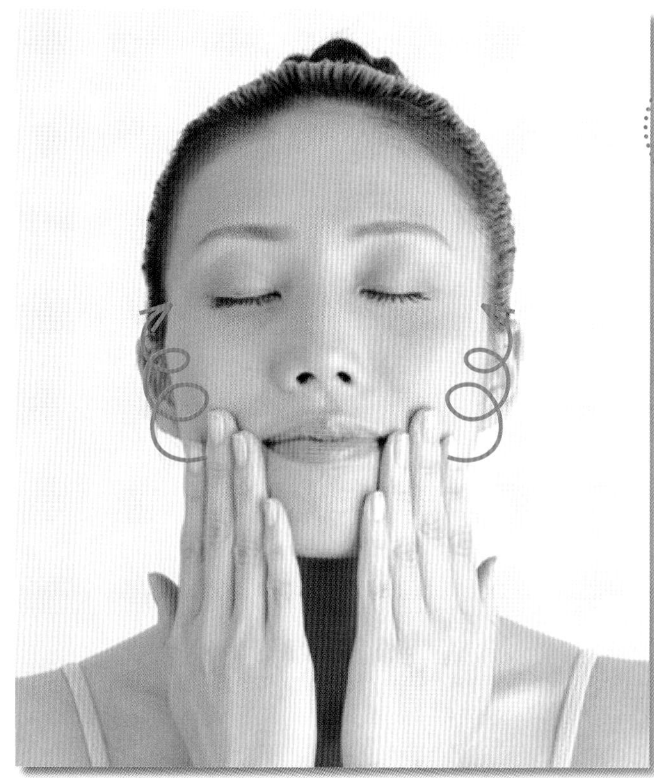

5次／3組

沿著臉部曲線，以食指、中指、無名指等3根手指按摩下顎至鬢骨的區域。按摩時須通過顴（參考右圖）。而為了鍛鍊鄰接的血管與表情肌，各位也應按摩額頭、鬢骨、臉頰等部位。為了拉提整張臉，各位應由下而上促進臉部淋巴流動。

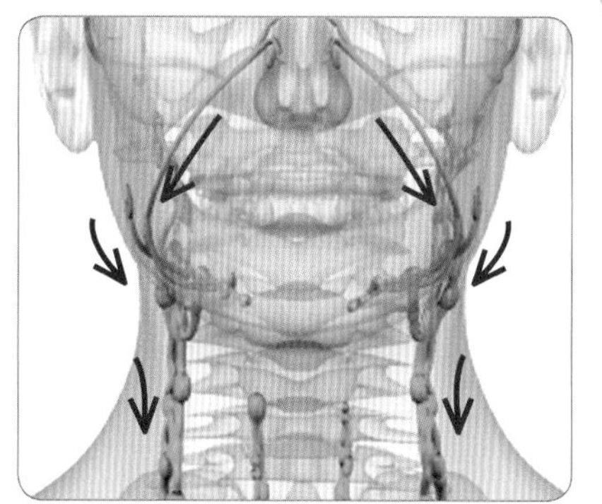

下顎淋巴　「下顎淋巴結」位於下顎，當牙齒或牙齦發炎就會導致下顎淋巴結腫脹疼痛。

弛的最佳做法就是多加活動臉部肌肉。另外進行「臉部淋巴按摩」也相當有效。

淋巴結集中於耳下至下顎的臉部線條上，因此讓我們促進這片區域的淋巴流動，藉此讓因為鬆弛而快要下垂的輪廓重獲清爽。此外也要進行幫助拉提額頭、鬢骨、臉頰等處肌肉的按摩保養。

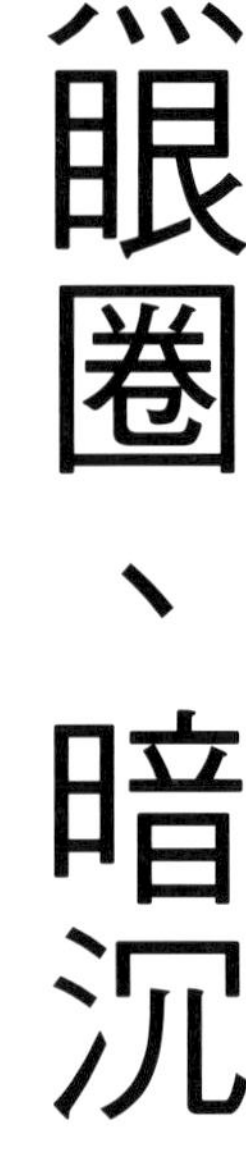

黑眼圈、暗沉

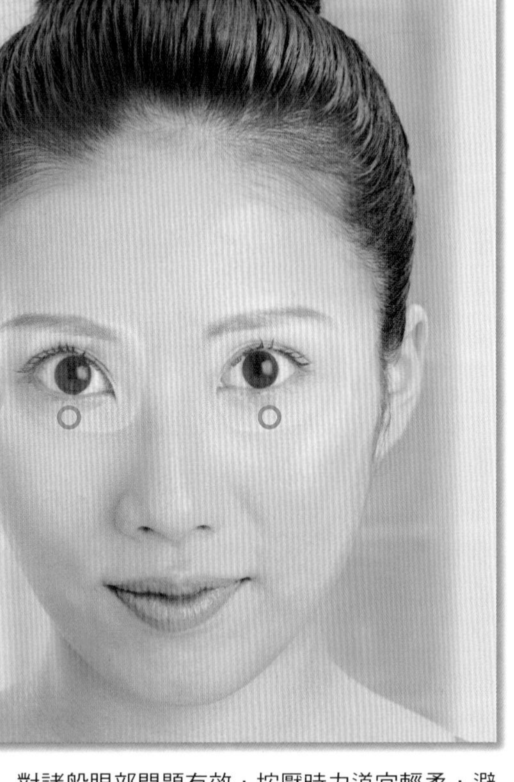

穴道

承泣

「承」代表承受，「泣」則代表眼淚，這是一處負責承受眼淚的穴道，能夠幫助改善眼睛搔癢、淚眼症、充血等眼部不適。

按壓 3～5次

對諸般眼部問題有效，按壓時力道宜輕柔，避免對眼球造成壓迫。

尋找穴道的方法

位於眼下的骨骼邊緣處。

穴道按摩的訣竅

食指勾在骨骼邊際上進行按摩。左右比照辦理。

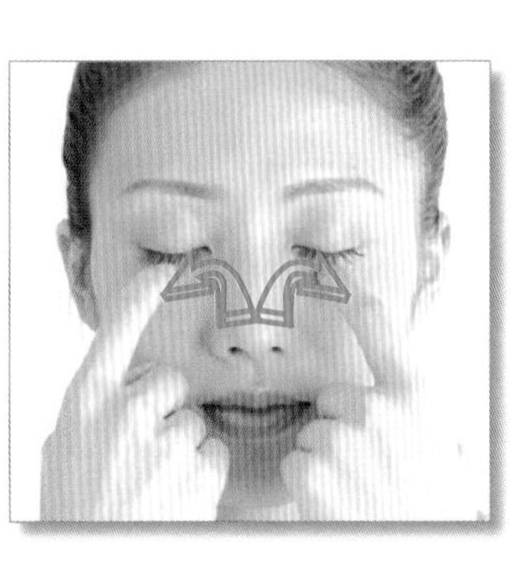

最適合用來改善做為原因的血液循環不良

眼下的「黑眼圈」與「暗沉」帶給人一種疲勞的印象。當臉部血液循環不良，以致無法提供肌膚所須的氧氣與營養時，就會造成上述症狀。各位可以進行「眼睛周遭淋巴按摩」，藉此改善臉部血液循環。如此一來就可以促進淋巴流動與血液循環，讓臉部氣色變得更好。早上發現眼下的黑眼圈較為明顯時，各位只要進行數分鐘的淋巴按摩，就可以馬上獲得效果。

而位於頰骨上的承泣這處

淋巴按摩

按摩眼睛周遭

按摩的訣竅

眼睛周遭的皮膚容易出現疲勞與鬆弛等情形。因此各位應沿著眼睛上下的骨骼緩緩地按摩，藉此促進血液循環。而緊閉雙眼的「淋巴伸展操也相當有效」。

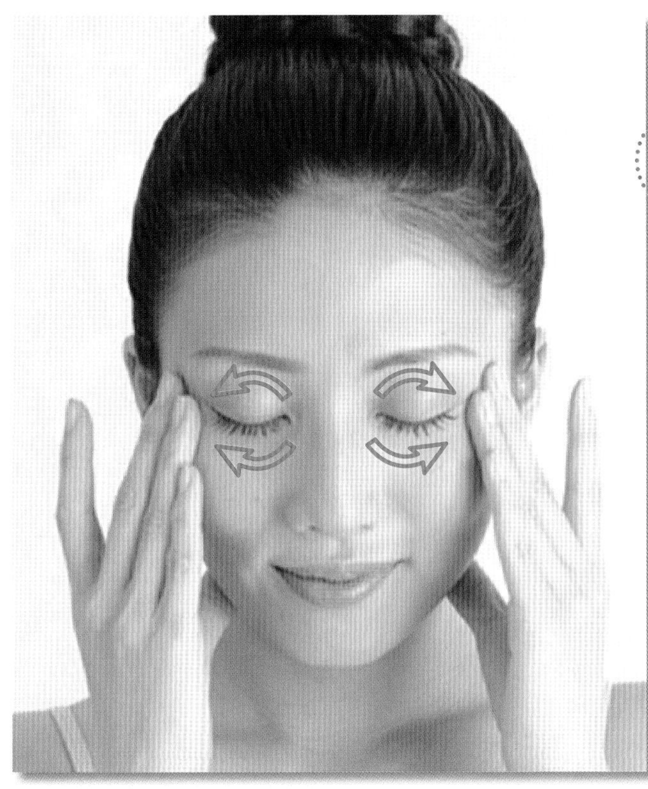

10次

閉上雙眼，雙手手指抵於眼頭，沿著眉下的骨骼邊緣，輕柔而緩慢地按摩。下側也比照辦理。

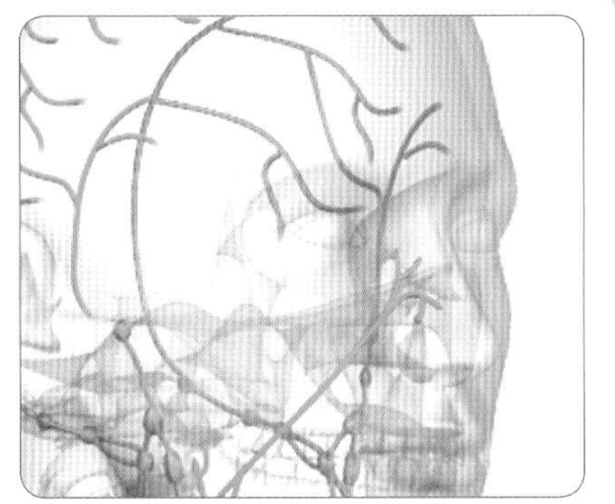

眼睛淋巴　微淋管位於眼下與兩側，並向眼睛提供淚液。

穴道也可以幫助打造美肌。

當皮膚層隨著年齡漸長而變薄，保養效果就會不盡人意。因此平時就要多加確認臉部是否維持彈性、潤澤、彈力，眼下是否有黑眼圈與暗沉等問題，並養成進行淋巴按摩與穴道按摩的習慣。

掉髮、白髮

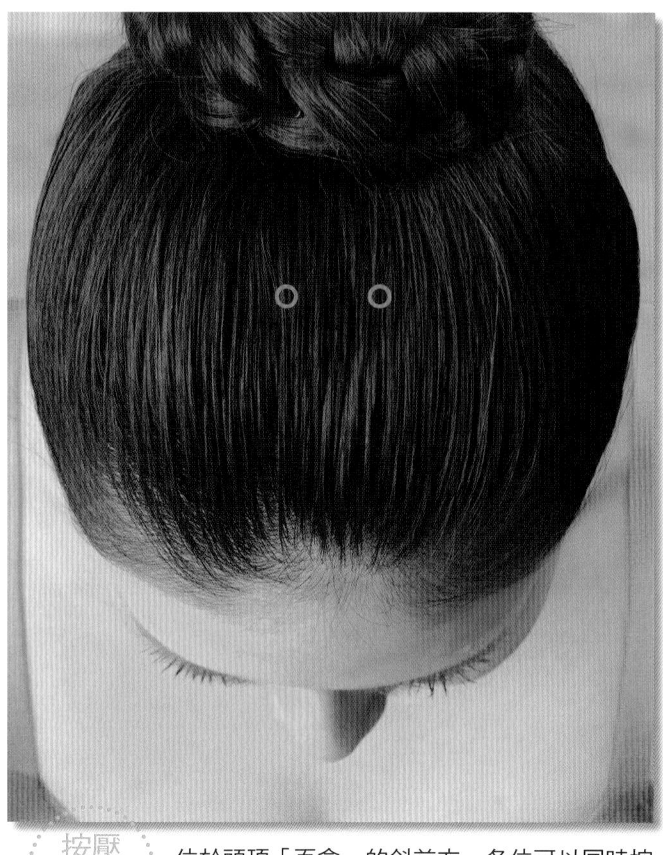

穴道

通天

「通」代表通過，「天」則代表身體較高的位置。此穴道是一處美髮穴道，能夠改善頭皮血液循環，對掉髮、白髮等頭髮問題有效。

按壓 3～5次

位於頭頂「百會」的斜前方。各位可以同時按壓這兩處穴道。

尋找穴道的方法

以「百會」（100頁）為起點，向左右斜前方算去2指寬處即為通天。

穴道按摩的訣竅

左右手中指指腹同時朝向頭部中心按壓。

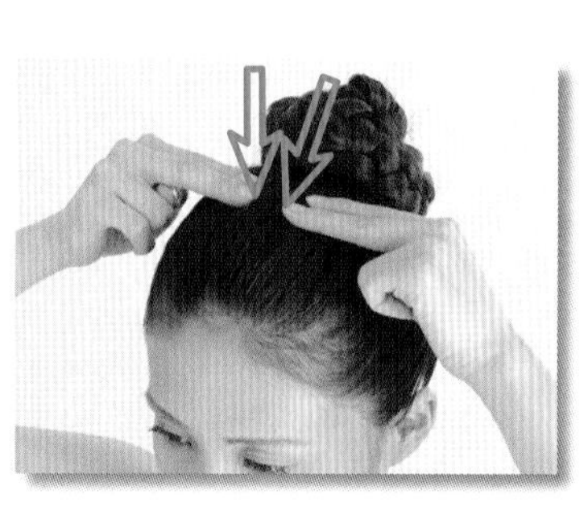

給予頭皮適度刺激，促進頭髮再生

頭髮每天都會重複脫落與再生，但是最近似乎有越來越多年輕人指出自己有掉髮、髮量稀疏等煩惱。

研究指出人類約有十萬根頭髮，髮根底下會生長出新頭髮，每天重複再生。但是當頭皮與微血管不健康時，就無法提供充足的營養給毛母細胞，以致頭髮逐漸萎縮脫落。

而穴道按摩則是幫助維持頭髮正常生長循環的最佳方法。

通天這處穴道能夠促進頭

淋巴按摩

按摩頭皮

按摩的訣竅

按摩頭皮，並依序按壓位於頭部中心的「上星」、「百會」、「四神聰」等三處穴道。

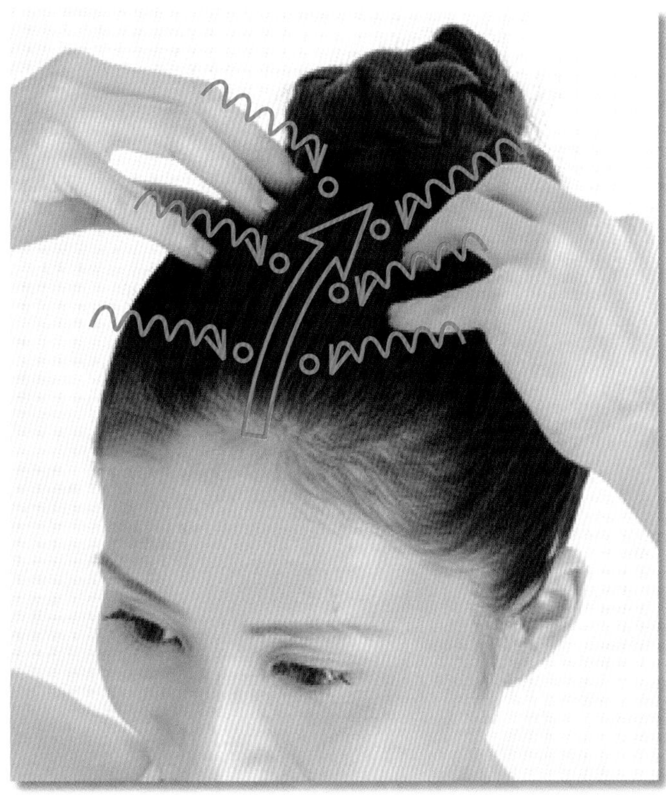

①手指立起放置於額頭周遭，指尖稍微出力，轉動約10次。記得要按壓到「上星」。

②手指在「四神聰」所在的線上移動，同樣轉動約10次。

③手指在位於頭頂，「百會」所在的線上移動，同樣轉動約10次。

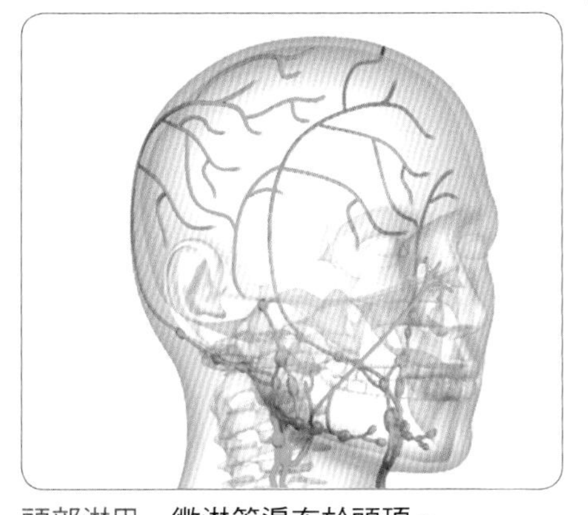

頭部淋巴　微淋管遍布於頭頂。

皮血液循環，幫助預防掉髮與白髮等問題，並令頭髮恢復光澤與韌性。

除此之外，「頭皮淋巴按摩」也非常有效，但是請注意，過強的刺激可能會損害髮根。

痘痘、膚質問題

淋巴按摩

按摩頸部

按摩的訣竅

為了打造沒有痘痘與白頭的美麗肌膚，各位必須令肌膚代謝功能維持正常。而為了避免臉部、頭部的淋巴流動滯塞，則要透過淋巴按摩將淋巴液引導至做為匯聚處的頸部淋巴，藉此促進頭部與臉部的淋巴循環。各位可以從頸部與鎖骨周遭開始按摩起。

5組

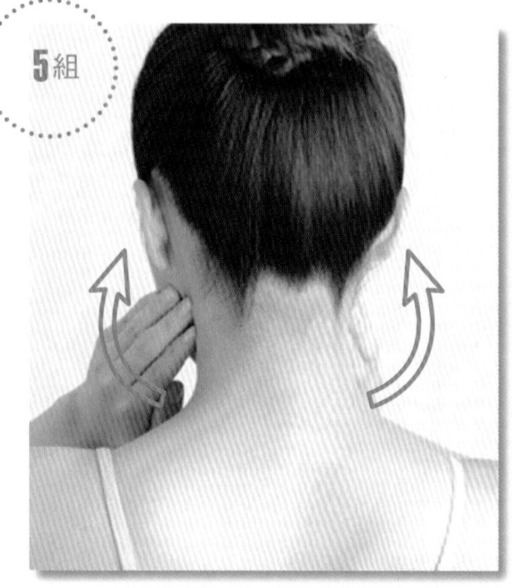

雙手放置於「天柱」周遭，並在按摩時輕輕地往內夾。接下來放鬆雙手，往前方移動讓雙手離開天柱。此動作要進行5組。

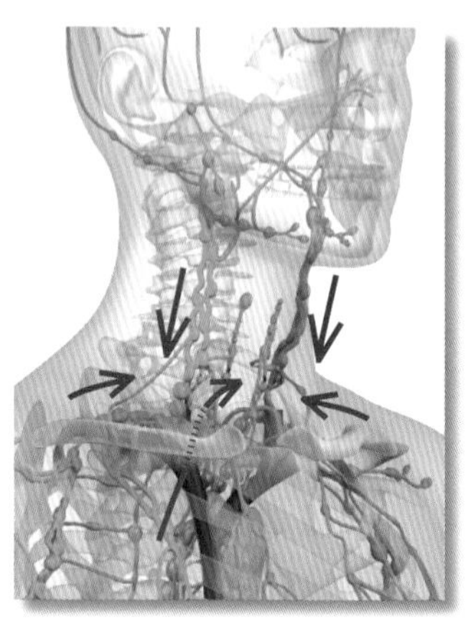

頸部淋巴

頸部左側與右側各有一條淋巴總管。淋巴液通過這兩條淋巴總管注入「鎖骨下淋巴總管」。

提高肌膚的代謝功能，打造零問題的健康美肌

賀爾蒙分泌失調、代謝功能降低、胃腸道不適等原因會導致臉上出現痘痘、白頭、膚質問題等。因此當各位發現自己的膚況較差時，就應該要整頓自己的生活環境，譬如正常飲食、充足睡眠等，並進行「頸部淋巴按摩」、穴道按摩等，藉此提高皮膚自癒力。

臉部與頭部的淋巴從耳側流往頸部，並匯聚於鎖骨淋

穴道

完骨

對偏頭痛、暈眩、失眠等症狀有效的穴道。也能夠穩定精神狀態，並提高免疫力。

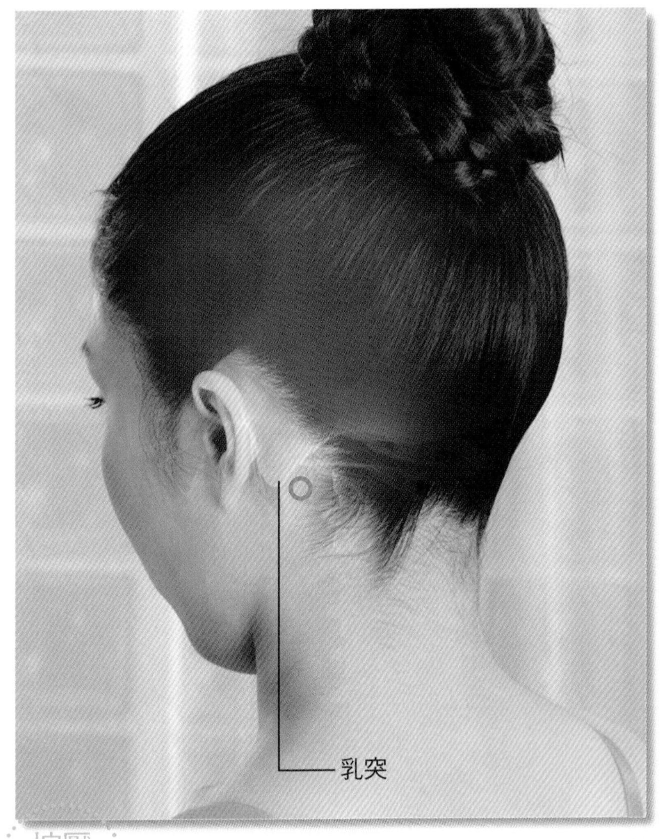

按壓 3～5次

促進頭部血液循環，作用於自律神經，進而整頓代謝功能。

尋找穴道的方法

以耳後的突起骨骼（乳突）頂端為起點，以手指向後摸索至凹窩處，此處即為完骨。

穴道按摩的訣竅

拇指抵於穴道上，從骨骼邊緣往上按壓。左右同時進行。

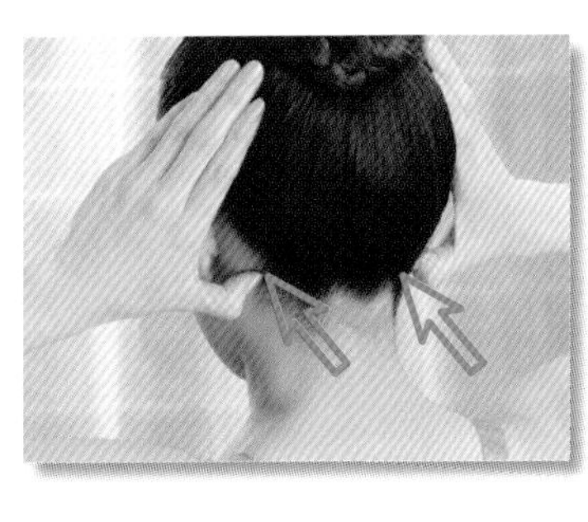

巴。沿著該線條進行按摩能夠提高代謝功能，並令肌膚處於健康狀態。

完骨這處穴道位於耳後，能夠幫助提高免疫功能。此外還能夠舒緩因膚質問題所造成的壓力，並提高肌膚再生功能。而位於手部的「合谷」也能夠幫助舒緩臉部與頭部問題。

淋巴穴道小事典

要感謝痘痘的「膿皰」！？

為何痘痘的膿皰會出現呢……。那是因為丙酸桿菌這種讓人長痘痘的細菌與嗜中性白血球作戰，並留下了殘骸。嗜中性白血球生長於皮下，負責防範外來細菌入侵。因此我們要感謝痘痘的膿皰。

豐胸

穴道 天溪

「溪」代表母乳流動，此穴道對乳房問題有效，能夠幫助打造美麗的胸部曲線。

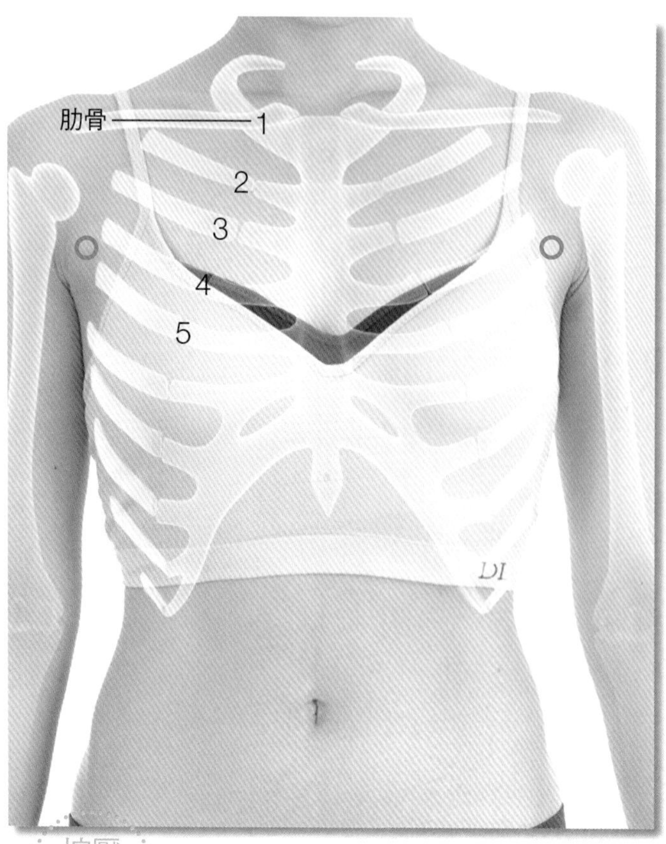

按壓 3～5次

幫助女性打造美麗胸部曲線的穴道。各位應養成站在鏡子前按壓此穴道的習慣。

尋找穴道的方法

位於第四肋骨與第五肋骨之間，乳房根部之側邊下方即為天溪。

穴道按摩的訣竅

拇指指腹抵於穴道，朝向身體中心按壓，過程中須意識到骨骼邊緣。左右比照辦理。

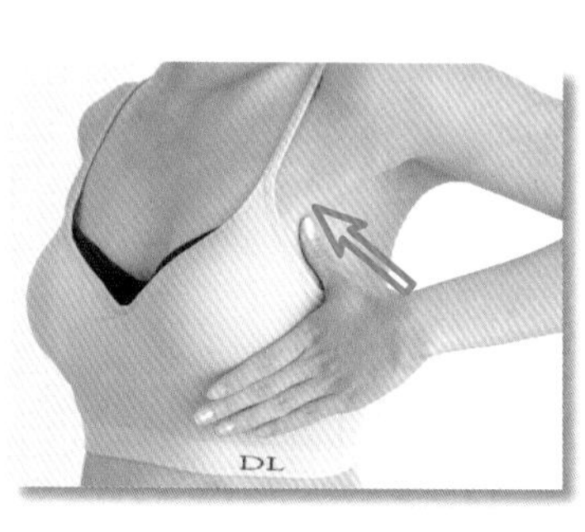

透過穴道按摩與淋巴按摩打造美麗的胸部曲線

讓我們進行自我保養，目標是打造渾圓飽滿，且挺拔好看的胸部。

天溪這處穴道與乳腺發育息息相關，刺激此穴道能夠幫助打造美麗的胸部曲線，並且獲得豐胸效果。

乳房遍布有大量淋巴管，而從乳腺等處回收的淋巴液將會匯聚於腋下淋巴結，再流往位於鎖骨的淋巴總管。讓我們透過淋巴按摩來促進

淋巴按摩

按摩胸部

按摩的訣竅

以輕柔的力道摩擦按壓乳房渾圓處的上半部與下半部。促進淋巴流動還可以幫助預防乳癌，讓我們透過淋巴按摩將淋巴液引導至匯聚有淋巴結的腋下吧。

5組

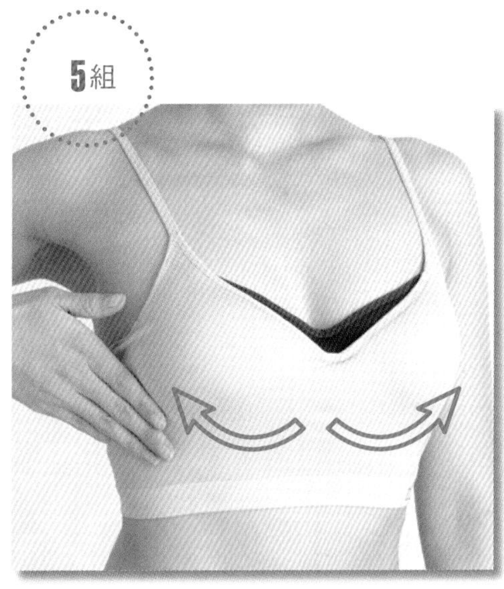

1 以中指抵於胸部中心的「膻中」，摩擦按壓乳房下側，一路按摩至腋下。左右比照辦理。

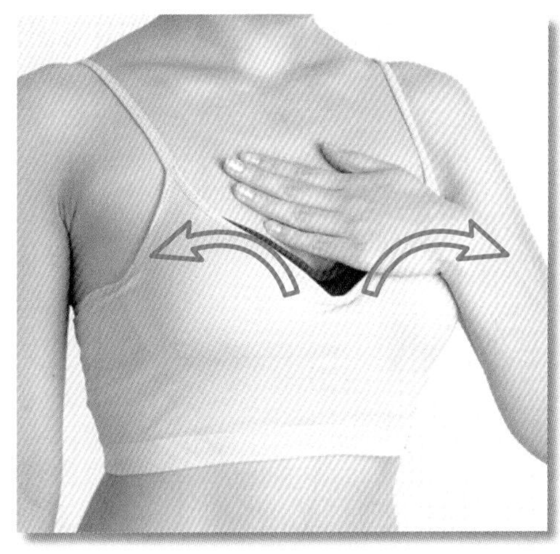

2 以胸部中心為起點，左手按摩至腋下，按摩時須通過鎖骨下方。左側比照辦理。

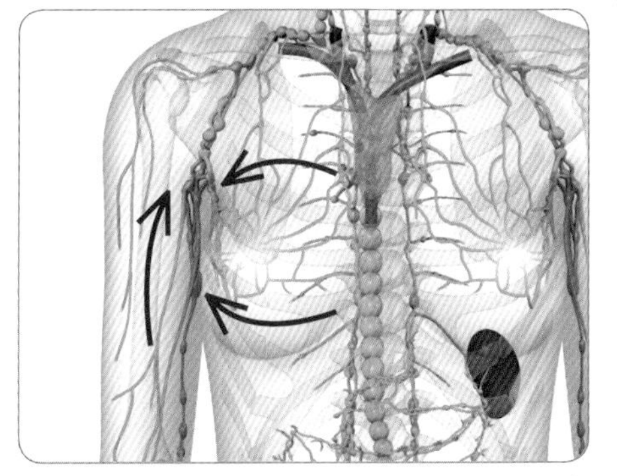

腋下淋巴　腋下匯聚有大量的淋巴結。上肢、胸部、上腹的淋巴液也匯聚於腋下淋巴。

乳房的淋巴流動吧。

「乳房淋巴按摩」可促進乳房的新陳代謝，打造緊緻美麗的胸部曲線，且有預防乳癌的效果。

腋下淋巴為按摩的重點。請朝向淋巴結施以輕柔的按摩。

淋巴按摩

按摩腰圍周遭

按摩的訣竅

以緊實的腰部曲線為目標，使用稍大的力道按摩腰部周遭至鼠蹊部。

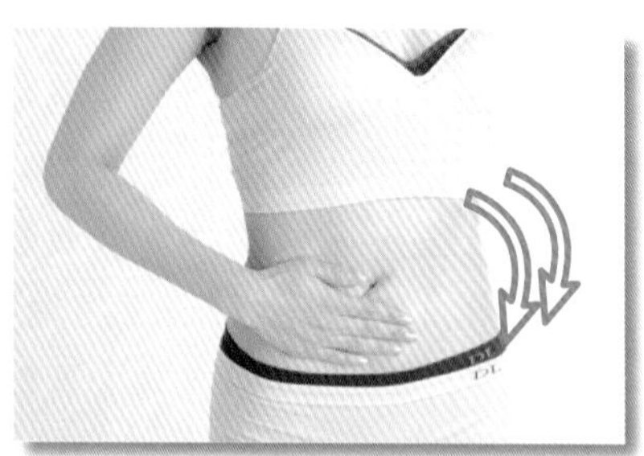

1 腰部向後倒，不要扭轉腰部，左手放置於腰部左側，右手放置於腹部右側。

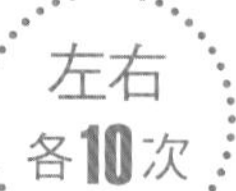

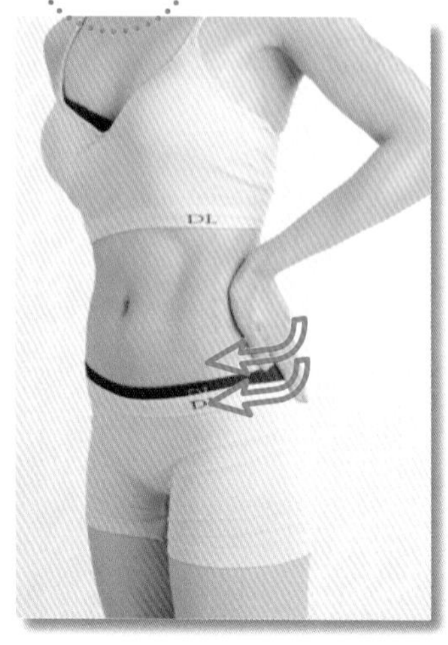

2 雙手以輕柔的力道擰腰部周遭的肉，並朝向腹部進行按摩。此時請不要扭轉腰部。

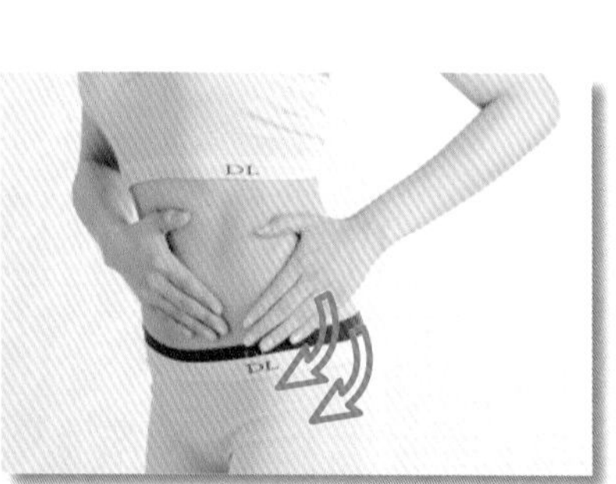

3 雙手放置於腰部左側，以按摩引導淋巴液流往左鼠蹊部。右側比照辦理。

幫助燃燒腹部周遭的脂肪

燃燒腹部的皮下脂肪是打造內凹腹部曲線的最佳做法。腰部容易囤積脂肪，因此各位更應該進行「腰部曲線淋巴按摩」，藉此促進新陳代謝。如此一來即可活化內臟功能，並幫助打造美肌。

完成按摩之後，則呈仰躺狀幫助身體放鬆，並緩緩地按摩中脘這處位於腹部的穴道。藉此幫助燃燒腹部脂肪。

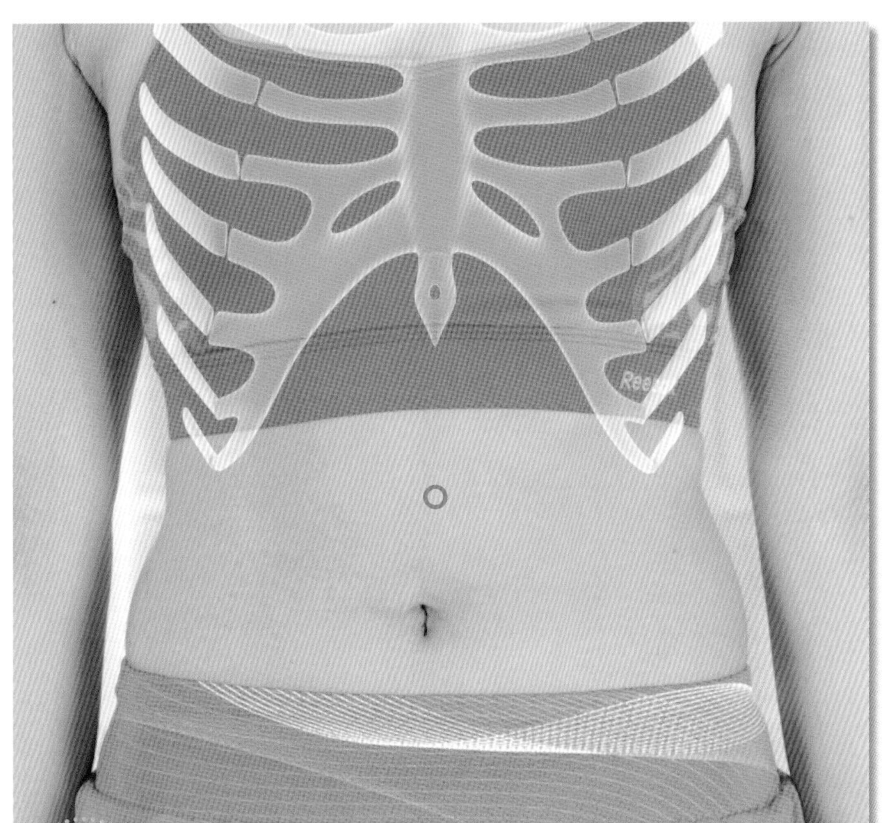

穴道

中脘

在整頓自律神經運作之餘，也連帶令胃腸道功能恢復正常。此外也能夠幫助消除蓄積於腰部周遭的脂肪。

按壓 3～5次

呈仰躺狀，並放鬆肌肉，此時按摩腹部穴道的效果更佳。

尋找穴道的方法

小拇指抵於肚臍中央上方，朝正上方算去4指寬處即為中脘。

穴道按摩的訣竅

中指指腹抵於穴道，朝向身體中心輕柔地按壓。

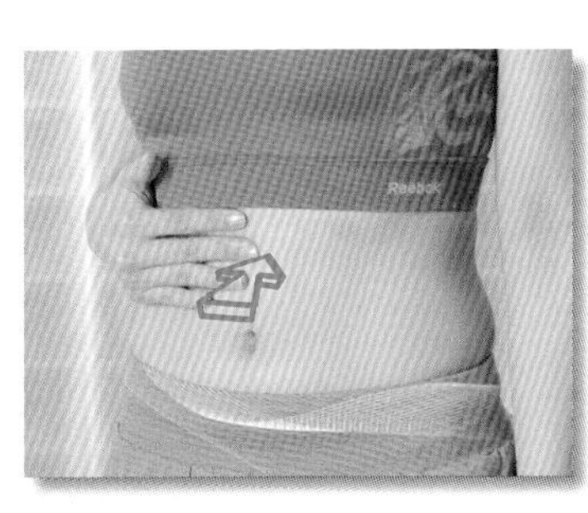

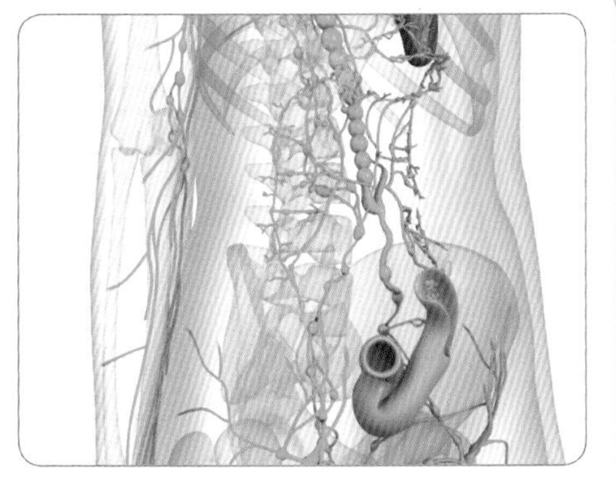

腹部淋巴　微淋管遍布於皮下與內臟當中。

淋巴按摩與穴道按摩都相當重要，但是各位也不要忘了，運動才是幫助打造美麗腰圍的最佳方法。

淋巴按摩

按摩臀部

按摩的訣竅

淋巴按摩能夠幫助打造美臀。請各位依序以稍大的力道按摩大腿、臀部、鼠蹊部。

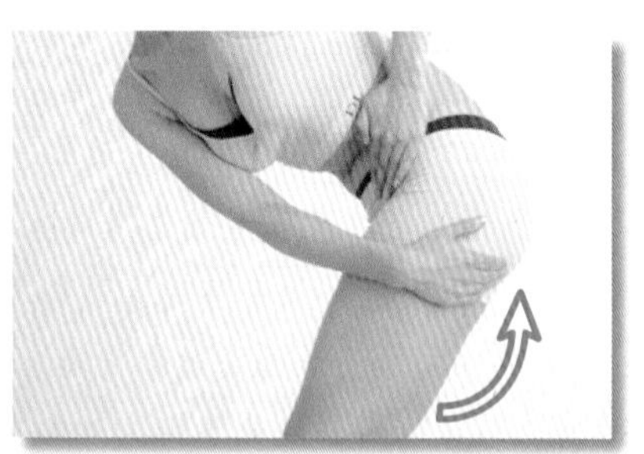

1 腰部向左轉，雙手將左大腿上部往上抬。

左右各10次

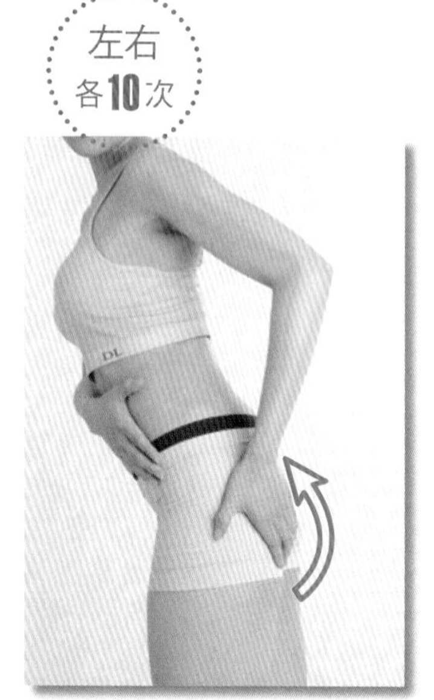

2 按摩時以雙手交替將左臀往上抬，並一路按摩至腰部。

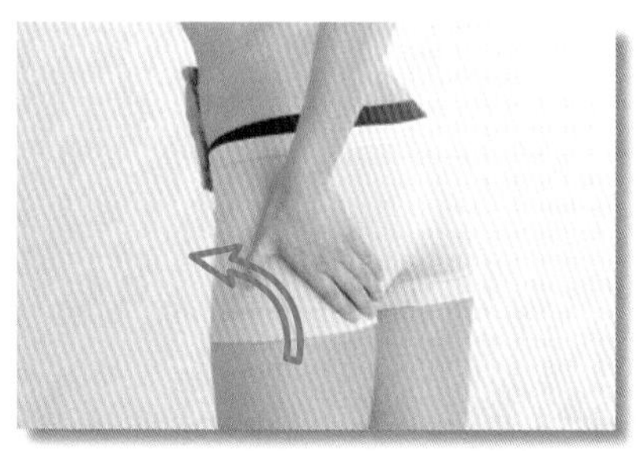

3 將淋巴液由左臀引導至左鼠蹊部。右側也比照辦理。

幫助拉提雕塑臀部

位於臀部的臀大肌能夠幫助維持緊實堅挺的臀部曲線。

而根據研究顯示，臀部抬高1公分，腳看起來就會長3公分。各位應進行穴道按摩與淋巴按摩，藉此打造魅力滿點的臀部，避免臀部呈現與大腿差距較小的扁平狀。

為了打造美麗的臀部曲線，建議各位可以進行「臀

穴道

秩邊

此穴道可以緊實並拉提臀部，打造亮麗美臀。

臀峰

按壓 3～5次

直接作用於臀部肌肉的穴道。也具有令腳部看起來較為修長的效果。

尋找穴道的方法

以左右臀部中央朝向背脊側的斜上方。

穴道按摩的訣竅

拇指指腹搭在穴道上，朝向臀部中心按壓。左右同時進行。

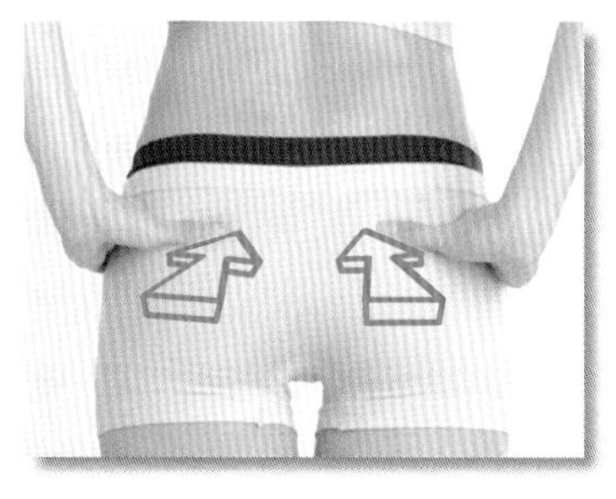

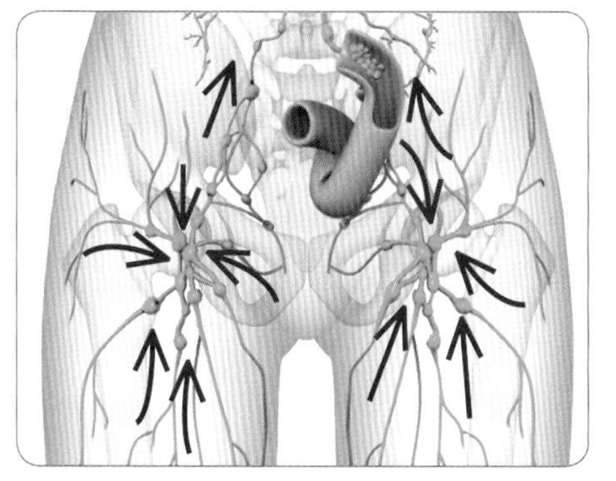

鼠蹊部淋巴　按摩大腿至鼠蹊部的淋巴吧。

部淋巴按摩」，該按摩能夠令臀大肌收緊，並促進血液循環，讓營養傳送與老廢物質排泄順暢進行。

依序按摩大腿、臀部、鼠蹊部的淋巴可以令整個臀部看起來充滿魅力。

而在按摩之後，則可以刺激位於臀部的秩邊做為收尾。

擺脫蝴蝶袖①

穴道

手五里

此穴道位於手臂，對手部麻痺、神經痛、肘關節疼痛等症狀有效。此外也能促進肌膚代謝，進而令其維持彈性與光澤。

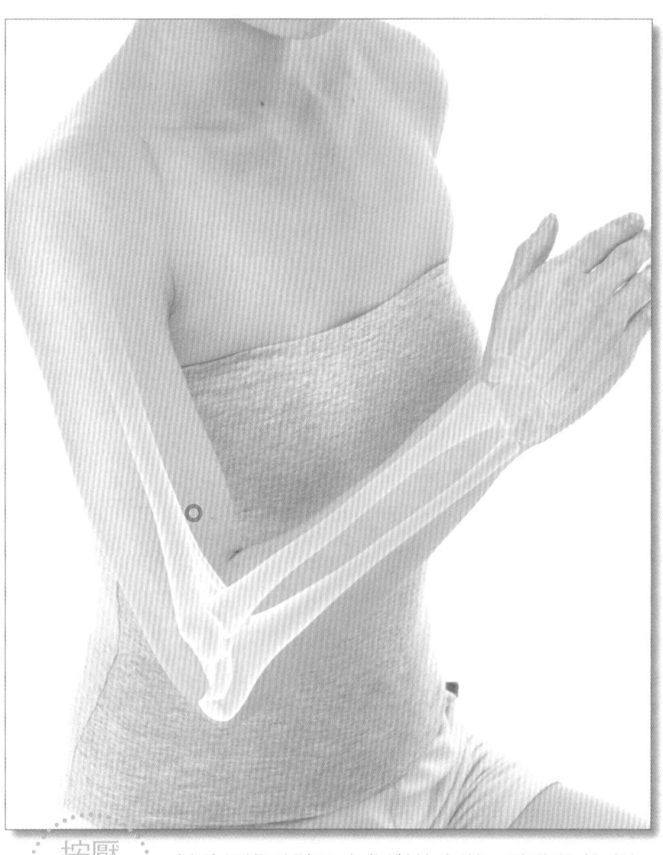

按壓 3～5次

幫助促進手臂肌肉代謝的穴道，讓我們效率極佳地燃燒脂肪吧。

尋找穴道的方法

以左頁的「曲池」為起點，向上算去4指寬處即為手五里。

穴道按摩的訣竅

手抓握手臂，手肘彎曲，以手指下陷至骨骼內側的力道按摩。左右交替進行。

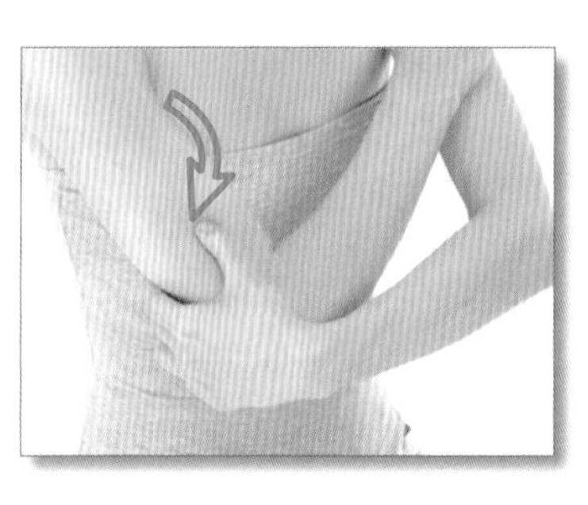

按壓手臂穴道，藉此促進代謝

即便設法維持窈窕身形，上臂鬆弛的蝴蝶袖仍然令人感到在意。

當我們拿起東西時，常常會使用到位於上臂前側的「肱二頭肌」。而位於上臂後側的「肱三頭肌」則是在推壓東西時會使用到的肌肉，不太會於日常生活中使用到。因此上臂後側較容易鬆弛。

穴道

曲池

對手臂、手肘等諸般手部問題有效的穴道。此外也對五十肩、肩膀痠痛、牙痛、皮膚病、胃腸道不適等症狀有效。

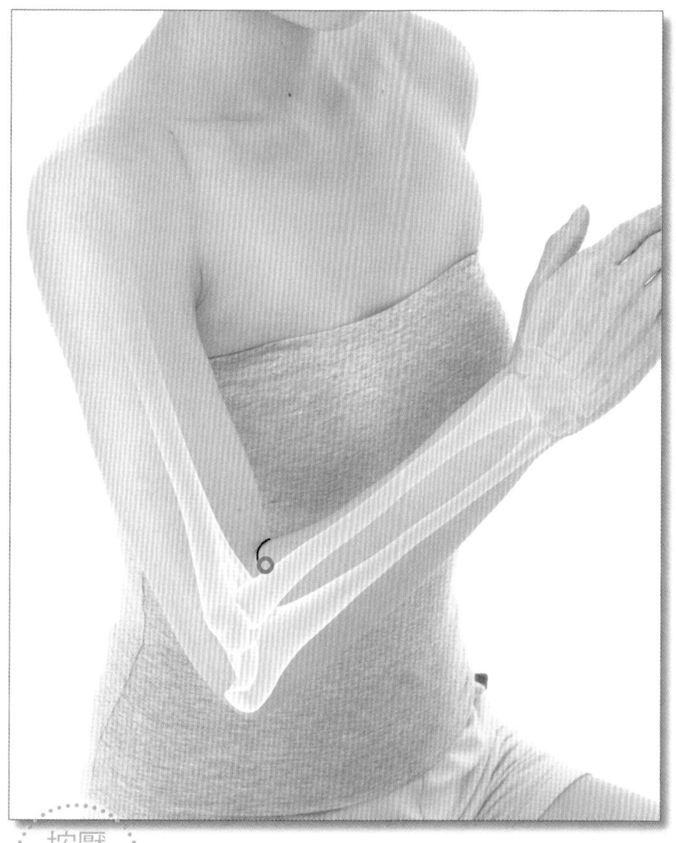

按壓 3～5次

透過穴道按摩促進血液循環，提高代謝效率吧。此外也能夠幫助養顏美容。

尋找穴道的方法

位於肘關節邊緣的穴道。手肘彎曲時將形成一條橫紋，曲池即位於其外側端點凹窩處。

穴道按摩的訣竅

手掌抓握手肘，拇指抵於穴道上，按壓骨骼邊緣。左右比照辦理。

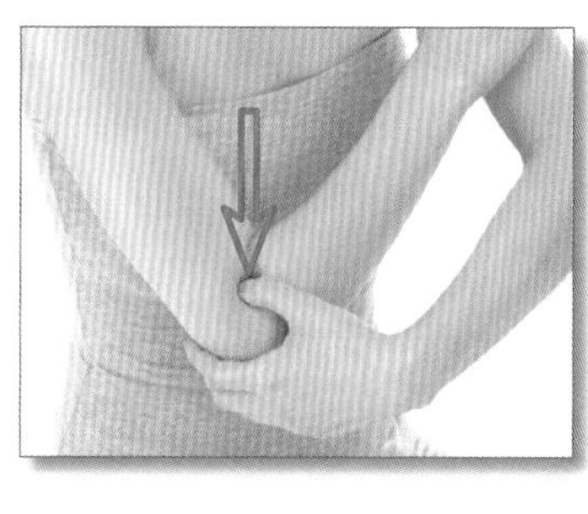

運動是鍛鍊肱三頭肌的最佳方法，但是各位也可以在運動前進行穴道按摩，藉此提高手臂的新陳代謝。

當肌肉代謝效率較佳，則少量運動也可以幫助有效燃脂。而手五里與曲池這兩處穴道則是幫助促進代謝的代表穴道，各位應養成配合按摩這兩處穴道的習慣。

淋巴穴道小事典

「火場爆發力」真的存在！？

傳聞曾發生過民眾從火場中搬出沉重保險箱的軼事。理論上男性單手可以舉起250kg的重物，但是由於人體為避免肌肉與骨骼受傷，因此平時將手臂的力道抑制在1/5左右。而緊急時，手臂則可以發揮相當於平常3～5倍的力道。

擺脫蝴蝶袖②

淋巴按摩

按摩手肘淋巴

按摩的訣竅

手部淋巴會由手部流動至手肘，由手肘流動至上臂，最後再匯聚於腋下。而在按摩時意識到淋巴流動的路徑，就可以幫助消除上臂水腫。

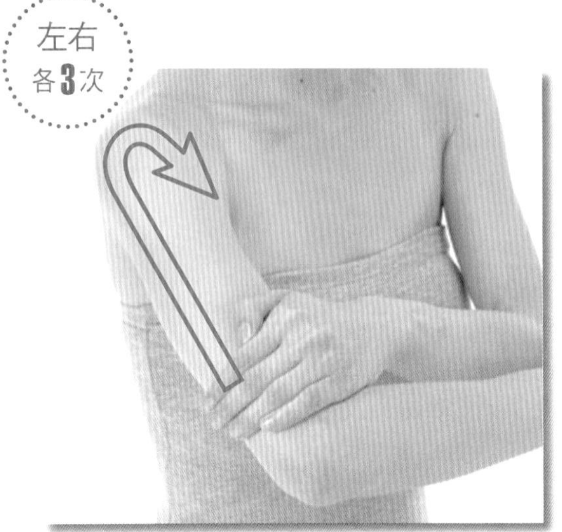

①在按摩時輕柔地撫摸腋下淋巴結。

②手肘輕輕彎曲，按摩以手肘為起點的手臂沿線。

③按摩至肩膀時，則直接往下按摩，將淋巴引導至腋下。

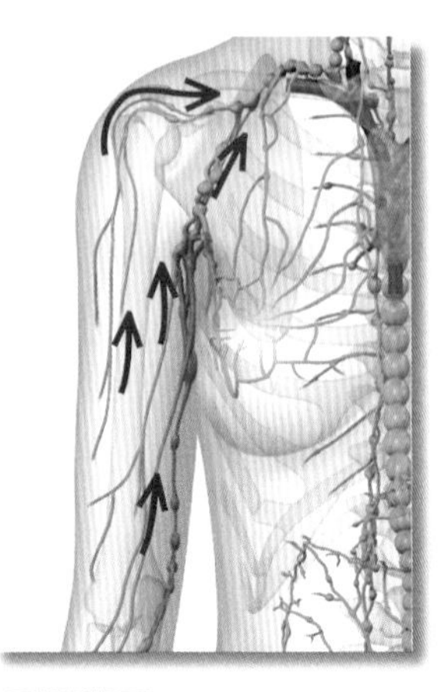

手臂淋巴

手部、前臂的微淋管匯聚於手肘，並在與上肢淋巴會合之後，一起流往腋下淋巴結。

作用於血液、淋巴、肌肉，令手臂清爽無負擔

首先透過穴道按摩促進肌肉代謝，之後再透過淋巴按摩促進淋巴流動與血液循環，藉此提高新陳代謝。如此一來就可以讓上臂的水腫消失得無影無蹤。

各位可以進行「手肘淋巴按摩」，依序按摩手肘、肩膀、腋下，同時輕柔地刺激位於上述部位沿線上的「曲池」、「手五里」、「肘髎」等三處穴道。

腋下就像是一座航廈，匯

淋巴按摩

上臂運動

按摩的訣竅

下面我將介紹一種簡單易學，且能有效活用不常使用之手臂肌肉的運動。請各位手臂用力，並意識到手臂後側的肌肉。在維持用力的過程當中，各位將會逐漸感到雙臂與大腿內側變得輕盈無負擔。

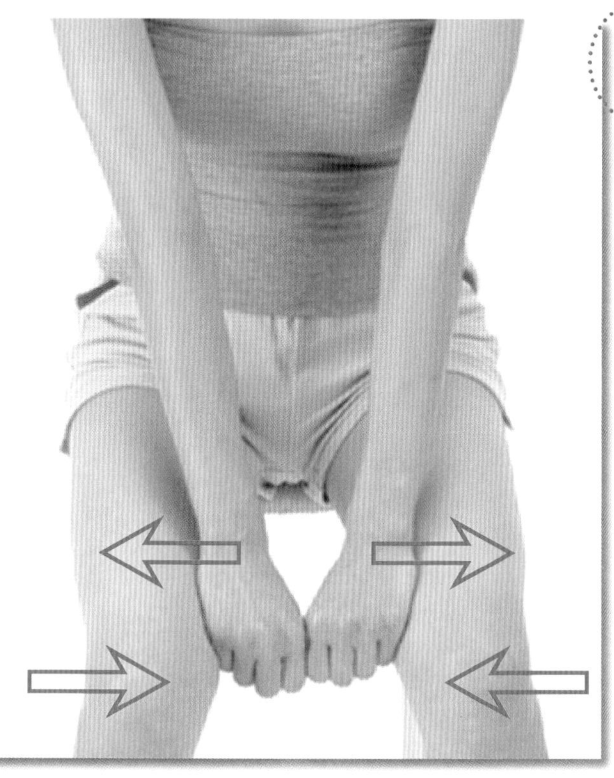

7秒／3組

①坐在椅子上，雙手握拳，夾於大腿內側。
②維持上述姿勢，大腿向內側出力，手臂則向外側出力。
③盡全力維持上述姿勢7秒。之後深呼吸以調整呼吸節奏，重複進行3次。

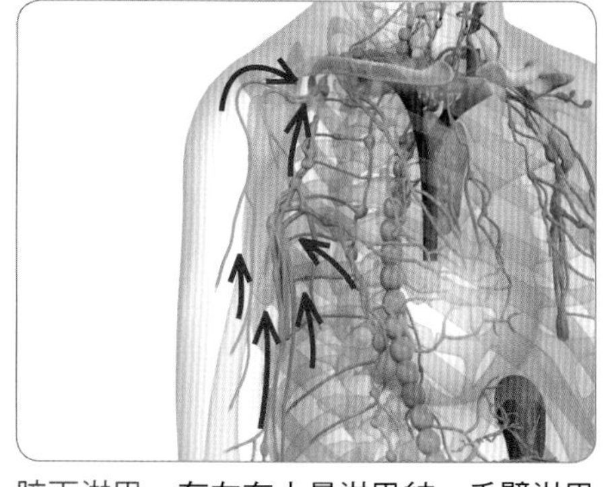

腋下淋巴　存在有大量淋巴結，手臂淋巴全都匯聚於腋下淋巴結。

聚有來自手掌、手臂、胸壁、上腹部等處的淋巴。

各位在開始按摩之前可以先用手掌摩擦腋下。這套保養可以促進手肘至肩膀、腋下的淋巴流動與血液循環。

接下來則可以開始進行「上臂運動」來鍛鍊肌肉。

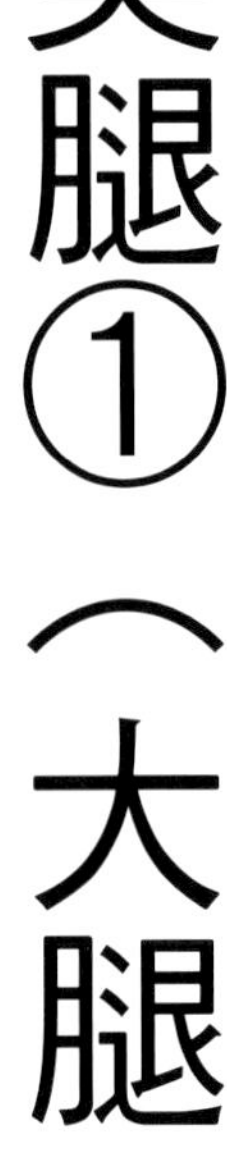

打造美腿①（大腿）

穴道

承扶

對大腿問題有效的美腿穴道，此外也對腰痛、坐骨神經痛、膀胱炎等症狀有效。

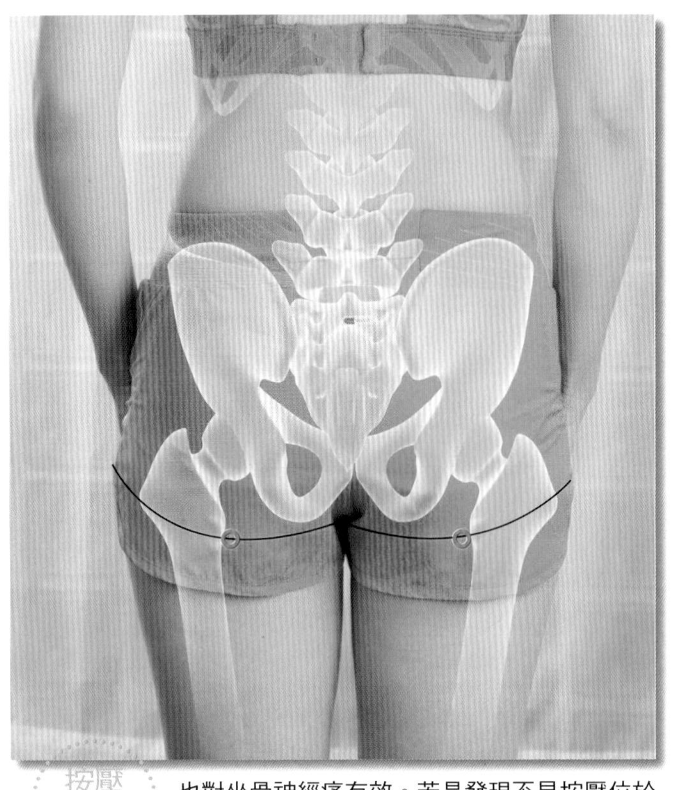

按壓 3～5次

也對坐骨神經痛有效。若是發現不易按壓位於臀部的穴道，則建議改以俯臥狀態進行。

尋找穴道的方法

位於左右臀部隆起處的中心位置往下延伸的線條，以及臀部下方橫紋交叉處。腳骨與臀骨的凹窩處即為承扶。

穴道按摩的訣竅

中指指腹抵於穴道上，在按壓的同時將臀部往上捧。左右同時進行。

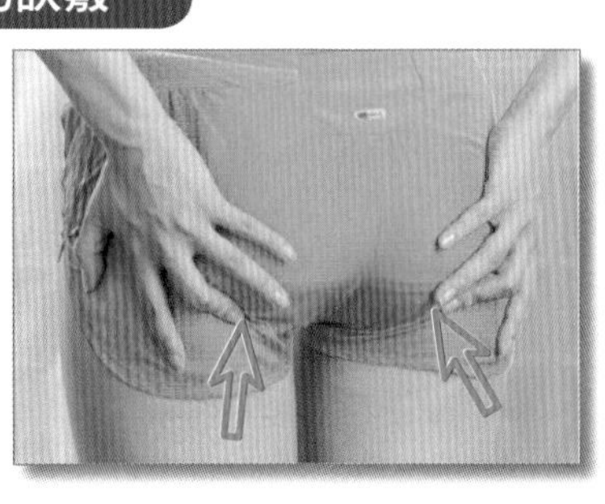

沿著淋巴流動路徑按摩大腿

進行此處所介紹的自我保養，即可逐漸獲得一雙美腿。大腿與小腿等部位較容易水腫，或許各位的腿也因為水腫而看起來比實際情形還要粗呢。

淋巴流動滯塞是導致腳部水腫的原因之一。當淋巴流動滯塞，則會令水分與老廢物質的代謝變差，以致水分蓄積於體內。而若是可以透過「大腿淋巴按摩」誘導滯

淋巴按摩

按摩大腿至臀部

按摩的訣竅

腳部淋巴存在有大量淺層淋巴管與深層淋巴管。長時間採坐姿工作的人容易出現淋巴流動滯塞，以致水腫纏身。首先各位可以由下而上輕輕地摩擦、按摩腳部。透過不同的力道，讓按摩同時對「深」、「淺」淋巴管生效。

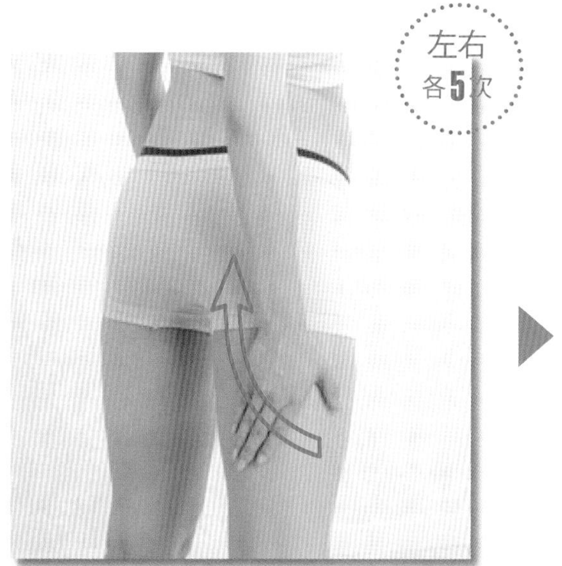

1 對大腿內側施力，按摩至臀部，按摩時須通過「承扶」。

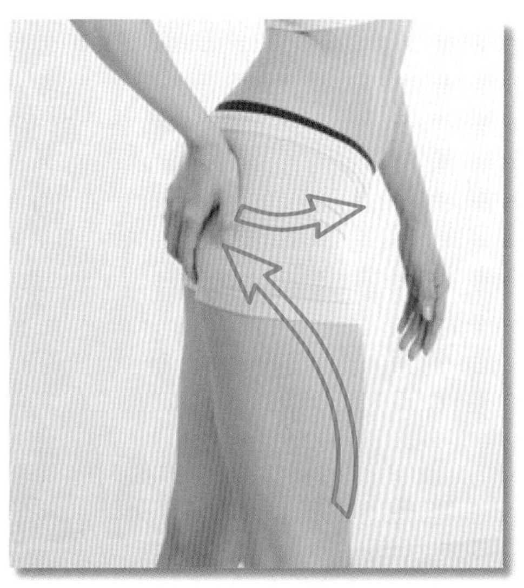

2 對大腿正面施力，並按摩至臀部。放置於臀部的手則進一步按摩至鼠蹊部淋巴結。左右比照辦理。

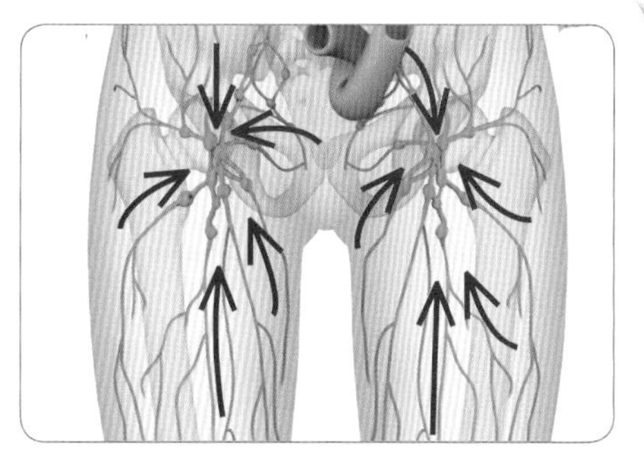

大腿淋巴　腳尖至小腿的微淋管匯聚於膝蓋，並與大腿淋巴會合，再匯聚於鼠蹊部。

塞的淋巴，令其開始順暢流動，即可幫助促進新陳代謝，並令大腿輕盈無負擔。

除此之外，穴道按摩也相當有效。承扶這處穴道能夠幫助打造美腿，刺激此穴道即可消除腳部水腫，令腳部看起來緊實美觀。

打造美腿②（小腿）

淋巴按摩

按摩小腿

按摩的訣竅

淋巴按摩是消除小腿水腫的最佳方法。由下而上以手掌按摩小腿，將可以對肌肉、血管、淋巴產生作用。而按摩阿基里斯腱周遭也能夠有效消除水腫。

左右各3次

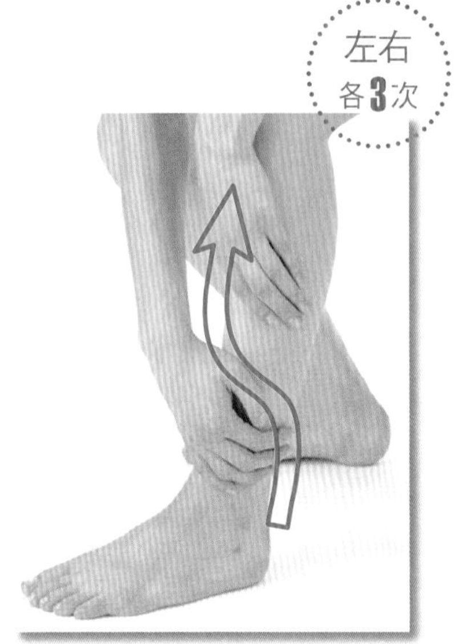

1 坐在椅子上，左腳稍微前放。以雙手按摩外踝骨，並通過「三陰交」，再按摩至小腿內側。

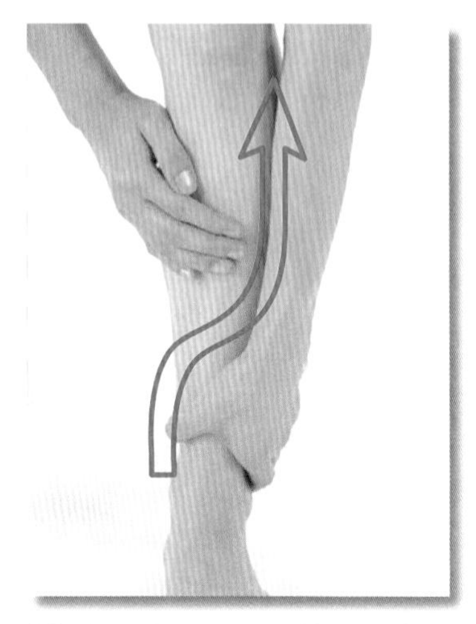

2 與前者相同，以雙手按摩外踝骨，並通過「三陰交」，再按摩至小腿內側。

根據左右腳的間隙來確認美腿程度

來試著確認自己的美腿程度吧。請站在鏡子前，雙腳併攏站立。如果只有大腿、膝蓋、小腿、內踝骨等四個部位貼合，左右腳之間存在有間隙時，則代表這是一雙美腿。所謂的美腿，指的是整雙腿建立有良好肌肉平衡者。

而小腿的存在特別重要。結實健美的「腓腸肌」，搭配緊緻的腳踝，這將帶給旁人美腿的印象。

穴道

三陰交

三條陰經交會處。除了能夠改善暈眩、水腫之外，也能促進手腳血液循環。

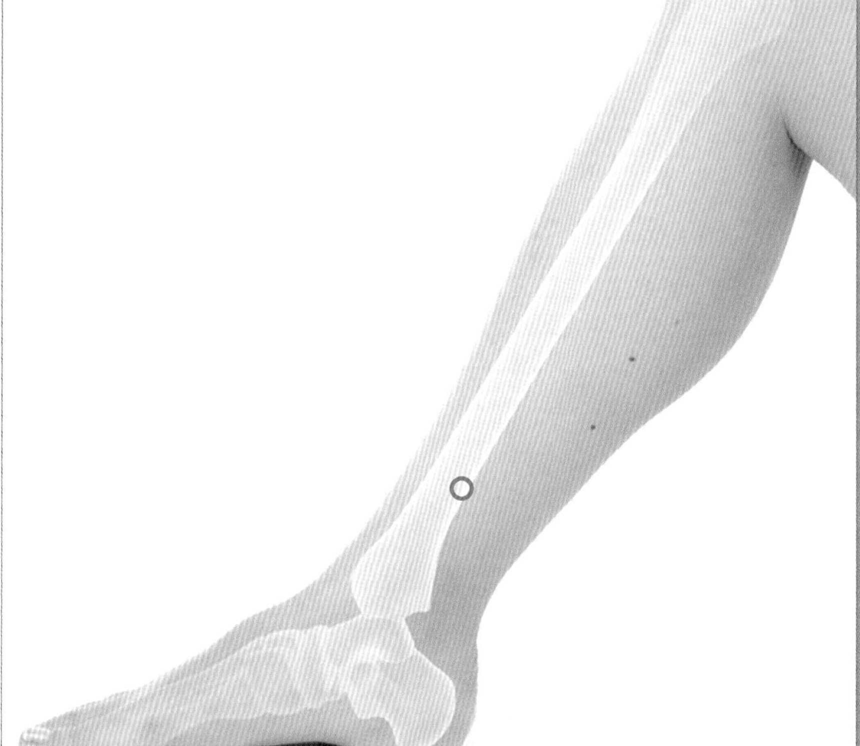

按壓 3～5次

女性專屬的萬能穴道，對水腫、體寒等症狀也相當有效。

尋找穴道的方法

小指指尖抵於內踝骨中心，朝向膝蓋算去4指寬處即為三陰交。

穴道按摩的訣竅

手抓握腳部，拇指抵於腳骨內側，以指頭下陷至腳骨內側的力道按壓。左右比照辦理。

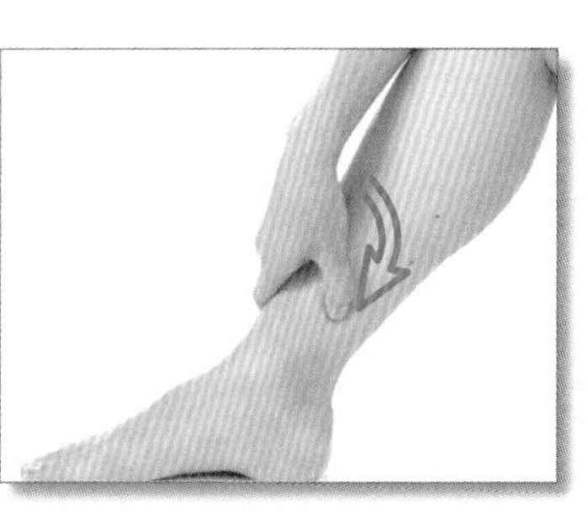

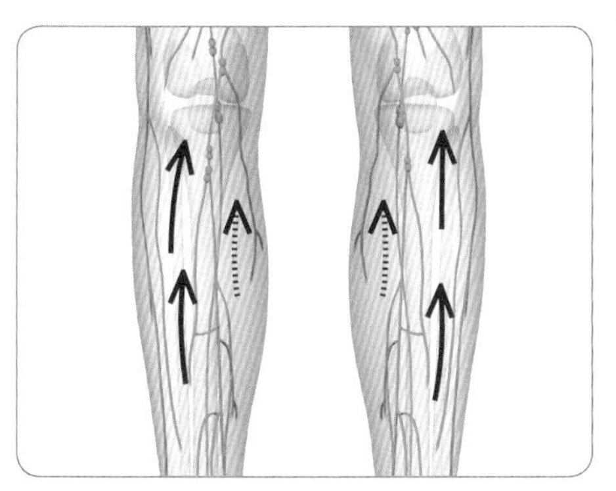

小腿淋巴　腳尖的淋巴在抵達小腿之後，會再進一步流往膝蓋內側。

但是小腿周遭容易水腫，同時也容易蓄積脂肪，因此在視覺上往往會較為粗壯。建議各位可以透過穴道按摩與「小腿淋巴按摩」消除水腫，並進行健走運動來提高小腿肌肉的新陳代謝。

促進新陳代謝、燃脂

穴道

氣海

此穴道代表全身能量最後抵達的「大海」，位於肚臍下方，能夠幫助提高新陳代謝，進而獲得易於消耗能量的體質。

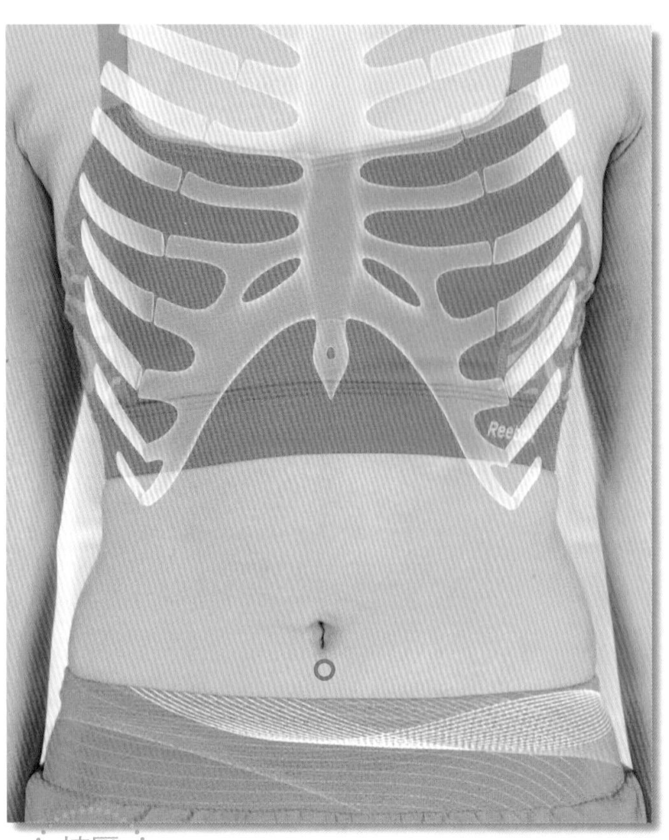

按壓 3～5次

掌管全身能量的穴道，能夠有效幫助恢復免疫力。

尋找穴道的方法

以肚臍中間偏下處為起點，朝下算去2指寬處即為氣海。

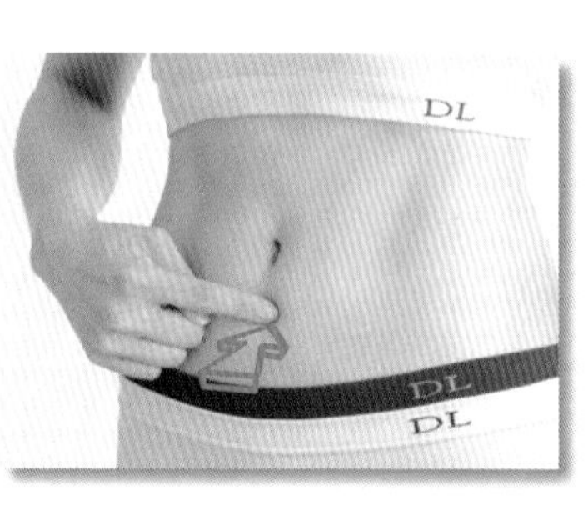

穴道按摩的訣竅

食指指腹抵於穴道上，朝向身體中心緩緩地按壓。

建立易瘦體質是邁向苗條身材的捷徑

為何人們會發胖？那是因為他們攝取多餘的食物，以致無法燃燒的脂肪蓄積於體內。另一方面，有些瘦子食量卻很大，那是因為他們消化與代謝的效率良好。所以讓我們設法提高內臟代謝，藉此建立易瘦體質吧。

穴道按摩與淋巴按摩等保養能夠令身體維持代謝效率良好的健康的狀態，也就是成功建立起不易發胖的體

穴道

中脘

減重的特效穴道，能夠幫助打造易於燃脂的體質。此外也能夠整頓自律神經，並令胃腸道恢復正常運作，同時改善倦怠感、頭髮問題等。

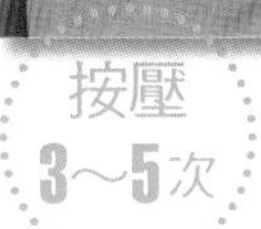

具有減重效果的穴道，應緩緩地按壓，切忌操之過急。

尋找穴道的方法

小拇指抵於肚臍中央上方，朝正上方算去4指處寬即為中脘。

穴道按摩的訣竅

中指指腹抵於穴道，朝向身體中心輕柔地按壓。

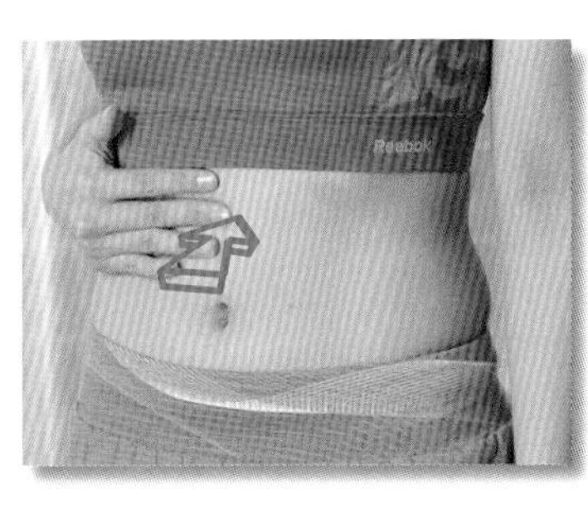

質。

中脘這處穴道能夠提高身體燃脂功能，進而建立易瘦體質；氣海則能夠對全身能量循環產生作用，進而促進新陳代謝。

透過穴道按摩打造易於消耗能量的體質，此乃東洋醫學的減重之道。

淋巴穴道小事典

必須吃肉才能燃燒脂肪!?

牛肉與豬肉當中含有一種名為「綴一肉毒鹼」的物質，該物質與脂肪代謝有關。但是該物質必須進入體內才能夠幫助燃脂，因此若是想要減重，就要在飲食中攝取肉類，並配合運動來活動肌肉，藉此燃燒脂肪。

排毒

穴道

水分

幫助改善與水分有關之身體不適的穴道。能夠促進血液循環與淋巴流動，幫助改善水腫、泌尿器官方面的問題。

按壓3～5次

此穴道能夠促進血液循環、淋巴流動等體內水分的代謝，同時促進老廢物質排泄。

尋找穴道的方法

以肚臍為中心，朝上算去1根拇指寬處即為水分。

穴道按摩的訣竅

食指指腹抵於穴道上，朝向身體中心緩緩地按壓。力道須傳遞至腹部深處。

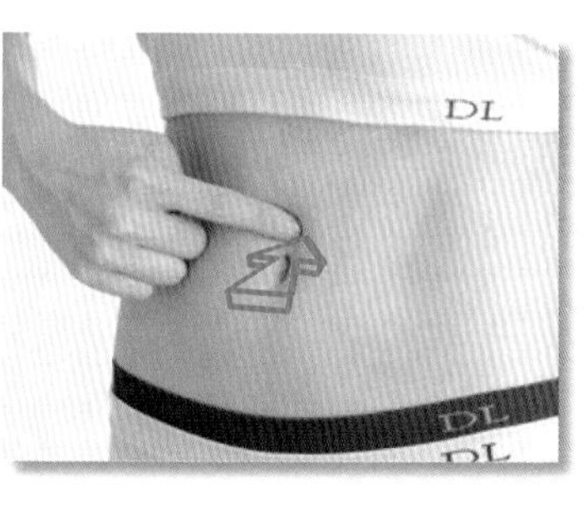

按壓腹部穴道藉此促進排毒

我們總是會不自覺地將食品添加物以及諸般化學物質等成分給吃下肚。而「排毒」則是一種設法去除體內的老廢物質、有害物質，藉此打造健康身體的概念。

而排毒與淋巴功能密切相關。之所以會這麼說，是因為淋巴管負責回收停滯於體

穴道

天樞

位於匯聚有自律神經的太陽神經叢，能夠活化腸道運作，並促進老廢物質排泄。

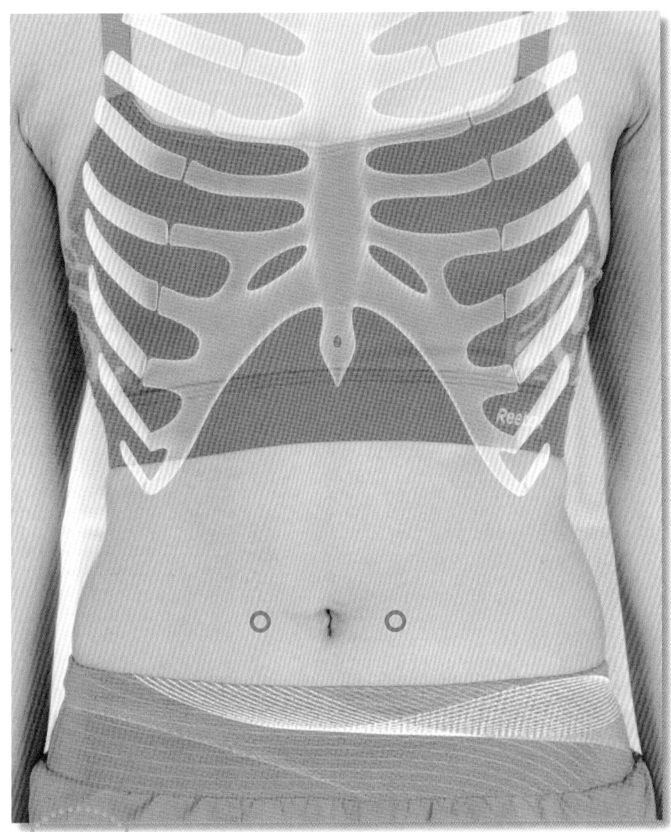

按壓 3～5次

也可以僅使用指腹按壓腹部周遭。

尋找穴道的方法

以肚臍為中心，食指抵於肚臍上，朝向左右算去3指寬處即為天樞。

穴道按摩的訣竅

中指指腹抵於穴道位置，再緩緩朝向身體中心按壓。請同時使用雙手按壓左右兩側的天樞穴。

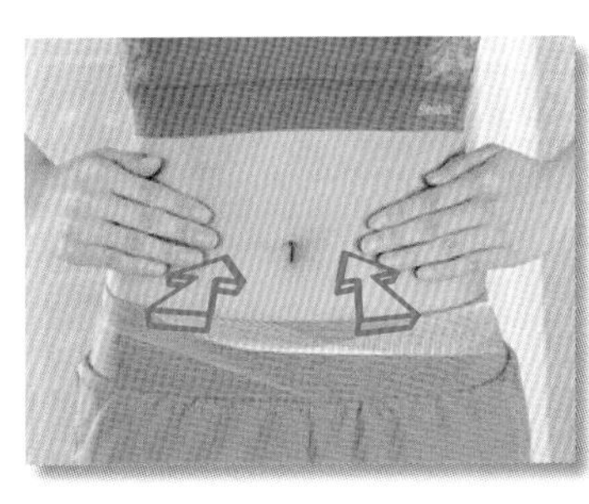

內的老廢物質與有害物質，淋巴結則負責掃除上述物質。

本書所介紹的諸般淋巴按摩同時也能夠幫助排毒。

而穴道按摩也是一種能夠自行操作的簡易排毒法。水分與天樞等兩處穴道皆位於腹部，能夠促進排毒。

淋巴穴道小事典

透過束腹帶幫助排毒？

許多老祖宗的智慧都是有理可循的。內臟受寒將會對健康造成極大危害，而束腹帶則可以幫助腹部保暖，進而提高新陳代謝，並獲得排毒效果。建議各位也可以使用設計時尚的束腹帶，藉此度過毒素不會蓄積於體內的健康生活。

控制食慾

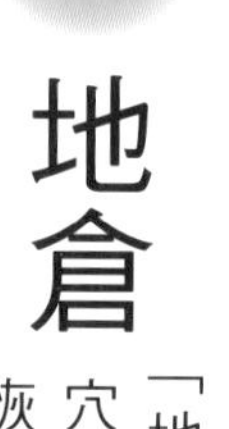

地倉

「地」代表大地，「倉」則代表糧倉。此穴道有助於緩解胃部問題，能夠令食慾恢復健全狀態，並防止飲食過量。

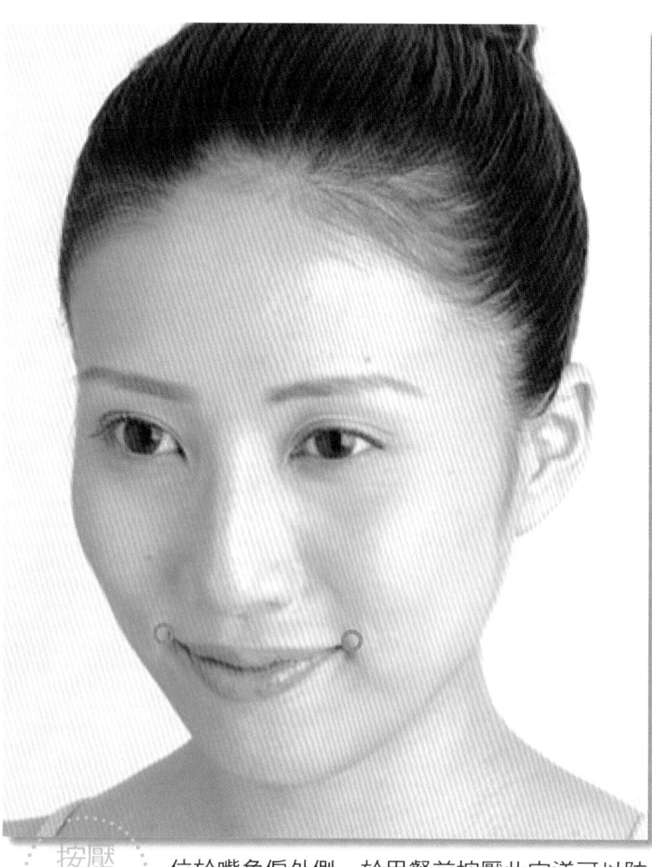

按壓 3～5次 位於嘴角偏外側，於用餐前按壓此穴道可以防止飲食過量。

尋找穴道的方法

位於嘴角外側的凹窩處。各位可以試著闔上嘴巴，並抿嘴角。

穴道按摩的訣竅

闔上嘴巴，雙手食指按壓嘴角凹窩處，就像是勾於其上。左右同時進行。

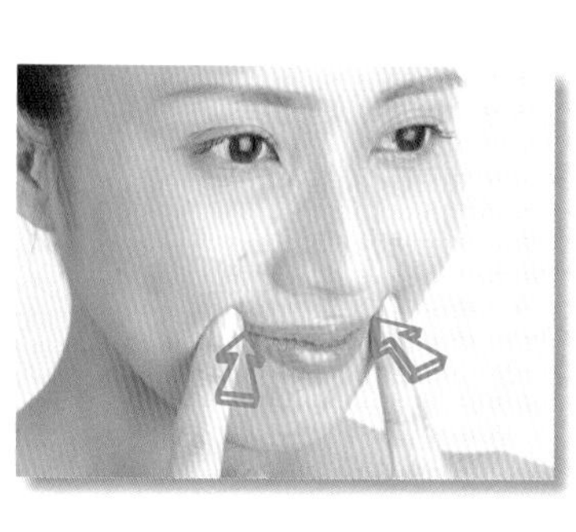

按壓腹部穴道藉此促進排毒

當卡路里攝取量大於卡路里消耗量時，就會導致肥胖。而抑制卡路里攝取量則可以幫助成功減重。「飢餓感」是減重過程當中的最大敵人。在此向各位介紹兩處有助於抑制食慾的穴道。

地倉能夠令食慾恢復正常，而百會則可以控制自律神經，令其處於穩定狀態。因此當各位感覺「肚子餓」

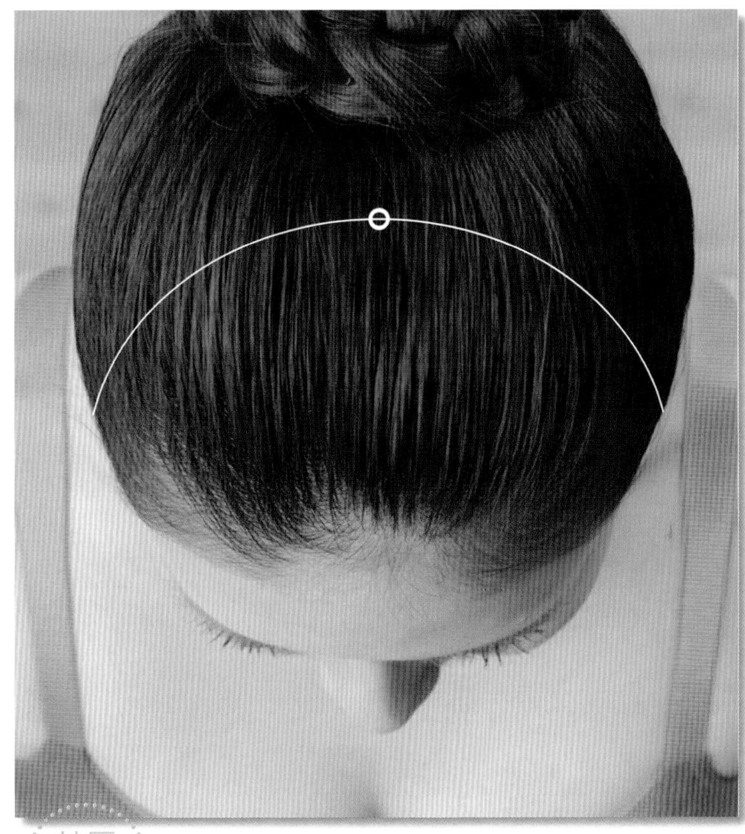

穴道

百會

此穴道名為「百會」，其中的「百」代表它具有諸般效果。百會位於頭頂中央，能夠幫助改善暈眩、突然站起時頭昏、頭痛、落枕等症狀。

按壓 3～5次

這是一處應用範圍廣泛的「萬能穴道」，由於能直接作用於自律神經，因此能夠幫助提振精神。

尋找穴道的方法

位於雙耳上端連線的正中央，落在眉心往上延伸的線上，亦即頭部中心。

穴道按摩的訣竅

豎中指抵於穴道上，緩緩地朝正下方按壓。

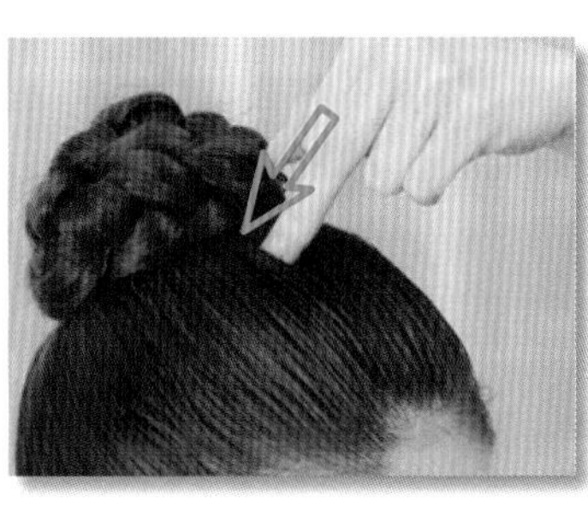

時，就可以按壓上述穴道。如此一來相信情緒將會獲得舒緩，食慾也會得到控制。

但是各位可也不要減重減過頭了。說到底，穴道按摩還是只能做為減重的輔助，攝取適當營養，藉此提高身體功能，並配合適當運動才是成功減重的不二法門。

淋巴穴道小事典

「吃飽了」？

所謂的「吃飽了」，指的並非肚子裡已經充滿食物的狀態。即便我們喝一堆水把肚子撐滿，食慾仍然不會獲得滿足。「飽足感」指的其實是我們透過進食讓血糖值上升，進而讓腦部感到「滿足」的狀態。

以「植物性化妝品」變身素顏美人

我們將添加有植物精華的化妝品稱為「天然化妝品」，但是某些這類產品當中添加有更多會對肌膚造成負擔的化學物質，僅使用極少量標示上的植物精華，這其實沒甚麼意義。

因此即便產品標示寫有「天然化妝品」的字樣，各位仍須努力閱讀產品成分表，藉此了解該款產品當中到底是僅添加有效的植物成分，還是有使用其他的化學物質與香料。我建議各位購買百分之百使用天然植物力量的「植物化妝品」。

像我的沙龍所使用的一套名為「Jurlique」的系列品牌，這套化妝品所使用的植物皆種植於廠商位於澳洲南方的自家農園，且採無農藥的有機農法種植而成。而在為客戶進行保養時，我也會考量客戶的體況與症狀，搭配使用適合的按摩油。

除此之外，各位若具備芳香療法的相關知識，也可以試著挑戰自行以精油製作獨家化妝水。

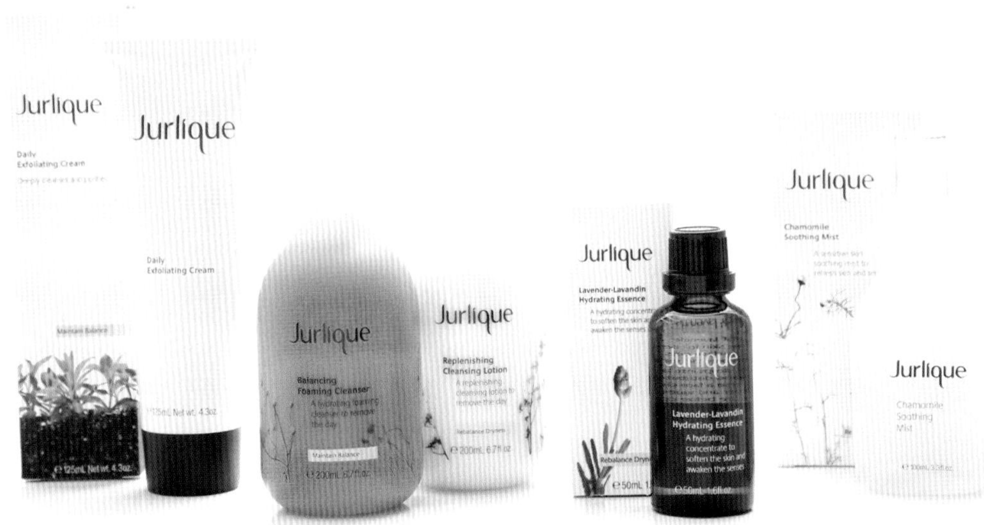

http://jnt-ac.com/jurlique/

依症狀分門別類的索引

PROFILE

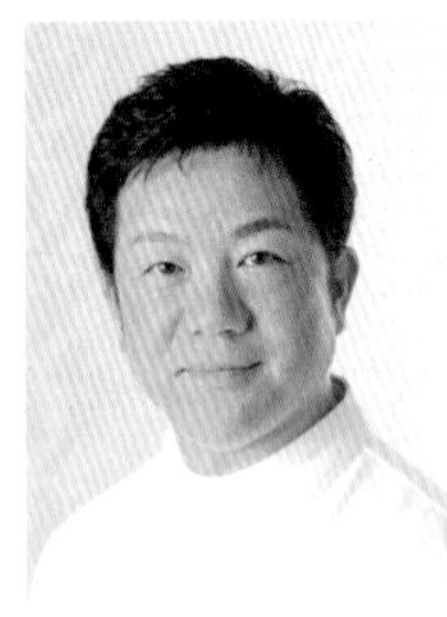

加藤雅俊

為Mitz enterprise株式會社代表取締役、日本整體療法協會會長(Holistic Therapist)、日本整體療法專門學校(Japan Holistic Academy)校長、藥劑師、體內環境師、整體性美容顧問、整體性心理諮詢師、職業運動員之體適能計畫暨物理訓練師。

二〇〇四年獲得「國際榮譽獎·社會文化功勞獎」。為在日本提倡「整體(holistic)」=「針對個別症狀利用綜合知識和技術,從多方面進行保養」觀念的始祖,在醫療、美容、運動、健康等各個領域皆有所建樹,對社會貢獻頗豐。其所建構的整體醫療成為一項嶄新職業,歷經十年以上造就多位整體醫療師。

在一九九五年創立「整療身心的沙龍」。同時也學習東洋醫學、漢方醫學、穴道與經脈,加深對人體醫學的造詣。另外也有研究芳香療法與飲食療法,來對患者進行整體性的治療。獨創的按摩法、以醫學知識為基礎的指導方式受到相當大的矚目,曾受邀對職業運動員跟棒球隊教練進行教學。此外亦以涵蓋心理學、營養學、醫學、藥學、照護學、替代醫療學等領域的綜合性觀點指導模特兒與美容師如何常保健康美麗,培育出遍及諸般分野的專業人才。此外亦於二〇一二年創辦「加藤塾」,親臨教育現場培育一流的治療師。

活躍於電視、雜誌、各種演講等場合,著有《ホントにやせる!リンパストレッチ・ダイエット》、《本当なツボがちゃんと押せる本》、《どこでもできる!手のツボで元気になる本》、《大人気!加藤雅俊式ツボを押して病気を治す!予防する!》、《五秒で効く!症状別ツボ押し事典》、《なるほど!食の新常識》等書。

http://www.jht-ac.com/school

TITLE

大字版 3D圖解 穴道淋巴按摩 按對最有效

STAFF

出版　三悅文化圖書事業有限公司
作者　加藤雅俊
譯者　謝承翰

總編輯　郭湘齡
文字編輯　徐承義　蔣詩綺　陳亭安
美術編輯　孫慧琪
排版　執筆者設計工作室
製版　印研科技有限公司
印刷　龍岡數位文化股份有限公司

法律顧問　經兆國際法律事務所　黃沛聲律師

戶名　瑞昇文化事業股份有限公司
劃撥帳號　19598343
地址　新北市中和區景平路464巷2弄1-4號
電話　(02)2945-3191
傳真　(02)2945-3190
網址　www.rising-books.com.tw
Mail　deepblue@rising-books.com.tw

初版日期　2018年8月
定價　420元

ORIGINAL JAPANESE EDITION STAFF

編集協力　株式会社全通企画
本文デザイン　大久保敏幸デザイン事務所
校正・校閲　株式会社サンクロス
イラスト　株式会社BACKBONEWORKS／はやしゆうこ
写　真　平塚修二・天野憲仁(株式会社日本文芸社)
モデル　真田あゆみ・平野茉莉子
ヘアメイク／スタイリング　木村富貴子

國家圖書館出版品預行編目資料

3D圖解穴道淋巴按摩按對最有效 / 加藤雅俊作 ; 謝承翰譯. -- 初版. -- 新北市 : 三悅文化圖書, 2018.08
160面 ; 19 x 26公分　大字版
譯自 : ひと目でわかるホントによく効くリンパとツボ
ISBN 978-986-96730-0-6(平裝)
1.按摩 2.經穴
413.92　107011110